JN268816

詳説 強度変調放射線治療

物理・技術的ガイドラインの詳細

【監修】遠山尚紀
　　　　幡野和男

【編著】奥村雅彦　　木藤哲史
　　　　熊崎　祐　　黒岡将彦
　　　　小島　徹　　新保宗史
　　　　舘岡邦彦　　成田雄一郎
　　　　水野秀之

中外医学社

執筆者（執筆順）

新保 宗史	埼玉医科大学総合医療センター中央放射線部放射線治療品質管理室
黒岡 将彦	神奈川県立がんセンター放射線治療品質保証室
水野 秀之	放射線医学総合研究所重粒子医科学センター放射線治療品質管理室
奥村 雅彦	近畿大学医学部附属病院中央放射線部
矢野 慎輔	京都大学医学部附属病院放射線部
小島　徹	千葉県がんセンター放射線治療部
黒河 千恵	順天堂大学大学院医学研究科先端放射線治療・医学物理学講座
辰己 大作	大阪市立大学医学部附属病院中央放射線部
小澤 修一	順天堂大学大学院医学研究科先端放射線治療・医学物理学講座
芳賀 昭弘	東京大学医学部付属病院診療放射線管理室
三津谷正俊	仙台総合放射線クリニック
成田雄一郎	弘前大学大学院医学研究科放射線科学講座
筑間晃比古	東京医科大学病院放射線治療部
小口　宏	信州大学医学部附属病院放射線部
佐々木浩二	群馬県立県民健康科学大学大学院診療放射線学研究科
田村 昌也	近畿大学大学院医学研究科放射線腫瘍学部門
熊崎　祐	埼玉医科大学国際医療センター放射線腫瘍科
古谷 智久	順天堂大学医学部附属順天堂医院放射線科
山田 誠一	倉敷中央病院放射線センター
木藤 哲史	都立駒込病院放射線治療部
遠山 尚紀	千葉県がんセンター放射線治療部
橘　昌幸	九州大学病院放射線部
宮浦 和徳	国立がん研究センター中央病院放射線治療科
舘岡 邦彦	札幌医科大学放射線医学講座
幡野 和男	千葉県がんセンター放射線治療部
橋本 慎平	都立駒込病院放射線治療部
藤田 幸男	首都大学東京大学院人間健康科学研究科
河内　徹	千葉県がんセンター放射線治療部
林　直樹	藤田保健衛生大学医療科学部放射線学科
岡本 裕之	国立がん研究センター中央病院放射線治療科

推薦のことば

　放射線治療が「周囲の正常組織の障害を最小にして，かつ標的体積に対して最適な線量を投与すること」を目標とするならば，強度変調放射線治療（IMRT）は正に放射線治療の目的を実現させることができる外部照射技術ということになる．

　この照射技術を実現するためには，幾何学的および物理的線量の品質管理が重要になることはいうまでもない．IMRT の診療報酬請求に関わる施設基準では「当該保険医療機関において，IMRT に関する機器の精度管理に関する指針が策定されており，実際の線量測定等の精度管理が当該指針に沿って行われているとともに，公開可能な精度管理に係る記録が保存されていること」が求められている．このため，関連学会のシンポジウム，講習会等において品質管理に関するテーマが頻繁に設定され，常に多くの参加者を集めている．

　しかし，JASTRO の定期構造調査によると，全国には IMRT 機能をもつリニアックが 250 台以上設置されているにもかかわらず，その機能が利用されている装置は 3 割にも満たない．年間 20 万人近くが新患として放射線治療を受けている状況にあるのに，未だにこの理想的な照射技術の恩恵を受けることができる患者数は非常に限られていることになる．

　この原因として，放射線治療を専ら担当する常勤の 2 名以上の医師を確保することが難しいため IMRT を実施できる体制を確立できないことが挙げられるだろう．また，IMRT ではリニアックだけではなく，治療計画用 CT 装置，インバースプラン可能な三次元放射線治療計画システム，線量計，ファントムや二次元以上の線量分布を測定できる機器を必要とし，これら機器の機能を十分に理解して精度管理，照射計画の検証，照射計画補助等を担当する者が不足していることも原因の一つとして挙げることができる．精度管理を担当しようとする者に対しての講座および臨床における教育体制が不十分であることが普及を遅らせている主因である可能性も否定できない．

　本書は，IMRT を先行して実施している治療施設の精度管理担当者が，常日頃質問される事項を，放射線治療体制の整備，治療装置，治療計画装置，付属機器，臨床導入，治療計画，線量検証，位置照合のカテゴリーに分類し，152 の質問に答える形式をとって自身の知識と経験から解説している．また，必要に応じて参考文献として学術論文も示されている．

　IMRT の精度管理を担当する者は常に知識と技能を習得し，種々の現実的な問題を解決して精度管理を向上させていく必要がある．このスパイラル過程において，読者の皆さんに確かな知識を提供し，問題解決のためのヒントが潜んでいる必携の解説書となるだろうと予想して，本書を推薦する．

　　2010 年 10 月

首都大学東京大学院人間健康科学研究科　齋藤秀敏

刊行にあたって

　我が国においては2000年からIMRTの臨床応用が開始された．当初，海外先行施設からの報告を読み，あるいは直接見学を行い，IMRTを導入していった．しかし，当時の我が国においては，物理的・技術的なQA/QCに関する指針は示されておらず，いずれの施設においても，手探りの状態で慎重に臨床応用を開始していく状況であった．それから，およそ10年が経過し，2010年には，全ての限局性の悪性腫瘍に対して，保険適応となった．これに伴いIMRT実施施設数も急速に増加している．

　2004年，「多分割コリメータによる強度変調放射線治療の機器的精度確保に関するガイドライン」が日本放射線腫瘍学会から示されたが，昨今，IMRTを取りまく環境は著しく変化してきている．治療装置においては，トモセラピーのようにIMRT専用の治療装置が市販され，また，治療計画装置も多種類に及び，計算アルゴリズムも治療計画装置によって微妙に異なる状況がある．こうした中で，IMRTにおける新たな時代に即したガイドラインの作成が急務となった．今回，日本放射線腫瘍学会（QA委員会）からのガイドライン作成要請に対し，全国多施設の診療放射線技師，医学物理士にお願いし，ガイドライン案がまとまり，近く日本放射線腫瘍学会からのガイドラインとして刊行される予定である．

　このガイドラインとは別に，臨床現場から，より詳細でかつ実践に即した内容の書籍が必要ではないかとの要望があり，本書の刊行に至った次第である．執筆者は全て，我が国においてIMRTを実践しておられる現役の診療放射線技師，医学物理士であり，最新の情報を網羅し，各自の経験に裏打ちされた素晴らしい内容であると自負している．本書の目的は，これまでのIMRTの物理的・技術的なQA/QCにおける日常の疑問，問題点に対し，さらなる理解を得るとともに，その結果，IMRT実施施設が増加し，安全で高精度な治療への道が拡がることである．

　編集にあたっては，数多くの施設の皆様に無償でご協力いただいた．関係諸氏に改めて深謝する次第である．本書が広く読まれ，諸施設において，安全で有効なIMRTが施行され，その結果，多くのがん患者が救われることを願ってやまない．

2010年10月

千葉県がんセンター放射線治療部　幡野和男

本書の発刊の経緯と利用法

　1990年代に欧米で考案された強度変調放射線治療（以下IMRT）は，2000年頃から国内にて臨床導入が開始された．しかし，IMRTは，最適化技術を用いた治療計画，線量検証，治療装置，その他関連機器の品質保証/品質管理（QA/QC）に多大な労力と，それらに従事する人員が必要なため，臨床導入する施設は一部に限られていた．

　その一方で，放射線治療は，がん対策基本法の制定と，それらに呼応したマスメディアによる国民への放射線治療に関する情報提供により，今までに無いほどに追い風を受けるようになった．2008年に一部の部位に対してIMRTが保険適用されたのを契機にIMRT実施施設が増加し，2010年には限局性の固形悪性腫瘍の患者に対してIMRTが診療報酬上実施可能になり，国民からの期待に応えるべく臨床導入施設，臨床導入を計画する施設はより多くなっている．

　しかし，新規にIMRTを実施しようとする施設においては，導入するための治療装置，治療計画装置などのコミッショニング，QA/QCや治療計画，線量検証を実施する上での知識・技術の習得が困難であり臨床導入の妨げとなっている．

　IMRTは，マルチリーフコリメータなどの強度変調器を使用し，照射野内の強度変調分布を多方向から照射することで，凹型の標的に対してその形状に一致した高線量領域を照射し，近接するリスク臓器の線量を低減することができる照射法である．しかし，不適切に管理された状況でIMRTを実施した場合，標的への線量不足，リスク臓器への線量増加を生じさせ，治療成績を低下させる危険性を含んでいることに注意しなければならない．

　そこで，IMRTが安全かつ高精度に臨床導入されることを目的として，2009年6月に日本放射線腫瘍学会の齋藤秀敏QA委員長によりIMRT物理的QAガイドライン専門小委員会（以下小委員会）が千葉県がんセンター幡野和男先生を委員長として組織され，「多分割コリメータによる強度変調放射線治療の機器的精度確保に関するガイドライン（Ver.1）」を改定することとなった．2009年6月秋葉原，2009年9月京都，2010年1月熊本の会議を経てガイドラインの方向性が検討され，並行してガイドラインを詳説する本書を発刊することとなった．本書は，ガイドライン執筆者の有志によって編纂されたものである．そして，本書の内容をもとに小委員会委員が中心となり再編集され，日本放射線腫瘍学会よりガイドラインとして刊行される予定となっている．

　本書はIMRTの臨床導入を目指す施設のスタッフに多くの情報を提供するとともに，既にIMRTを開始している施設のスタッフにおいても新しい知見を提供し，より安全で高精度なIMRTへと導くものと期待する．また，IMRTを実施していない施設においても，線量検証での注意点や，安全な放射線治療体制構築のために参考となるため，すべての放射線治療実施施設で活用して頂ければ幸いである．

　ただし，IMRTの照射法，QA/QC，および治療の結果に対する最終的な判断と責任は，直接治療担当者に帰属すべきものであり，本書を作成した執筆者らが責任を負うものではない．

本書により，多くの施設がIMRTを臨床導入することにより放射線治療が推進され，がん医療において真の意味での集学的治療が実現し，国民がその恩恵を享受できる体制が構築されることを願う．

2010年10月

千葉県がんセンター放射線治療部　遠山尚紀

目次

放射線治療体制の整備

- **Q1** 放射線治療を行うために必要な人員と，その算出根拠について教えてください．……………2
- **Q2** IMRTを始めるためには，どれぐらいのスタッフが必要ですか？ 品質管理に専従する医学物理士もしくは放射線治療品質管理士は必須でしょうか？……………………3
- **Q3** IMRTを始めるにあたり，どこで，どれくらい教育を受ける必要がありますか？…………4
- **Q4** IMRT実施施設に見学に行く際に，どのような点を重点的に見るべきか教えてください．　5
- **Q5** 治療装置に求められるスペックを教えてください．……………………………………………5
- **Q6** IMRTは自動現像機がなくても可能ですか？……………………………………………………7
- **Q7** IMRTはフィルムレスでできますか？……………………………………………………………8
- **Q8** IMRTを始めるにあたり，院内（部内）でどのような組織（委員会・ワーキンググループ等）を作る必要がありますか？……………………………………………………………10

治療装置

- **Q9** IMRTを導入するにあたり，リニアック・MLCの物理特性で確認しなければいけない項目をstep and shoot IMRT（SMLC方式），dynamic IMRT（DMLC方式）それぞれについて教えてください．…………………………………………………………………………12
- **Q10** 低MU値ビームの物理特性について注意すべき点はありますか？……………………………13
- **Q11** どの程度まで小さいMU値を使用できますか？…………………………………………………14
- **Q12** オーバーシュート現象について教えてください．………………………………………………17
- **Q13** IMRTでは，どの程度の線量率を使用すればよいですか？……………………………………18
- **Q14** MLC transmissionは複数に分類されますが，それぞれがどのような現象なのか教えてください．………………………………………………………………………………………20
- **Q15** DMLCを用いたIMRTのleaf end transmissionの測定方法について教えてください．……22
- **Q16** MLCからの漏洩線量が測定する場所や深さで変化する理由を教えてください．……………25
- **Q17** Tongue and groove効果とその評価方法について教えてください．…………………………26
- **Q18** MLCの絶対位置と相対位置とはどういうことですか？………………………………………28
- **Q19** MLCの位置精度の許容誤差を教えてください．…………………………………………………29
- **Q20** MLCの静的位置精度および動的位置精度を確認する方法を教えてください．………………32
- **Q21** Rounded end leafの場合のoff-setとは何ですか？ またoff-setの補正が必要な理由を教えてください．……………………………………………………………………………33
- **Q22** Rounded end leafの場合の，MLC幾何学的位置と光照射野のoff-setの補正方法を教えてください．………………………………………………………………………………………34

Q23	MLC キャリッジとは何ですか？	35
Q24	キャリッジ位置精度の品質管理方法を教えてください．	36
Q25	DMLC 出力比試験について説明してください．	37
Q26	Dynamic IMRT を実施する上で，確認しなければいけない動作特性にはどのような項目がありますか？	39
Q27	VMAT（RapidArc®）とはどのような照射法ですか？	40
Q28	VMAT（RapidArc®）と IMRT の違いについて教えてください．	42
Q29	VMAT（RapidArc®）を始める前にチェックすべきことは何ですか？	43
Q30	VMAT（RapidArc®）の QA/QC の方法について教えてください．	45
Q31	VMAT（RapidArc®）の線量検証はどのように行えばよいのでしょうか？	47
Q32	VMAT（RapidArc®）の治療計画装置のコミッショニングの方法について教えてください．	50
Q33	物理的補償フィルタの長所・短所を教えてください．	51
Q34	物理的補償フィルタ法の種類を教えてください．	53
Q35	物理的補償フィルタの加工限界はどの程度ですか？	55
Q36	物理的補償フィルタを用いた IMRT では，どのような QA/QC を行えばよいのですか？	56
Q37	ビームハードニングによる線量測定への影響はどの程度あるのですか？	58
Q38	Helical tomotherapy は，従来の医療用直線加速器とどこが違うのですか？	60
Q39	Helical tomotherapy に特徴的なコミッショニングテストの内容はどんなことですか？	62
Q40	Helical tomotherapy では，標準測定法による線量の校正ができますか？	64
Q41	Helical tomotherapy の QA を行うときに，通常の直線加速器と異なることがありますか？ 注意点を教えてください．	65
Q42	Helical tomotherapy における治療計画の特徴はどんなことですか？	66
Q43	Helical tomotherapy における，患者ごとのプラン検証の方法を教えてください．また，時間はどれくらいかかるのですか？	68
Q44	Helical tomotherapy における，MV-CT による照射前の患者位置確認方法はどのようなものですか？	69
Q45	サイバーナイフではどのように線量の強度変調を行っているのですか？	71
Q46	トラッキング方法にはどのようなものがあり，注意することは何ですか？	72
Q47	サイバーナイフでの QA/QC の方法について教えてください．	74
Q48	サイバーナイフにおける患者ごとの QA について教えてください．	76
Q49	サイバーナイフでは標準測定法による線量校正ができますか？	77

治療計画装置

Q50	IMRT のコミッショニングを行う前に必要な項目について教えてください．	80
Q51	実際に IMRT のコミッショニングはどのような手順で行いますか？	81
Q52	IMRT ではなぜ小照射野での出力係数やヘッド散乱の項目が重要になるのですか？	82
Q53	IMRT ではなぜ MLC プロファイルが重要なのですか？	83

Q54	Leaf offset とは何ですか？	84
Q55	Inter leaf transmission, intra leaf transmission と leaf end transmission の違いを説明してください．	85
Q56	MLC からの漏洩線量は jaw size や測定深で変化しますが，コミッショニングは何から始めればよいですか？	87
Q57	DMLC の場合，最大リーフ速度を入力しなければなりませんが，どうしたらわかりますか？	88
Q58	MLC 最大リーフ速度と IMRT 治療計画の関係を教えてください．	89
Q59	Tongue and groove 効果とは何ですか？ また，どのような状況で生じますか？	90
Q60	IMRT における治療計画装置のコミッショニングはどのような線量分布について実施すればよいですか？	92
Q61	どれだけの精度を達成すればよいのでしょうか？	94
Q62	測定を実施しましたが，結果が思わしくありません．次のステップとして何を行えばよいですか？	96
Q63	IMRT では MU 値と照射時間は，どのように変わりますか？ また，dynamic と segmental ではどのような傾向を示しますか？	97
Q64	通常照射でのコミッショニング結果は良好なのですが，IMRT では一致しませんでした．どのようなことが考えられますか？	98

付属機器

Q65	CT 装置の QA/QC について教えてください．	102
Q66	CT 装置について，IMRT 治療計画のための特別なコミッショニングはありますか？	103
Q67	CT の再構成スライス厚と再構成間隔など，どのような撮影条件（パラメータ設定）がよいですか？	103
Q68	造影 CT を治療計画に使用できますか？	106
Q69	CT 撮影は，何度か繰り返したほうがよいでしょうか？	107
Q70	基準位置の設定や金属マーカーの位置はどこに置くべきですか？	109
Q71	検証用ファントムの撮影の際に，注意することはありますか？	109
Q72	被曝線量を低減するための自動露出機構（auto exposure control），肩部のアーチファクトを低減する補正，ビームハードニング補正，量子フィルタなどの補正処理は使ってもよいですか？	111
Q73	CT 値-相対電子濃度変換テーブルは，どれくらいの種類，撮影条件をスキャンしたほうがよいですか？	112
Q74	どれくらいの頻度で CT 値-相対電子濃度変換テーブルを撮影するべきでしょうか？	113
Q75	CT 値-相対電子濃度変換テーブルを治療計画装置に登録する際に，低 CT 値領域や高 CT 値領域の補間方法など，注意点はありますか？	114
Q76	位置照合装置の QA/QC の頻度を教えてください．	115

Q77	患者位置精度の検証はどのように実施すればよいですか？	117
Q78	被曝線量の評価はどのようにすればよいですか？	117
Q79	CT撮影中，患者の体動や呼吸性移動が無視できない場合，どのように対処すればよいですか？	118
Q80	4DCTは治療計画に使用してもよいでしょうか？ また，撮影で注意する点はありますか？	119

臨床導入

Q81	リハーサルはなぜ必要ですか？ 治療部位が変わるたびにリハーサルは必要ですか？ リハーサルにおいて許容値を超えた場合の対処法を教えてください．	122
Q82	通常の外部照射と比較して，治療開始時期をどのくらい長くする必要がありますか？	123
Q83	QAワークシート，カルテ記載事項としては何が必要ですか？	124
Q84	スタッフ（診断，治療計画および治療）の連携・責任の重要性を教えてください．	124
Q85	個々の症例において線量検証結果が許容値を超える場合の対処法を教えてください．	125
Q86	治療計画装置からの治療情報（Dicom-Plan）が治療装置において展開できない場合の対処法を教えてください．	125
Q87	治療装置の故障の場合の対処法を教えてください．また，MLCの故障に備えた準備には何が必要ですか？	126

治療計画

Q88	IMRTに使用する固定具・補助具にはどのようなものがありますか？	128
Q89	固定具の吸収補正は，どのように行えばよいですか？	129
Q90	シェルによる皮膚表面の線量増加はどの程度でしょうか？	130
Q91	患者位置再現性向上のための固定具，補助具の使用について注意すべきことを教えてください．	131
Q92	前立腺・頭頸部の放射線治療において描出する輪郭と，参考になる文献はどのようなものがありますか？	132
Q93	その他の部位の放射線治療で描出する輪郭と，参考になる文献はどのようなものがありますか？	134
Q94	治療計画で使用するCT画像において発生したアーチファクトはどのように対処すべきですか？	135
Q95	PTVマージンはどのように設定すればよいのですか？	136
Q96	体表面近傍の標的の場合，どのようなことに注意すべきですか？	138
Q97	治療計画に用いるダミー輪郭はどのように使用しますか？	139
Q98	照射方向はどのような点に注意して設定しますか？ また，どのようなガントリ角度が使用されますか？	141
Q99	線量計算アルゴリズムを選択する際の注意点について教えてください．	142

Q100	適切な線量計算グリッドの大きさを教えてください.	144
Q101	放射線治療計画を判断する際の線量指標を治療計画時の最適化パラメータとすべきでしょうか?	145
Q102	IMRT治療計画の最適化過程の繰り返し回数の最適数はありますか?	146
Q103	治療計画の評価はどのような点に注意すべきですか?	147
Q104	鼻腔内や肺気腫の症例で線量分布中に全く線量が付与されない領域があり,線量分布の改善が図れないのですが,原因は何ですか?	148
Q105	IMRT治療計画の最終評価では各線量指標全てを満たさなければ治療を施行できないのですか?	149
Q106	頭頸部IMRTでPTVが鼻腔や咽頭腔に広がることの影響はありますか?	149
Q107	立案した照射プランの転送,登録,確認時に注意すべきことを教えてください.	151

線量検証

Q108	IMRTの線量検証の手順はどのような流れで行われますか?	154
Q109	線量検証項目の分類とそれぞれの長所・短所について教えてください.また,それぞれの検証項目はすべて行うべきでしょうか?	155
Q110	治療計画と線量検証で照射条件(線量率,MU等)を統一する必要はありますか?	156
Q111	固体ファントムをCT撮影して検証に利用する時の注意点について教えてください.	157
Q112	検証プランの計算値を算出する時に注意することについて教えてください.	158
Q113	使用する固体ファントムの物理特性の計測方法と補正方法を教えてください.	160
Q114	固体ファントムを使用する前に確認することについて教えてください.	161
Q115	評価点線量検証とは何ですか?	162
Q116	どの大きさの電離箱線量計を使用すればよいでしょうか?	163
Q117	IMRTビームでは標準測定法の補正係数を使用できますか?	164
Q118	線量分布の検証の種類とその欠点・利点を教えてください.	165
Q119	フィルムを用いた線量検証は一平面のみで問題がありますか? どのようなポイントでノーマライズすればよいでしょうか?	166
Q120	フィルムによる線量分布の検証は,絶対線量・相対線量のどちらで評価できますか?	167
Q121	どのラジオグラフィックフィルムを利用すればよいでしょうか?	168
Q122	どのラジオクロミックフィルムを利用すればよいでしょうか?	170
Q123	多次元検出器使用時に注意することは何ですか?	170
Q124	多次元検出器があればフィルム法による線量分布検証は不要ですか?	171
Q125	多次元検出器で絶対線量の評価は可能ですか? またビーム毎ではなく,全ビーム合算(composite)で評価しても問題はありませんか?	172
Q126	Pass rateなどの評価基準はどの程度満たせばよいでしょうか?	174
Q127	EPID dosimetry使用時に注意することは何ですか?	175

Q128	EPID dosimetry があれば，評価点吸収線量測定やフィルム法による線量分布検証は不要ですか？	176
Q129	IMRT の測定以外の吸収線量検証方法にはどのようなものがありますか？	177
Q130	独立検証システムの利点や欠点は何ですか？	180
Q131	独立検証システムの評価方法はどのようにすればよいですか？	181
Q132	線量検証内容を保証・管理するために記載すべき項目，保存形式や期間はどのようにすればよいですか？ また，品質保証は誰が記載すべきでしょうか？	182
Q133	線量検証の評価基準の設定概念を教えてください．	185
Q134	線量検証の評価基準はどのぐらいに設定することが推奨されますか？	187
Q135	評価法によって評価基準の設定値をクリアできない場合がありますが，どうしたらよいのでしょうか？	191
Q136	検証結果がいつも同じ傾向（＋側，－側）にずれる場合，何か原因は考えられますか？	192
Q137	線量が合わない原因は，何が考えられますか？	193
Q138	線量検証結果に誤差が生じた場合，どのように対処するのでしょうか？	194
Q139	IMRT 治療開始時の線量検証において注意することを教えてください．	195
Q140	事前にリハーサルをしようと思いますが，どの程度必要でしょうか？	196
Q141	参考となる書籍，ガイドライン，研修機関があれば教えてください．	197

位置照合

Q142	IMRT の位置照合には，どのようなモダリティが使用できますか？	200
Q143	系統誤差（systematic error）と偶然誤差（random error）について教えてください．	201
Q144	画像位置照合はどの程度の頻度で行えばよいですか？	203
Q145	前立腺に対する放射線治療において位置誤差の原因にはどのようなものがありますか？	206
Q146	前立腺に対する放射線治療の位置照合は，骨照合のみで大丈夫でしょうか？	206
Q147	前立腺 IMRT において，過去に報告されている位置誤差のデータの利用は可能ですか？	207
Q148	頭頸部の放射線治療において，位置誤差の原因にはどのようなものがありますか？	209
Q149	位置照合を実施する際，どのようなメルクマークを基準にすればよいですか？	211
Q150	頭頸部 IMRT を実施するにあたり，過去に報告されている位置誤差のデータの利用は可能ですか？	212
Q151	体輪郭（体型）の変化が位置精度に与える影響を教えてください．	213
Q152	前立腺・頭頸部以外の部位への IMRT を実施する際の位置照合は，どのようにすればよいですか？	215

索引 217

Q 1→8

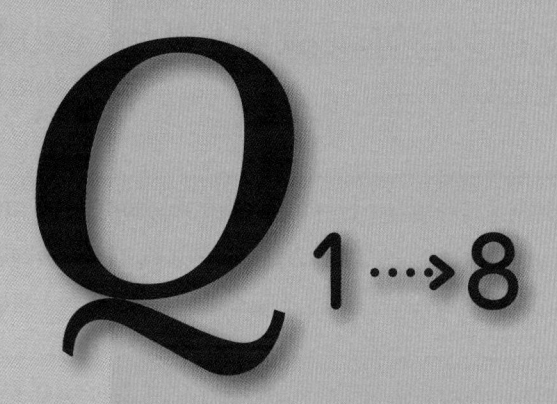

放射線治療体制の整備

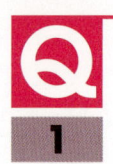

Q1 放射線治療を行うために必要な人員と,その算出根拠について教えてください.

A 1装置で20〜40名の照射を行う場合には,常勤の放射線腫瘍医1名と医師0〜1名,診療放射線技師3〜5名(内1名は放射線治療専門技師の資格を有すること),放射線治療専属の看護師,受付員各1名が必要で,放射線治療品質管理士もしくは医学物理士が1名いることを推奨します.

解説

IAEA 'Comprehensive Audits of Radiotherapy Practice: A Tool for Quality Improvement' では,年間500名の外照射の新患者,200名の小線源治療を実施した場合,2シフト体制で,4〜5名の放射線腫瘍医,3〜4名の医学物理士,7名の放射線セラピスト,3名の腫瘍看護師,1名のメンテナンス技術者が必要であるとなっていますが,実現は難しいものと思います.

この規模の1/3程度を考えると,年の外照射新規患者人数が200名となります.照射件数は約5,000件,年間治療日数250日とすれば,1日の照射人数は約20名となります.1名の照射に10分必要とすれば,3時間強となり,半日で照射が終わります.

1台の照射装置で,1日20名の照射を行う場合には,常勤医師1名,常勤放射線技師3名,常勤看護師1名,受付員1名が必要で,可能であれば,品質管理業務などを行う要員を確保します.

1台の照射装置での適正な照射人数は1日当たり20〜40名で,この規模の放射線治療を行うために,回答にあるような人数が必要となります.

1日40名を超える照射は,業務時間内での照射は困難で,質の低下,医療過誤の発生確率が増加します.2交代など,十分な人員配置が実施できなければ,40名を超える照射は推奨されません.2台の照射装置では40〜80名の照射ができますが,ビームデータの管理など品質を担保するために,専属の放射線治療品質管理を行う者が必須になります.

■参考文献

1) IAEA Scientific and technical publication 'Comprehensive Audits of Radiotherapy Practice: A Tool for Quality Improvement' Pub. 1297_web.(2007)
   http://www-pub.iaea.org/MTCD/publications/PDF/Pub1297_web.pdf
2) 厚生労働省がん研究助成金計画研究班18-4:「がんの就学的治療における放射線腫瘍学―医療実態調査研究に基づく放射線治療の品質確保に必要とされる基準構造―」日本PCS作業部会2009年度版.

〈新保宗史〉

Q2 IMRTを始めるためには，どれぐらいのスタッフが必要ですか？　品質管理に専従する医学物理士もしくは放射線治療品質管理士は必須でしょうか？

A ガイドラインで示された通常治療を実施するために必要な放射線治療診療体制を整え，更にIMRTの治療計画や品質管理を実施するために必要なスタッフを追加して配置する必要があります．放射線治療専属の診療放射線技師もただ人数を満たすだけでなく，施設内外でトレーニングを受け，IMRTに関する知識を十分に有することが求められます．

解説　IMRTを実施するためには，通常治療の品質管理を充実させた上で，治療機や治療計画装置に関してIMRTのためのコミッショニングを実施し，さらには治療計画CT撮影から治療計画，線量検証を経て治療を開始するまでのプロトコルを作成するという長い道のりを辿ることになります．特に新規でIMRTを開始する施設にとってIMRTは未知の技術が山積しているため，国内外を問わず多くの情報を集積，分析し，それを自施設の現状と照らし合わせながら作業を進めていかなければならず，非常に時間と労力を消費することになります．そのため，品質管理業務やコミッショニング業務に勤務時間の全てを費やすことのできる専従のスタッフを置くことが，万全の状態でIMRTを開始するためには必要不可欠です．また専従のスタッフを置くことで，立ち上げ準備から治療開始までの準備期間を短縮できる効果も期待されます．

IMRTは線量検証，機器の品質管理，位置照合やマージン設定など，物理学的にも臨床医学的にも多くの研究課題を残した治療です．そのため実際にIMRTの臨床が開始されてからも，これらの研究的業務を並行して進めていかなければならず，やはり専従のスタッフを置くことで効率的な業務の遂行が可能となるでしょう．

以上のようにIMRTでは膨大な情報の収集と分析，そして品質管理や実際の治療で得られるデータの解析などの研究的作業を通して，より発展的な治療へと押し上げていくことが要求されます．そのため，科学・学術的活動に対する素養，意欲を持った医学物理士や放射線治療品質管理士が，品質管理に専従するスタッフとして相応しいでしょう．

品質管理業務に専従するスタッフを確保すればそれで万事解決というわけではありません．IMRTは位置照合や機器の動作監視など，従来の治療に比べて非常に多くの高度なプロセスを経て治療を実施します．そのため一つ一つの作業に対する十分な経験と知識を持った診療放射線技師が実際の治療を担当しなければ，がん治療に有効なはずの高度な医療技術が，逆に重大な医療事故をもたらすことにつながります[1]．また診療放射線技師は品質管理にも積極的に関与して，品質管理専従の技術者と連携を密にし，臨床サイド，品質管理サイド双方の情報を共有することが重要です．

以上のように，放射線治療に専従する放射線腫瘍医だけでなく，品質管理業務に専従する技術者や高度な知識と経験を有する診療放射線技師など，物理・技術側のスタッフも充足させることが安全なIMRTを実施するために必要な要件であると言えます．

注釈

　診療報酬に係わるIMRTおよび直線加速器による定位放射線治療の施設基準の一つとして,「放射線治療における機器の精度管理,照射計画の検証,照射計画補助作業等を専ら担当する者（診療放射線技師その他の技術者等）が1名以上配置されていること.」と規定されています[2].その疑義解釈では「その他の技術者等」として「医学物理士,放射線品質管理士等を指す」ことが明記されており[3],医学物理士や放射線治療品質管理士などを高度医療における品質管理のプロフェッショナルと認め,医療現場への配置を促す動きが見られます.

　日本放射線腫瘍学会,日本医学放射線学会,高精度放射線外部照射研究会の3団体の合同で出されたIMRTに関するガイドライン[4]においては,IMRT施行に際する施設・人的要件として,常勤の放射線治療品質管理技術者や医学物理技術者を「放射線治療における機器の精度管理,照射計画の検証,照射計画補助作業等を専ら担当する者（診療放射線技師その他の技術者等）」として施設におくことが推奨されており,放射線治療品質管理技術者としては放射線治療品質管理士,医学物理技術者としては医学物理士を推奨資格として指定しています.

　また同ガイドラインでは,実際の治療にあたる診療放射線技師についても,放射線治療を専ら担当する常勤の診療放射線技師として,日本放射線腫瘍学会認定技師や放射線治療専門技師を人的要件として推奨しており,高度な知識と経験を有する診療放射線技師を確保することを求めています.

■参考文献
1) 米国食品医薬品局（FDA）. MAUDE adverse event report. MDR report key 751476.（2005）http://www.accessdata.fda.gov/scripts/cdrh/cfdocs/cfMAUDE/Detail.CFM?MDRFOI_ID=751476
2) 厚生労働省保険局医療課長通知. 保医発第0305003号平成20年3月5日.
3) 厚生労働省保険局医療課. 事務連絡平成20年3月28日.
4) 日本放射線腫瘍学会,日本医学放射線学会,高精度放射線外部照射研究会, 編. 強度変調放射線治療（IMRT）ガイドライン. 2008.

（黒岡将彦）

Q3 IMRTを始めるにあたり,どこで,どれくらい教育を受ける必要がありますか？

A 少なくとも1施設,IMRTを実施している施設に研修に行くか,実習を伴う系統的な講習会に行くことが推奨されます.特に自施設と同じシステム構成の施設に行くことが効果的です.なお,IMRTに関する一通りのプロセスを見学するのに必要な期間の研修が必要で,かつ1例だけでなく複数の症例で研修することが望ましいです.

解説　参考書やガイドラインを読んだだけではIMRT実施に十分ではありません.実際に研修を通じて診療体制の把握,モダリティの使用法習熟,治療計画および線量検証プロセス等を会得するこ

とが重要になります．最近では1週間以上にわたる系統的なIMRTのための講習会も企画されており，それを利用することも効果的です．なお，通常の放射線治療を行ったことがない施設がいきなりIMRTを始める場合には，IMRTだけでなく放射線治療全般に亘る長期間の研修が必要になります．

（水野秀之）

Q4 IMRT実施施設に見学に行く際に，どのような点を重点的に見るべきか教えてください．

A 診療体制，人員配置，使用機器等の把握から始め，患者固定方法・CT撮影・治療計画・線量検証・位置照合の一通りの流れを掴むのが大切ですが，治療計画プロセスや線量検証現場（測定・フィルム解析等），また記録の保存の仕方など，実際に行かないと見られないポイントも重点的に見ることが有用です．

解説 固定具の作成や治療計画，線量検証プロセスは施設によってバリエーションがあり，細かい工夫がなされている場合が多いです．実際に複数症例を間近で見ていないとその重要性がわからない場合もあります．同じ部位でも患者により固定具も変わっていくこともあります．治療計画では頭頸部は前立腺と比較して多様な線量制約があり，1例では十分その特性がわかりません．線量検証においても，合う場合と合わない場合があり，合わない場合にどのような対応をするかが重要です．記録の保存の仕方なども実際に見に行かないとなかなかイメージができにくい点です．本書の該当する箇所をあらかじめ熟読してから研修に臨むことも研修を効果的にすることの一助になります．

（水野秀之）

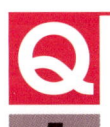

Q5 治療装置に求められるスペックを教えてください．

A IMRTを実施するにあたって，治療装置および関連機器に関する以下の項目について検討する必要があります．

　①MLCの位置精度：停止位置精度・gap幅精度・位置再現性・連続動作安定性
　②低MU値の安定性：出力安定性・線量モニタシステム再現性・プロファイル対称性
　③治療装置の幾何学的精度：ガントリ・コリメータ回転精度，幾何学的アイソセンタ位置精度
　④位置照合装置の機械的精度および照合精度

解説 MLCを用いたIMRTでは，MLCによって整形された極小サイズの亜照射野（セグメント）を積算することによって，目的とする強度変調照射野を作成します．そのため，従来の治療法に比べてMLCの位置精度が投与線量精度および線量分布の位置精度に及ぼす影響は非常に大きいものとなります．特にMLC開度（gap幅）の精度は出力線量の精度に直結するため，最終的な投与線量に大きく影響します[1,2]．またDMLC方式のIMRTでは，常にMLCが駆動した状態での線量投与となるため，MLCには安定した連続動作および駆動精度が要求されます．

SMLC方式のIMRTでは，セグメントあたり10 MU前後の低MU値ビームを間歇的に照射することで強度変調照射野を作成します．低MU値ビームはその精度や安定性に問題があることが多く報告されており[3-7]，使用するMU値には十分な注意を払う必要があります．IMRTに要求されるMLC精度についてはQ18〜20，23〜25に，低MU値ビーム精度についてはQ10〜13に詳説されていますので，それらを参照して施設ごとに検討してください．

IMRTでは，標的とリスク臓器の間隙の線量分布が非常に急峻なので，ガントリ角度やコリメータ角度など，治療装置のわずかな幾何学的誤差によって，各構造体のDVHに変化が生じる場合があるため[8]，これまで以上に治療装置の幾何学的精度にも注意が必要となります．これはMLCによるIMRTに限らず，補償体を用いたIMRTでも同様です．

また治療装置とは分類が若干異なりますが，位置照合装置の精度も非常に重要です．IMRTでは標的領域とリスク臓器領域の線量差が大きいため，これらの構造体の位置と装置の幾何学的アイソセンタの位置の整合性が取れなければ，意図したものとは全く異なる線量が各構造体へ投与される危険があります．この危険を回避するためにIMRTでは標的の位置照合がこれまで以上に重要であり，位置照合精度がIMRTの臨床的精度を左右すると言っても過言ではありません．位置照合装置については，Q76，77，142〜152に詳説されていますので，参考にしてください．

■参考文献

1) Palta JR, Kim S, Jonathan GL, et al. Tolerance limits and action levels for planning and delivery of IMRT. In: Palta JR, Mackie TR, editors. Intensity-Modulated Radiation Therapy: The State of the Art. Madison Medical Physics Publishing; 2003. p. 593-612.
2) LoSasso T, Chui C-S, Ling CC. Physical and dosimetric aspects of a multileaf collimation system used in the dynamic mode for implementing intensity modulated radiotherapy. Med Phys. 1998; 25: 1919-27.
3) Barish RJ, Fleischman RC, Pipman YM. Teletherapy beam characteristics: The first second. Med Phys. 1987; 14: 657-61.
4) Sonke JJ, Brand B, Marcel van Herk. Focal spot motion of linear accelerators and its effect on portal image analysis. Med Phys. 2003; 30: 1067-75.
5) Hansen VN, Evans PM, Budgell GJ, et al. Quality assurance of the dose delivered by small radiation segments. Phys Med Biol. 1998; 43: 2665-75.
6) Kang SK, Cheong KH, Hwang T, et al. Dosimetric characteristics of linear accelerator photon beams with small monitor unit settings. Med Phys. 2008; 35: 5172-8.
7) Reena P, Dayananda S, Pai R, et al. Performance characterization of Siemens Primus linear accelerator under small monitor unit and small segments for the implementation of step-and-shoot intensity-modulated radiotherapy. J Med Phys. 2006; 31: 269-74.
8) Xing L, Lin Z-X, Donaldson SS, et al. Dosimetric effects of patient displacement and collimator and gantry angle misalignment on intensity modulated radiation therapy. Radiother Oncol. 2000; 56: 97-108.

〈黒岡将彦〉

Q6 IMRTは自動現像機がなくても可能ですか？

A ウェットタイプのフィルムとして長年，KODAK社のXV2やEDR2レディーパックフィルムが用いられてきましたが，代用品として近年，ドライタイプのGAFクロミックフィルムの使用が検討されています．ただし，画像取り込みや画像処理，またはフィルムの取り扱いには注意が必要です[1-3]．

解説 GAFクロミックフィルムとしてEBT2（透過型）やRTQA2（反射型）が国内で販売されています．各社がスキャナー・アプリケーションの組み合わせで販売しています（表6-1）．

GAFクロミックEBT2フィルムを使用するにあたり，最も注意すべきことは方向依存性です．EBT2およびフラッドベッドスキャナーEpson ES-10000Gにより取得した線量濃度曲線の一例を図6-1に示します．同一のEBT2フィルムを90°回転させてスキャンしたものと比較した結果，濃度に5〜10％程度の相違が生じました．感光材が細長い形状で長軸方向にコーティングされているのが原因です．EBTフィルムをスキャナーで取り込むときは，方向が解るようにフィルム上にマークを付け，必ず同じ方向でデータ収集を行わなければなりません．その他，照射から取り込みまで2時間以上20〜25℃で暗室保存することが推奨されています．EBT2はEBTに比べて温度管理の改善がなされています．

表6-1 市販されているGAFクロミックフィルムとスキャナー製品

装置名	DD-System	RIT113	OmniPro-IMRT	VeriSoft
製造者	アールテック社	Radiological Imaging Technology社	IBA Dosimetry社	PTW社
発売元	アールテック社	日本バイナリー社	東洋メディック社	ユーロメディテック社
スキャナーの種類	Epson ES-10000G (A3)	Epson ES-10000G (A3)	Epson ES-10000G (A3)	TWAIN互換モデル〔Epson ES-10000G (XL)など〕
	Array 2905 He-Ne レーザー	TWAIN互換モデル	Epson GT-970X (A4)	Vidarシリーズ
		Vidarシリーズ	Vidarシリーズ	Kodak LS75
GAFクロミックフィルムの種類	EBT2他 透過型フィルム	EBT2他 透過型フィルム	EBT2他 透過型フィルム	EBT2他 透過型フィルム
	RTQA2他 反射型フィルム	RTQA2他 反射型フィルム	RTQA2他 反射型フィルム	RTQA2他 反射型フィルム
幾何学的QAの解析	可能	可能	可能	オプション追加で可能
線量強度分布の比較	可能	可能	可能	可能

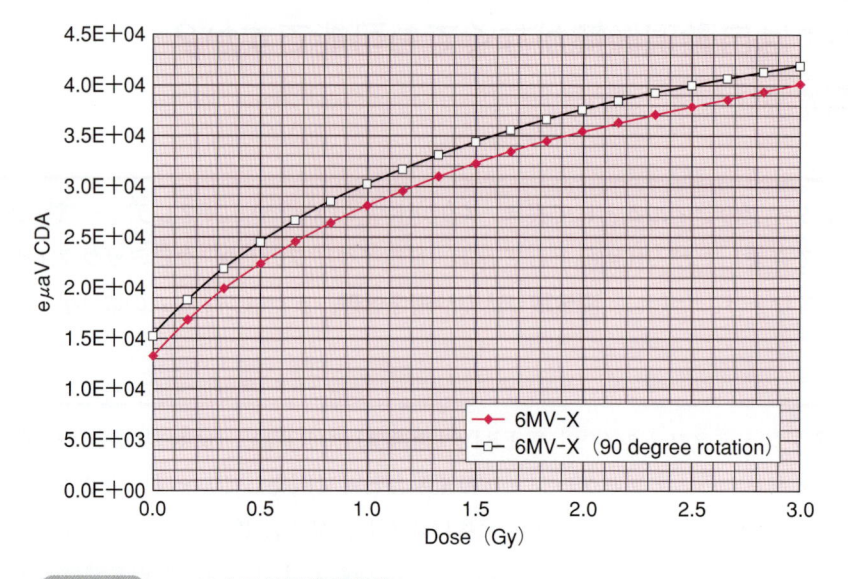

図 6-1 EBT による線量濃度曲線
フラッドベッドスキャナーで同一のフィルムを 90°回転させて取り込み，濃度を比較した結果，5〜10％程度の誤差が生じた（近畿大学データ）．

■参考文献

1) Wilcox E, Daskalov G, Nedialkova L. Comparison of the Epson Expression 1680 flatbed and the Vidar VXR-16 Dosimetry PROTM film scanner for use in IMRT dosimetry using Gafchromic and radiographic film. Med Phys. 2007; 34: 41-8.
2) Sankar A, Ayyangar KM, Nehru RM, et al. Comparison of KODAK EDR2 and gafchromic EBT film for intensity modulated radiation therapy dose distribution verification. Medical Dosimetry. 2006; 31: 273-82.
3) 宮沢正則．ガフクロミックフィルムを用いた線量分布測定法．日放技学誌．2006; 62: 1428-36.

〈奥村雅彦〉

Q7 IMRT はフィルムレスでできますか？

A フィルムを使用しないで線量分布の検証を行うには，半導体検出器や電離箱線量計を 2 次元または 3 次元に配列させた測定器や，アモルファスシリコン半導体を用いた EPID を用いた方法があります．

解説 表 7-1 に市販されている 2 次元線量検証用測定機器を示します．また，これらの測定機器には，全門照射における sagital や colonal 面の線量分布を測定するファントムも付属します．これらを

表 7-1 市販されている 2 次元線量検証用測定器

装置名	MatriXX Evolution	MapCHECK	MapCHECK2	2D-Array
製造者	IBADosimetry 社	サンニュークリア社	サンニュークリア社	PTW 社
発売元	東洋メディック社	東洋メディック社	東洋メディック社	ユーロメディテック社
本体サイズ (mm)	560 (D) ×320 (W) ×60 (H)	433 (D) ×312 (W) ×52 (H)	560 (D) ×287 (W) ×43 (H)	420 (D) ×300 (W) ×22 (H)
重量	10 kg	4.8 kg	7.1 kg	3.2 kg (本体) 2.4 kg (PC 接続インターフェース)
検出器の間隔	7.62 mm	10 mm (XY 方向) 7.07 mm (対角線方向)	10 mm (XY 方向) 7.07 mm (対角線方向)	10 mm
スキャン範囲	24.4×24.4 cm	22×22 cm	32×26 cm	27×27 cm
検出器の種類	電離箱	半導体	半導体	電離箱
検出器のサイズ	直径 4.5 mm×5 mm	0.8×0.8 mm	0.8×0.8 mm	5×5 mm
検出器入射面積	15.9 mm^2	0.64 mm^2	0.64 mm^2	25 mm^2
実効感度領域	0.08 cm^3			0.125 cm^3
検出器の数	1,020 個	445 個	1,527 個	729 個
測定モード	積算線量, 線量率	積算線量	積算線量	積算線量, 線量率
サンプリング間隔 (線量率)	≧0.02 秒	0.05 秒	0.05 秒	0.2 秒
ローテーショナルドジメトリ用ファントム	MALTICube	MapPHAN	MapPHAN2	OCTAVIUS
フィルムドジメトリー機能	あり	あり	あり	あり

用いるためには，検出器の特性を把握するとともに，可能であれば一般的に使用されているフィルムとの評価（γ や DTA など）を行っておくとよいです[1-3].

2 次元線量用測定機器は，フィルムに比べて個々の検出器サイズが大きく，解像度が劣るので，設置精度を担保することが重要です．また，治療計画装置に登録する CT 画像撮影条件や計算グリッドサイズや計算範囲，DICOM 出力する場合のピクセル数などの条件に注意してください．アモルファスシリコン半導体 EPID による線量検証では，X 線を直接 EPID に照射し，あらかじめ EPID に同条件で計算された線量分布と比較します．分解能はフィルムとほぼ同等で，2 次元線量検証測定器よりは優れています．検証するには，治療計画装置に付属する解析アプリケーションを用いて行います．検証内容は，線量分布の重ね合わせ，線量プロファイル，線量差分，γ などが可能です．実施するには，使用するエネルギー，線量率毎に校正を行わなければなりません．また，使用する前には，治療計画装置のコミッショニングやアモルファスシリコン半導体の特性（線量率依存性や残像など），フレーム取り込み精度などの確認が必要ですが，線量検証の作業効率は高いです[3].

■参考文献
1) Jursinic PA, Nelms BE. A 2-D diode array and analysis software for verification of intensity modulated radiation therapy delivery. Med Phys. 2003; 30: 870-9.
2) Buonamici FB, Compagnucci A, Marrazzo L, et al. An intercomparison between film dosimetry and diod matrix for IMRT quality assurance. Med Phys. 2007; 34: 1372-9.
3) Li JG, Yan G, Liu C. Comparison of two commercial detector arrays for IMRT quality assurance. J Appl Clin Med Phys. 2009; 10: 62-74.
4) Greer PB, Popescu CC. Dosimetric properties of an amorphous silicon electronic portal imaging device for verification of dynamic intensity modulated radiation therapy. Med Phys. 2003; 30: 1618-27.

〈奥村雅彦〉

Q8 IMRTを始めるにあたり，院内（部内）でどのような組織（委員会・ワーキンググループ等）を作る必要がありますか？

A 通常の放射線治療実施体制に加え，IMRT実施について物理技術面の品質を確保するワーキンググループ，臨床面での品質を担保するワーキンググループ，これらのグループの検討結果を評価，承認する品質管理委員会が必要になります[1]．

解説 物理技術面では，放射線治療全体の質を上げるとともに，IMRTに関わる機器の精度を確認し，高精度治療に耐える品質が担保されていることを確認する必要があります．また，患者個々の治療計画に対して，照射線量，線量分布，照射位置，患者固定精度など，このガイドラインに示される物理・技術的な精度について，到達の程度を検証する必要があり，この部分について物理技術ワーキンググループが対応します．

臨床面でも，他科の協力をはじめ，当該患者がIMRTの適用があるか，通常治療に比べて有意に線量分布がよいことを確認するなど，カンファレンスで議論したうえで，治療を実行する必要があり，この面について臨床面での品質を担保するワーキンググループで議論します．

これら，ワーキンググループでの検証結果について，品質管理委員会で精査，承認するとともに，IMRT実施における情報を共有し，滞りなく治療が実施できるようにします．また，院内安全対策室などの，上部機関との連絡を密にし，IMRT実施状況について，病院幹部が承知できているようにします．

■参考文献
1) 放射線治療品質管理機構, 放射線治療における医療事故防止のための安全管理体制の確立に向けて. 平成17年.
http://www.qcrt.org/report2.pdf

〈新保宗史〉

Q 9⟶49

治療装置

Q9 IMRTを導入するにあたり，リニアック・MLCの物理特性で確認しなければいけない項目をstep and shoot IMRT（SMLC方式），dynamic IMRT（DMLC方式）それぞれについて教えてください．

A 従来の治療法とIMRTを比較して，照射技術の違いやMLC精度が投与線量および線量分布に及ぼす影響を考慮した上で，従来のリニアックのコミッショニングでは不十分である点を，IMRT導入時に確認する必要があります．SMLC方式とDMLC方式で項目は異なり以下の表9-1のようにまとめられます．

表9-1 SMLC方式およびDMLC方式の物理的特性確認項目

	SMLC方式	DMLC方式
リニアック	低MU値の安定性 （プロファイル対称性・線量モニタシステム再現性・出力安定性）	線量率の出力安定性
MLC	位置精度確認 MLC transmission	位置精度確認 MLC transmission 連続動作安定性

解説 IMRTの照射技術で従来の3D-CRTと決定的に異なる点は表9-2に示すように，①照射野が極小セグメントの集合体である，②MLCが常にPTVの一部を覆っている，③MLCが常に駆動した状態でビームオンされる（DMLC方式），④照射MU値が1セグメントあたり10MU前後の間歇照射である（SMLC方式）ということが挙げられます．

表9-2 3D-CRTとIMRTの照射技術の比較[1]

		3D-CRT	IMRT	
			SMLC方式	DMLC方式
照射野		PTVにフィッティング	極小セグメントの集合	
MLC	先端部	PTV端で停止	常時PTV内	
MLC	照射中動作	静止	静止	動的
MU値		数10〜100 MU程度 （常時ビームオン）	10 MU/セグメント 前後	数10〜数100 MU （常時ビームオン）

IMRTでは極小で複雑な形状のセグメントを多用し，そのつなぎ目が腫瘍内に多数形成されるため，セグメント形状を決定するMLCの精度管理の重要度が従来の治療技術と比べて高くなります．またMLCが常にPTV内に存在することから，MLC transmissionなどのMLC物理特性の治療計画装置で

のモデリングが重要です．さらに DMLC 方式ではビームオン中，MLC は常時動作を要求されるため，安定・円滑な動作が可能であることが求められます．

ビーム特性に目を向けると，IMRT は加速器に対し，通常治療時とは異なる条件でのビーム発生を要求するため，初期導入時の十分なビーム特性の検証とその定期的な精度管理が必要です．これらを十分に検証し，その精度を維持していくことが IMRT を成功へ導く基礎となります．

■参考文献
1) 黒岡将彦．ゼロから始める IMRT: Linac・RTPS の QA/QC（コミッショニング）．日本放射線技術学会放射線治療分科会誌．2009; 23: 8-18.

（黒岡将彦）

Q10 低 MU 値ビームの物理特性について注意すべき点はありますか？

A 低 MU 値ビームの照射では，モニタ線量計とビーム制御系の間のフィードバック機構が不安定なため，ビームプロファイルの変動が見られます．また，モニタ線量計の端効果や暗電流の影響によって，低 MU 値領域での出力安定性や再現性にも変動が見られます．

解説 リニアックのガントリヘッド部に設置されているモニタ線量計は，放射線の出力量だけでなく，出力エネルギーやビームプロファイルの対称性などの監視も行っています．照射 MU 値やビームプロファイルなどのモニタ線量計の信号情報を，ステアリングコイルや偏向マグネットなどの加速電子軌道制御機構や，電子銃にフィードバックすることで，エネルギーやプロファイル形状（焦点位置）などを制御・管理しています[1]．このフィードバック回路が安定して動作するまでには一定時間を要するため，低 MU 値を照射した場合には，回路が安定する前にビームがオフになることもあり，不適切なビームで治療を実施してしまう可能性があります[2]．

低 MU 値ビームの特性については，複数の研究者によって報告されています．Barish らはほとんどのリニアックで 2 MU 程度の照射で出力エネルギーが定常状態に達すると報告しています[2]．また，低 MU 値照射におけるビームプロファイル形状の不安定さについても言及しており，10 cm 深における 2 MU 照射でのプロファイルは，定常状態のものと比べて in-line 方向に 25% 程度の変動が見られたと報告しています[2]．このようなビームプロファイルの変動は，低 MU 値領域における偏向マグネットに対するフィードバック機構の不安定さと，それに付随して起こる焦点の位置変動が原因だと考えられます．低 MU 値照射での焦点の変動については Sonke らの報告に詳しく，Elekta 社製のリニアックでは，ビーム発生後 10〜15 MU までの間で 0.5〜0.7 mm の焦点の位置変動が見られ，Varian 社製リニアックでは 5 MU までの間に 0.1〜0.3 mm 程度に安定すると報告しています[3]．

モニタ線量計の端効果や，ビーム遮断時に加速管内に漂遊する荷電粒子による暗電流はモニタ線量計の読み値に影響を与える代表的な因子です．これらは低 MU 値照射に限らず，通常治療条件においても発生する現象ですが，低 MU 値照射ではモニタ線量計の読み値が小さいため，これらの現象の影響が相対的に大きくなるので注意が必要です[4]．

このように，SMLC 方式の IMRT で使用される低 MU 値ビームには，通常の治療ビームでは無視される現象についての理解と検証が必要となります．実際の検証方法等については Q11 で詳説します．

■参考文献
1) Greene D, Williams PC. The dose monitoring and control system. In: Linear accelerator for radiation therapy. 2nd ed. Bristol and Philadelphia: Institute of Physics Publishing; 1997.
2) Barish RJ, Fleischman RC, Pipman YM. Teletherapy beam characteristics: The first second. Med Phys. 1987; 14: 657-61.
3) Sonke JJ, Brand B, van Herk M. Focal spot motion of linear accelerators and its effect on portal image analysis. Med Phys. 2003; 30: 1067-75.
4) Waldoran TJ. Functional requirements for IMRT. In: Palta JR, Mackie TR, editors. Intensity-Modulated Radiation Therapy: The State of the Art. Madison: Medical Physics Publishing; 2003. p. 373-400.

（黒岡将彦）

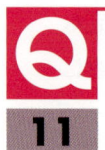

Q11 どの程度まで小さい MU 値を使用できますか？

A 低 MU 値ビームのプロファイル対称性・線量モニタシステム再現性・出力安定性（線量-MU 値比）を評価し，治療ビームの品質に問題が生じない MU 値を使用します．IMRT のための治療ビームは，①プロファイル対称性: ±2.0％，②線量モニタシステム再現性: ±0.5％，③出力安定性: ±2.0％の精度が必要です．

解説 Q10 でも述べたように，低 MU 値ビームでは，ビームプロファイル形状，出力安定性や線量モニタシステム再現性において，通常治療条件のビームとは異なる性質を持っています．通常リニアックのビーム出力系と線量モニタリングシステムは，100 MU 程度の条件で校正および精度管理が行われているため，通常条件での QA/QC のみでは SMLC 方式で使用される 10 MU 前後の照射条件の出力精度は保証されません[1,2]．そのため SMLC 方式の IMRT 導入時には別途，低 MU 値条件での出力安定性，線量モニタシステム再現性，プロファイル対称性を検証する必要があります．フロリダ大学の Palta らは，IMRT を実施するために低 MU 値ビームに要求される出力精度は，出力安定性: ±2.0％，プロファイル対称性: ±2.0％としています[3]．線量モニタシステム再現性について言及した文献は見られませんが，通常治療の QA プログラムの基準である ±0.5％以内を満たすことが最低条件であると考えられます[4]．SMLC 方式での IMRT を実施する際，各セグメントあたりの MU 値は，これ

らの精度を満たさなければいけません．これは各社のリニアックに共通の注意点です．

実際の低MU値ビームの検証結果を図11-1～11-3に示します．

ここでのプロファイル対称性は，各MU値のビームプロファイルをビームプロファイラ（半導体検出器）で取得し，そこからIECのプロトコル[5]に従って，in-line方向およびcross-line方向のプロファイル対称性を算出しています．図11-1より，今回検証したリニアックで，Paltaらの基準を全ての線量率で満足するビーム対称性を得るには，3 MU以上が必要であることがわかります．

図11-2で出力安定性を見ると，3 MU以上でPaltaらの基準を全ての線量率で満たすことがわかります．線量モニタシステム再現性については，図11-3から，どのMU値でも基準を満たすことが確認できます．

以上の結果より，今回検証を行ったリニアックでは，1セグメントあたり3 MU以上の治療計画で

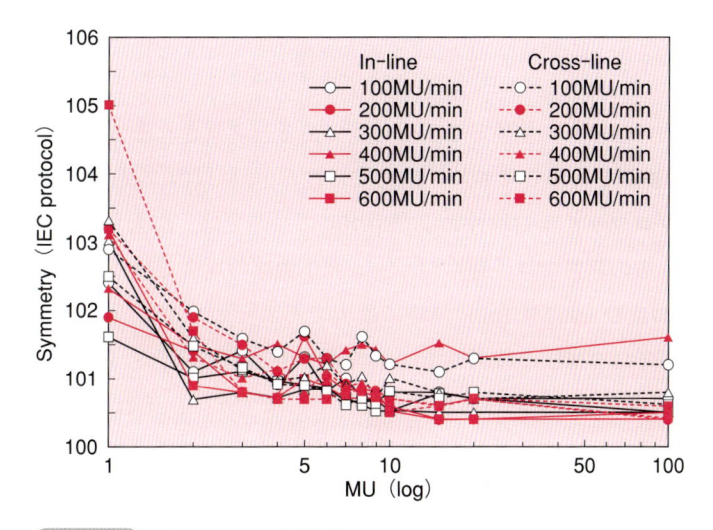

図 11-1 プロファイル対称性

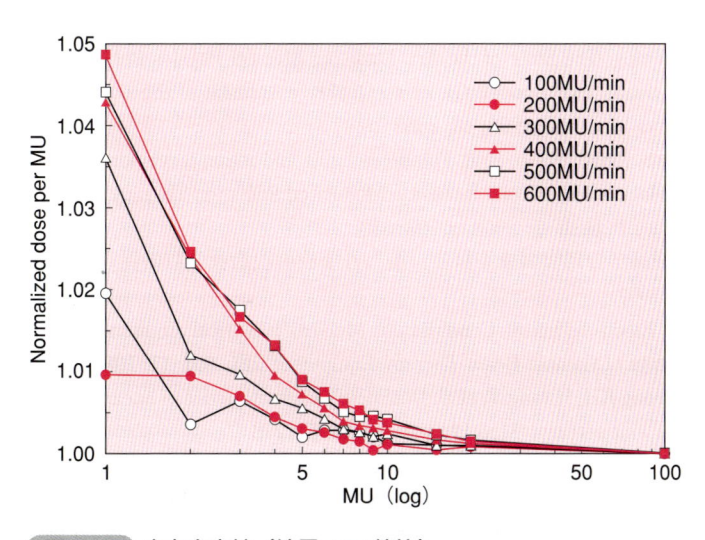

図 11-2 出力安定性（線量-MU値比）

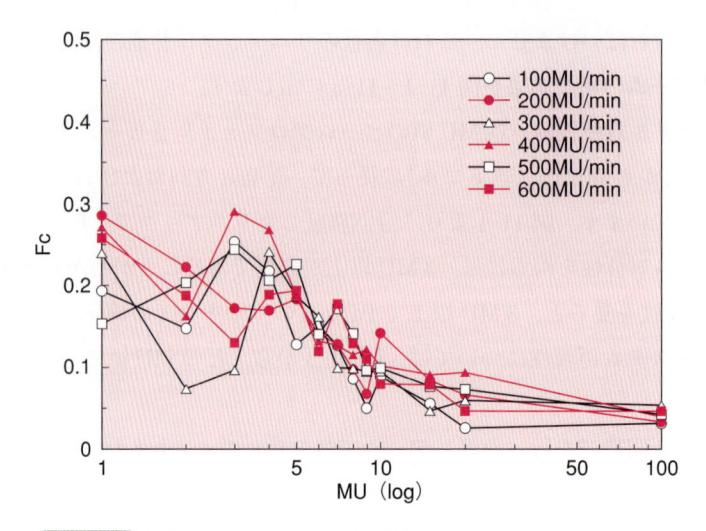

図 11-3　線量モニタシステム再現性

あれば，安定した出力で治療を実施することが可能であると考察されます．

　Hansen らも同様の検証を実施しており，出力安定性が±2％以内に収束するまでに 10 MU 以上のビームを必要とし，プロファイル対称性および平坦度については，最大 9％までの変動を示したと報告しています[2]．Kang らの報告では，通常のビーム発生機序の場合では，出力安定性の変動は照射線量率が 300 MU/min および 600 MU/min の時に最大でそれぞれ 2.0％，4.5％であったのに対して，IMRT ビーム発生機序では 3 MU の時点で 10％の変動が見られる場合もあったと報告しています[6]．その他にも複数の研究者によって同様の検討がされていますが[7-9]，それぞれ傾向は同様であるものの，変動の程度が異なっています．これらの結果は，使用するリニアックによって低 MU 値ビームの特性が異なることを示しており，そのため IMRT 導入の際には，各施設での慎重な検証が必要です．

■参考文献

1) Waldoran TJ. Functional requirements for IMRT. In: Palta JR, Mackie TR, editors. Intensity-Modulated Radiation Therapy: The State of the Art. Madison: Medical Physics Publishing; 2003. p. 373-400.
2) Hansen VN, Evans PM, Budgell GJ, et al. Quality assurance of the dose delivered by small radiation segments. Phys Med Biol. 1998; 43: 2665-75.
3) Palta JR, Kim S, Jonathan GL, et al. Tolerance limits and action levels for planning and delivery of IMRT. In: Palta JR, Mackie TR, editors. Intensity-Modulated Radiation Therapy: The State of the Art. Madison: Medical Physics Publishing; 2003. p. 593-612.
4) 日本放射線腫瘍学会研究調査委員会，編．外部放射線治療装置の保守管理プログラム．東京: 通商産業研究社; 1992.
5) International Electrotechnical Commission. Medical Electrical Equipment Part 2. Particular Requirements for Safety of Gamma Beam Therapy Equipment. IEC 601-11. 1987.
6) Kang SK, Cheong KH, Hwang T, et al. Dosimetric characteristics of linear accelerator photon beams with small monitor unit settings. Med Phys. 2008; 35: 5172-8.
7) Cheng CW, Das IJ. Comparison of beam characteristics in intensity modulated radiation therapy (IMRT) and those under normal treatment condition. Med Phys. 2002; 29: 226-30.
8) Ramsey CR, Cordrey IL, Oliver AL. A comparison of beam characteristics for gated and nongated clinical

x-ray beams. Med Phys. 1999; 26: 2086-91.
9) Reena P, Dayananda S, Pai R, et al. Performance characterization of Siemens Primus linear accelerator under small monitor unit and small segments for the implementation of step-and-shoot intensity-modulated radiotherapy. J Med Phys. 2006; 31: 269-74.

(黒岡将彦)

Q12 オーバーシュート現象について教えてください．

A Step and shoot IMRT（SMLC方式）で，1つのセグメントの計画MU値が照射されてビームが停止する際，MLCコントローラと加速器ビーム制御系の間の情報伝達遅延の影響で，実際には計画MU値よりも多くのMU値が照射されてしまう現象を，オーバーシュート現象と呼んでいます．また最後のセグメントは先の過照射の影響を受け，計画MU値よりも少ないMU値が照射されます．Varian社製リニアックで発生する現象です．

解説[1-3]　Varian社製リニアックにおけるIMRT照射ではMLCコントローラが，ビーム制御において重要な役割を担っています．照射中，MLCコントローラは約50 msecごとにモニタ線量計から積算MU値の情報を受け取ります．またMLCからも各leafの位置座標を受け取り，それらの情報とRecord & Verifyシステム（R&Vシステム）に登録されたMLC位置と積算MU値の相関情報とを照合します．照合の結果，MLCが規定の位置に到達していればビームオンの状態を継続し，規定の位置になければビームをオフにする信号をリニアックのビームコントローラに送信します．つまりビームオフしなければならない状況が発生してから，実際にビームオフとなるまでには若干のタイムラグが生じることになります．このタイムラグをcontrol time delayと呼び，その程度はシステムに依存しますが，一般的に50〜80 msecであるとされています．

このわずかなcontrol time delayがSMLC方式のIMRTの照射に与える影響を，図12-1を参照しながら考察します．

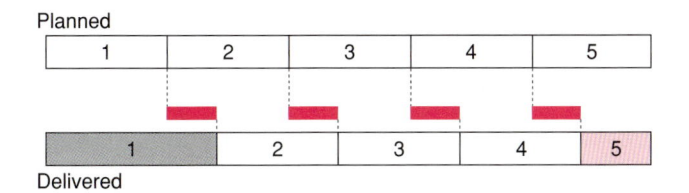

図12-1 オーバーシュート現象がセグメント照射に与える影響

今回は，図12-1の最上部に示されるような，5つのセグメントが均等に照射されるように計画された例を考えてみます．まず第1セグメントの照射が行われ，ビームオフしなければならない状況が発生します（Planned pattern 第1セグメント右端の破線部分）．しかし実際にビームオフされて第1セグメントの照射が終了するのは，状況発生から control time delay の時間が経過した時点です．つまり第1セグメントは計画よりも，中段の赤い四角形で表わされる control time delay 分だけ過剰照射されます．第2セグメントから第4セグメントまでは，各セグメントの開始が計画よりも遅れた分を，終了時の control time delay で補償するため，計画通りのMU値が照射されます．しかし最終の第5セグメントでは，終了時はモニタ線量計に設定された積算MU値で強制的にビームが遮断されてしまうため，開始時の遅れを補償することができず，計画よりも過少照射となってしまいます．

このようなオーバーシュート現象による線量投与誤差を避けるには，control time delay で照射されるMU値を最小限にするために低い線量率を用いて治療を行うことと，セグメントの照射が control time delay でスキップされてしまうのを防ぐために，極端に小さなMU値のセグメントを計画時に作成しないことが必要です．

■参考文献
1) Ezzell GA, Chungbin S. The overshoot phenomenon in step-and-shoot IMRT delivery. J Appl Clin Med Phys. 2001; 2: 138-48.
2) Boyer AL. Static MLC IMRT（step and shoot）. In: Palta JR, Mackie TR, editors. Intensity-Modulated Radiation Therapy: The State of the Art. Madison: Medical Physics Publishing; 2003. p. 285-317.
3) Grigorov GN, Chow JCL, Barnett RB. Dosimetry limitations and a dose correction methodology for step-and-shoot IMRT. Phys Med Biol. 2006; 51: 637-52.

〈黒岡将彦〉

Q13 IMRTでは，どの程度の線量率を使用すればよいですか？

A Step and shoot IMRT（SMLC方式）においては，オーバーシュート現象が発生するリニアック（Varian 社製リニアック）ではその影響が無視できる線量率を使用します．オーバーシュート現象が発生しないリニアックにおいても，パルス放射線の打切り誤差などの影響が無視できる線量率を使用します．Dynamic IMRT（DMLC方式）においては，検証時にビームホールドオフが発生しない線量率を使用します．時間的効率のみを考えて，むやみに高い線量率を使用してはいけません．

解説

1. SMLC方式

　最適な照射線量率を決定するための検証試験を実施する前に，出力安定性・線量モニタシステム再現性・プロファイル対称性がIMRTに要求される精度を満たす最小のMU値を求めます．次にこの最小MU値が照射されるセグメントが連続して複数照射されるプランを（図13-1），フィルムなどの検出器を用いて，使用するリニアックで照射可能な全ての線量率で測定し，そのプロファイルなどを解析することで，オーバーシュート現象の影響が無視できる程度に抑えられる線量率を求めます．

　ここで決定されたMU値・線量率がSMLC方式のIMRTで用いる照射条件となります．この検証試験は，オーバーシュート現象が発生しないリニアックでも実施する必要があります．現在使用されている多くの電子リニアックの出力はパルス放射線であり，その出力は1パルスあたり約0.03〜0.06 MUです．またIMRT照射モードと通常照射モードでは，加速管の待機状態などでそれぞれ異なる動作を行い，必然的に暗電流の発生量が多くなることが考えられます[1]．これらの因子の影響は数値的には僅かですが，低MU値条件では相対的に占める割合が大きくなるため，通常治療の場合に比べて大きな出力誤差として検出されます[2]．そのため，全てのリニアックにおいて，上記の検証試験を実施し，出力誤差として問題とならない照射条件を決定する必要があります．

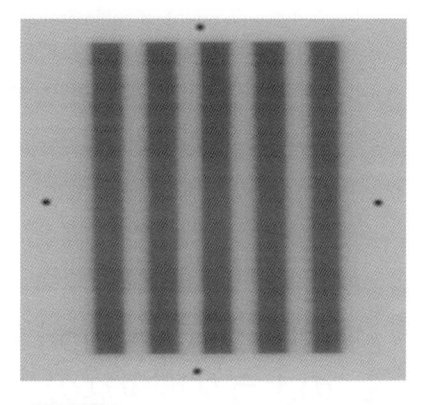

図13-1 SMLC方式IMRT線量率決定のための検証試験

2. DMLC方式

　DMLC方式のIMRTでは，照射中，一定時間の間隔で計画MLC位置と実際の照射中のMLC位置を照合し，規定値以上の誤差を生じた場合は線量率の調整もしくはビームをオフすることで，出力精度を保証します[2,3]．治療計画装置でIMRTのリーフシーケンスを計算する際には，MLCの最大駆動速度がパラメータの一つですが[4]，あまりにも高い線量率を使用して照射を行うと，MLCの最大駆動速度を超過した照射が必要となり，照射中にビームホールドオフが頻発したり，MLC位置精度の監視が追従できないため，照射時間の延長や不適切な強度変調ビームの照射を促す結果となります[3,5,6]．そのため，DMLC方式でのIMRTを実施する際には，治療前の線量検証時にログファイル解析などによって，照射中のビームホールドオフが発生していないことなどを確認して，治療に使用する線量率を決定する必要があります．

■参考文献

1) Cheng CW, Das IJ. Comparison of beam characteristics in intensity modulated radiation therapy (IMRT) and those under normal treatment condition. Med Phys. 2002; 29: 226-30.
2) Waldoran TJ. Functional requirements for IMRT. In: Palta JR, Mackie TR, editors. Intensity-Modulated Radiation Therapy: The State of the Art. Madison: Medical Physics Publishing; 2003. p. 373-400.
3) Litzenberg DW, Moran JM, Fraass BA. Incorporation of realistic delivery limitations into dynamic MLC treatment delivery. Med Phys. 2002; 29: 810-20.
4) Keall P, Wu Q, Wu Y, et al. Dynamic MLC IMRT. In: Palta JR, Mackie TR, editors. Intensity-Modulated Radiation Therapy: The State of the Art. Madison: Medical Physics Publishing; 2003. p. 319-72.

5) Xia P, Chuang CF, Verhey LJ. Communication and sampling rate limitations in IMRT delivery with a dynamic multileaf collimator system. Med Phys. 2002; 29: 412-23.
6) Low DA, Sohn JW, Klein EE, et al. Characterization of a commercial multileaf collimator used for intensity modulated radiation therapy. Med Phys. 2001; 28: 752-6.

(黒岡将彦)

Q14 MLC transmission は複数に分類されますが，それぞれがどのような現象なのか教えてください．

A MLC transmission は，①intraleaf（mid-leaf）transmission, ②interleaf transmission, ③leaf end transmission に分類されます．①はオープン照射野に対する MLC 直下の透過線量，②は MLC の各リーフ間から漏洩する透過線量，③は MLC 先端部がラウンド形状のタイプにおける先端部漏洩線量です．

解説 MLC は JAW コリメータを兼ねているタイプと upper, lower-JAW の下段に設置されているタイプに大別されます．さらに軌道がファンラインを描く円弧上軌道（double focused design）と，直線軌道（single focused design）のものがあります．MLC transmission に求められる要件には JAW コリメータを兼ねている場合は JAW と同様の透過線量に抑える必要があります．基本的には 5% 以下あるいは約 5 半価層以上の遮蔽能力が求められます．この基準を達成するためには，約 5 cm を超える

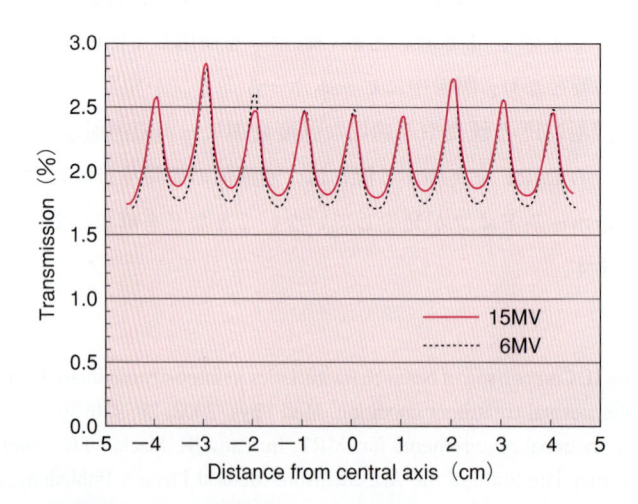

図 14-1 MLC 横断方向の intraleaf（谷部）および interleaf（山部）の透過線量[2]
透過線量は 15 cm 深における，10 cm×10 cm のオープン照射の線量に対する線量比を示す．

タングステン合金が必要となり，遮蔽能力を高めれば機械的・駆動上の不利となるため各メーカの工夫がみられ，形状によって漏洩線量は異なります．

Leafのtransmissionには主に次の3つの状況が考えられます．

1．Intraleaf（Mid-leaf）transmission

ビーム線束が線源側からみてリーフの中心（高さ方向）に入射することにより，透過してきた線量として定義されます（図14-1）．線量低下はリーフ材質の吸収によるもので，材質種類，厚み，純度，leaf形状と入射する線量のエネルギー，入射角度によって異なります[1]．

2．Interleaf transmission

隣り合うleafの間隙から漏洩する線量であり，リーフの起動に伴う摩擦や衝突を防ぐために最小限の隙間が構造的に生じます．本来はできる限りこの間隙は少なくすることが理想的であり，各メーカあるいは装置ごとに異なります．Leaf形状に関しては，leaf同士の間隙から直接線が漏洩するのを防ぐために，隣り合うリーフが入り組んだ凹凸型や線束ラインと異なるつなぎ合わせが工夫されている場合が多いです．この構造により，リーフのつなぎ目の位置により線量減弱が異なり漏れ線量を分散し漏れ線量の低下を図っています．また逆にこの構造に由来する線量減少が生じる線量効果としてtongue-and-grooveが知られています[2-4]．詳細はQ17を参照してください．

3．Leaf end transmission

ビーム線束が主にsingle focused designのleafの先端部分に入射する透過線量を示し，全閉状態でもリーフ先端から線量の透過が生じます．この部分を透過する線量はleaf end transmissionと呼ばれ，interleaf transmissionに含まれます．Leafの先端形状が円弧状の形状を有する理由は，leafがアイソセンタ位置を越えた場合，あるいはleafが開いた状態でビーム端を遮る部分がなるべくleafの高さの中心位置に近い位置になるように，先端部の上下部分が円弧上に削られた構造（図14-2 左）となっており，半影を一定にする効果があります．図14-2 右のラウンド部分に相当する網掛領域と同面積を持つ長方形部分（実効リーフ開度）が先端ラウンドによる等価の線量分です．

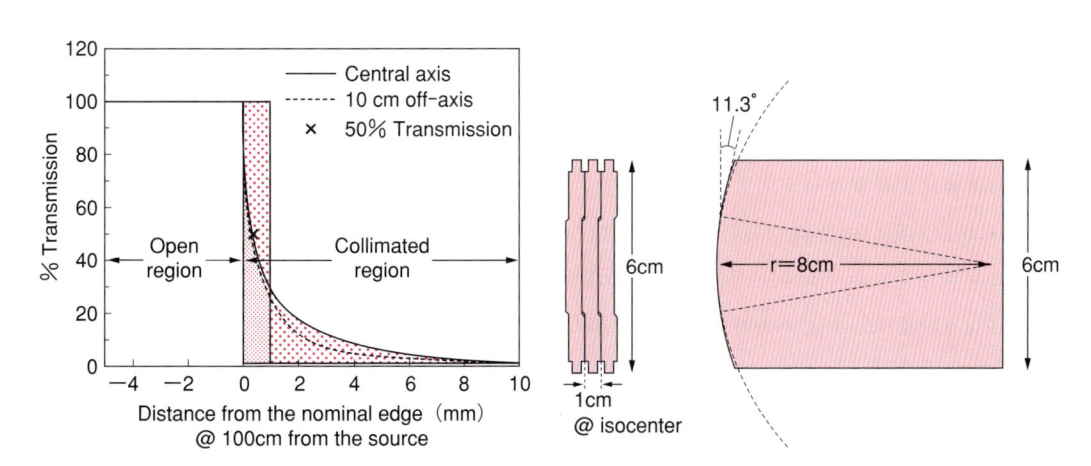

図14-2 先端がラウンド形状をしたMLCの構造，側面方向から見たリーフ形状および先端方向から見た形状（左），MLC先端のラウンド部分へのビーム入射に伴う透過線量の変化（右）

X線ビームが真上から入射した場合，先端のラウンド形状に応じて先端ほど透過線量は多くなり先端から約1cm付近でintraleaf transmissionの線量まで低下する．

■参考文献
1) AAPM Report of Task Group 50. Basic applications of multileaf collimatiors. American Association of Physicists in Medicine by Medical Physics Publishing; 2001.
2) LoSasso T, Chui CS, Ling C. Physical and dosimetric aspects of a multileaf collimation system used in the dynamic mode for implementing intensity modulated radiotherapy. Med Phys. 1998; 25: 1919-27.
3) Arnfield MR, Siebers JV, Kim JO, et al. A method for determining multileaf collimator transmission and scatter for dynamic intensity modulated radiotherapy. Med Phys. 2000; 27: 2231-41.
4) Deng J, Pawlicki T, Chen Y, et al. The MLC tongue-and-groove effect on IMRT dose distribution. Phys Med Biol. 2001; 46: 1039-60.

〈矢野慎輔〉

Q15 DMLCを用いたIMRTのleaf end transmissionの測定方法について教えてください．

A Leaf end transmission の線量測定法にはいくつかの方法が提唱されており，1つの方法だけで判断するのではなく複数の精度確認をすることを勧めます．測定方法には確立された方法はなく，各施設は試行錯誤しながら測定を行っているのが現状です．代表的な方法として，①LoSassoらの方法[1]，②Arnfieldらの方法[2]，③フィルムを用いた方法等がよく知られています．

解説 DMLCのleaf end transmission（LETr）の測定は治療線量の線量精度に大きく影響するため特に注意を払う必要があります．通常の固定照射の場合，MLCの透過および先端ラウンドの影響は，照射野の辺縁部に影響が及ぶだけですが，sliding windowによるDMLCは幅の狭い小さな照射野がPTV上を通過するため，MLCの透過線量とMLC先端の透過線量の影響は非常に重要となります．DMLC-IMRTでは，特にセグメントの幅が狭いほど測定誤差の影響が大きくなります．呼称についてはleaf gap offset（L. G. O）[1]，dosimetric leaf separation（D. L. S），leaf end transmission（LETr），dosimetric leaf gap（D. L. G）や equivalent leaf shift（E. L. S）[2] というように同一のものを指しますが各測定法の著者により異なります．ただしE. L. Sは片側リーフの値を示し2倍すると同値となります．MLCの形状は治療計画装置でモデル化し，MLCのリーフシーケンスで計算されるのが理想的ですが，モンテカルロシミュレーションを除く多くの場合は前項図14-2の実効リーフ開度に相当する線量の補正を行っています．下記に各方法の概略を示しますが，詳細は各参考論文を参照してください．

1．LoSassoらの方法[1]

DMLCを通過させた場合の線量は，(a) リーフを透過したフルエンス，(b) gapを通して照射されたフルエンス，(c) リーフ先端ラウンドからの透過フルエンス，これら(a)＋(b)＋(c)の積算値で表されます．

LETrを求めるための照射条件は，水透過ファントムの深さ5 cm深，SFD 100 cmにフィルムを配置し，MLCを0〜10 cm gapまでの幅でDMLCファイルを変化させた状態で照射し，黒化したフィルム

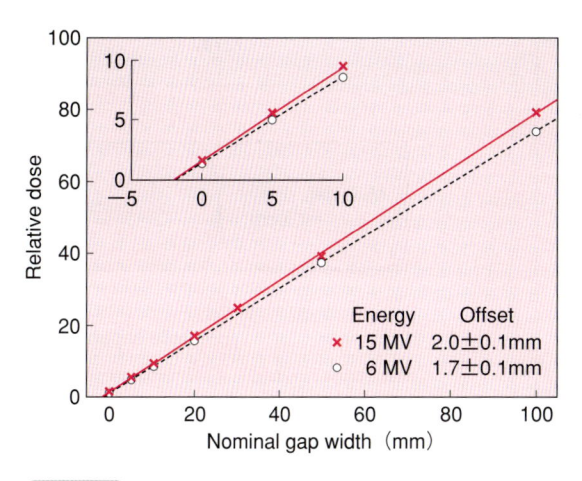

図 15-1 6 MV と 15 MV の X 線における DMLC の gap 幅と積算線量の関係

直線ラインは最小二乗法により求め，線量値がゼロになるオフセット距離を求める．結果では 15 MV では約 2 mm，6 MV では 1.7 mm が LETr となる．オフセットの距離は MLC のタイプおよびエネルギーにより変化する．

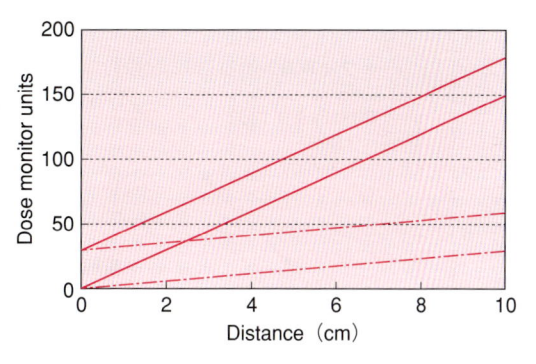

図 15-2 リーフ位置と DMU のグラフ

すべてリーフは同時に動作させる．リーフ幅における照射は 30 MU で一定であり，リーフ間は常に 30 MU で照射される（実線：リーフ幅 2 cm．点線：リーフ幅 10 cm）．

のアイソセンタ付近を線量に変換します．次に MLC の透過線量を求めるためにフィルムを照射し線量に変換します．ここで DMLC を移動させた場合の総フルエンスからリーフ先端のラウンド形状のみを求めるために，MLC の透過線量 (a) を差し引いて (b)+(c) の和を算出し，グラフ化することでオープン線量に対する gap 幅ごとの透過率の関係を求めます．このグラフから線量がゼロになる gap 幅を外挿で求めることで LETr を算出することができます．結果を図 15-1 に示します．同様に電離箱線量計による測定を行い，フィルムによる測定値と比較することで信頼度を確認することができます．

2．Arnfield らの方法[2]

Arnfield らの方法は DMLC により一定のギャップ幅を移動させて照射し equivalent leaf shift（E. L. S）を計算式から求める方法を報告しています．Lossaso らの方法では各 gap 幅の DMLC を照射する際は一定 MU 値ですが，Arnfield らの方法では，開度線量を一定線量に相当するよう理論式によりリーフシーケンスを作成し，DMLC の window 幅が 0.5〜10 cm の 8 種類に対し 630〜60 MU で移動するファイルを用い，図 15-2 のように一律 30 MU に相当する線量を照射します．

Arnfield らはフィルムを用いた方法を用いていますが，フィルム測定による誤差を考慮する必要があり，電離箱線量計を用いた方法が定量的かつ簡便です[3,4]．ただし，位置による線量差が生じるため平均線量として評価する必要があります．測定は電離箱線量計をリーフの移動方向に対し垂直になるようにアイソセンターに配置し，各 DMLC ファイルを用い平均線量を測定します．各 gap 幅による線量は，同一の 30 MU 相当の線量値が照射されるように作成されていますが，1 次線に加え，leaf transmission，leaf end transmission の成分が加わり実効開度線量の値は増加します．この傾向は小さい gap 幅のシーケンスほど大きくなります．これらの関係をグラフ化（図 15-3）し，一次近似直線から Y 切片を求めることで LETr を算出することができます．この LETr の値は，エネルギーならびに MLC タイプによって異なるため，各施設による実測が必要です．

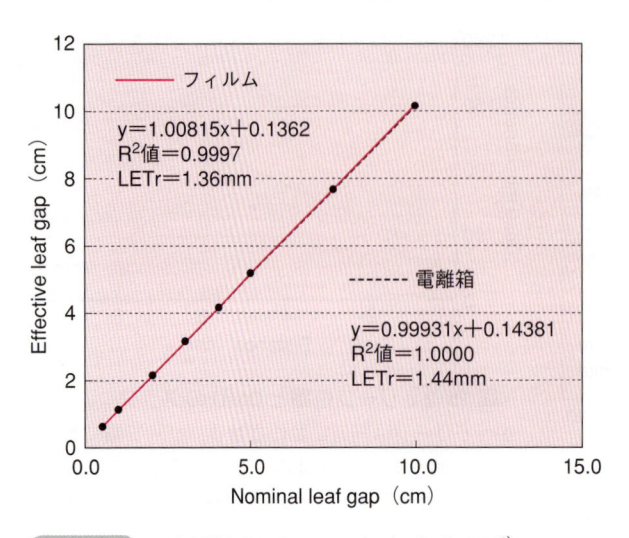

図15-3 一次近似式からLETr（2δ）を求める[2]
フィルムにより求めた値と電離箱線量計を用いた測定結果が一致していることを確認できる．

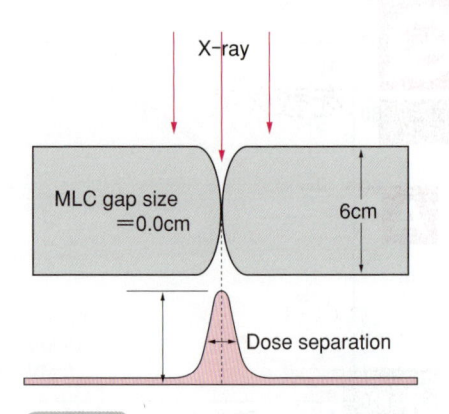

図15-4 MLC先端部からの漏洩線量
漏洩した線量の高さがleaf end transmissionであり，半値（50%線量）幅（dose separation）がオフセット値に相当する．

3．フィルムを用いたleaf end transmission測定法

　フィルムをファントムの5cm深あるいは10cm深に配置し，MLCを閉じた状態（開度0.0cm）で，真上からビームが入射することにより漏れ線量がライン状に得られます（図15-4）．このラインの幅方向にマイクロデンシトメータで走査し線量に変換することによって50%の半値幅が得られ，このFWHAの大きさがLETrの値となります．測定結果はサンプリングの揺らぎが生じる可能性があるため，数カ所の平均値を取り，ある程度スムージング処理をかけることで求めることができます．この方法はエネルギーやMLCの横断位置，現像状態によって変化する可能性があるため，線量計を用いた方法と併用することが推奨されます．

■参考資料

1) LoSasso T, Chui CS, Ling C. Physical and dosimetric aspects of a multileaf collimation system used in the dynamic mode for implementing intensity modulated radiotherapy. Med Phys. 1998; 25: 1919-27.
2) Arnfield MR, Siebers JV, Kim JO, et al. A method for determining multileaf collimator transmission and scatter for dynamic intensity modulated radiotherapy. Med Phys. 2000; 27: 2231-41.
3) 奥村雅彦, 他. Dynamic multi-leaf collimator IMRTにおけるleaf end transmission測定法の検討: 平成14・15年度班研究報告. 日本放射線技術学会近畿部会雑誌. 2004; 10: 31-6.
4) 岸　和馬, DMLCによるIMRT. 日本放射線技術学会放射線治療分科会誌. 2002; 16: 44-50.

〈矢野慎輔〉

Q16 MLCからの漏洩線量が測定する場所や深さで変化する理由を教えてください．

A オープン照射野に対して，漏洩線量の測定条件はMLCで照射野がさえぎられるため，入射された放射線のエネルギー，フルエンス，散乱線量などが大きく変化し，線質が変わるためと考えられています．

解説 MLCの透過線量は治療計画における線量計算で使用されるため，治療計画装置に入力する必要があります．測定方法は装置メーカにより指定された方法に従い測定することが一般的であり，現在統一された方法はありません．一般的にはピーク深，5 cm深，10 cm深等が選択される場合が多く，計画装置に入力される値は1つに限られる場合が多くなります．アイソセンタにおける透過線量は，リーフの幅毎に細かく線量が変化するintraleaf transmissionおよびinterleaf transmissionの平均的な線量を求めるのが一般的です．図16-1に6 MVと15 MVの透過線量を示します．

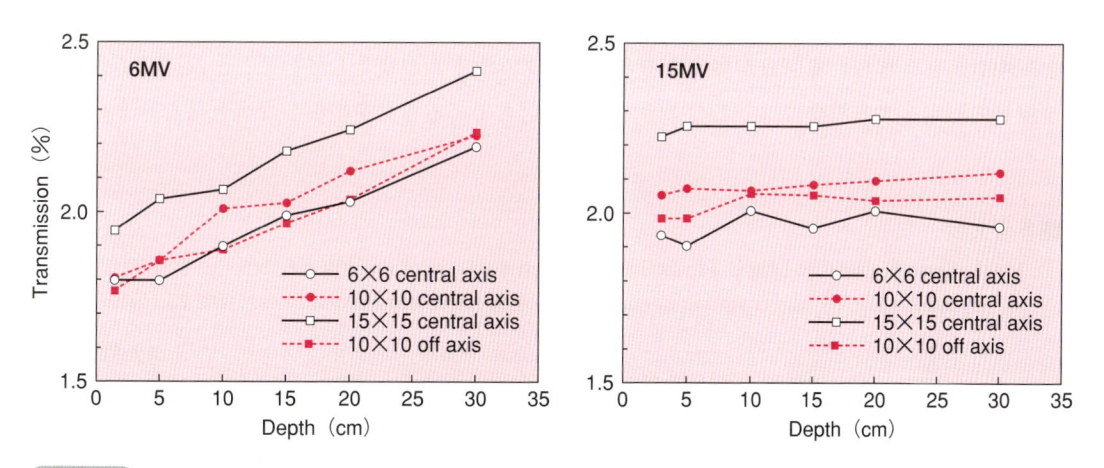

図16-1 6 MVと15 MVのX線によるファントム内のリーフを透過した平均透過率[1]
透過率はオープン照射野に対するMLCブロック下における電離箱線量計による線量比で求め，照射野サイズ，深さ，アイソセンタからの位置による比較を示す．

この図からアイソセンタ以外のオフセンター位置において線量はほとんど変化しませんが，照射野の大きさが大きくなると透過線量も上昇する傾向となります．この原因は照射される範囲が増加することによりMLCからの散乱成分が増加することが考えられます．また深さの変化に対しては，ピーク深から30 cm深の測定値をみると6 MVにおいて，深さが深くなることによって約0.5％の線量上昇がありますが，15 MVでは深さが変化しても透過線量は一定値を示します．この原因としてはガントリヘッド内で発生した低エネルギー成分，散乱線がMLCを透過する間に除去され，ビームハードニング（線質が硬くなる）現象が起こることと，MLCにより発生した散乱線の割合が浅い領域で多く，深くなるほど減少するためと考えられます[1]．オープン照射野に対してMLC直下におけるスペクト

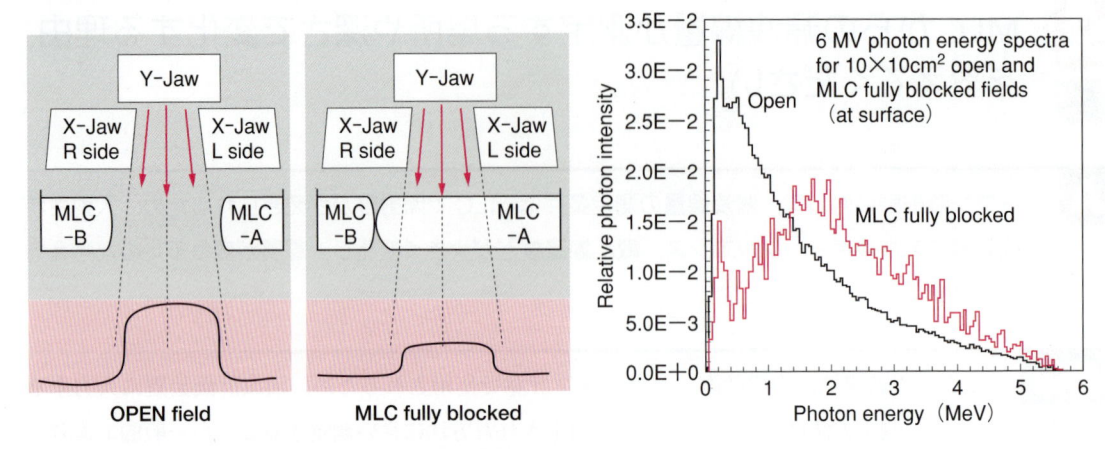

Monte Carlo Calculated 6 MV Photon Energy Spectra for Varian Clinac 2300C/D with Mark II MLC
Model of Monte Carlo Calculated Photon Energy Spectra

図 16-2 オープン照射野と MLC でクローズされた照射野におけるモンテカルロシミュレーションによるフォトンのエネルギースペクトルの変化（京都大学病院 山本ら）
おもに MLC 透過後は低エネルギー成分のカットオフが見られる．

ルの変化をモンテカルロシミュレーションにより求めた結果を図 16-2 に示します．MLC によりフィールドがさえぎられる部分が多くなるとビームスペクトルが変化していることが確認できます．漏洩線量の測定をする場合には，このような現象が起きていることを把握しなければなりません．

■参考文献
1) LoSasso T, Chui CS, Ling C. Physical and dosimetric aspects of a multileaf collimation system used in the dynamic mode for implementing intensity modulated radiotherapy. Med Phys. 1998; 25: 1919-27.

（矢野慎輔）

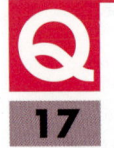

Q17 Tongue and groove 効果とその評価方法について教えてください．

A MLC の形状においていくつかのモデルでは interleaf leakage が最小となるように tongue and groove デザインが取り入れられています．この構造により MLC のサイド部あるいは間隙部に低線量域がライン状に現れる線量減少が見られ，tongue and groove (TG) 効果と呼ばれています．MLC のモデル，走行の仕方によって線量への影響が変化します．線量評価としてはフィルムを用いた二次元の線量分布評価が観察に適しており，治療計画における同一位置の線量分布との線量差あるいは線量比を求め，臨床への影響を評価します．

解説 MLCのtongueに相当する凸のサイド部分が片側のみ照射された場合，50%線量域はリーフ辺縁から外側にシフトします．同様にgrooveに相当する凹部のみに照射された場合，50%領域はMLC内側に入り込みます．この現象は隣り合うリーフが揃っている状態で移動する場合や止まっている場合では，線量の増加や減少は見られず，interleaf leakageにより線量の漏れが追加されます．ところが，上記のように隣り合うリーフがない状態で，別々に照射されると図17-1のモデルで示すように線量の減少が見られます．この現象は多くの場合治療計画装置では考慮することができず，計画のフルエンスと線量検証による照射フルエンスが一致しない原因の一つです．図17-2にMLCにおける凹凸構造を示します．

　TG効果に関しては多くの報告があり，線量にして10～15%の線量低下があるといわれています[1-3]．また別の報告ではフィルムを用いたPhilipsのMLCを用い15～28%の線量低下があったという報告もあります[4-6]．

　StaticのMLCにおいては，10%を超える線量低下が観察されます．臨床においてはTGによる線量低下はできる限り少なくすることが望まれます[7]．TG効果が多く含まれる条件で，治療計画装置では線量計算に考慮されない場合には，フィルムによる検証結果との照合では合致しない原因となります．そのためにはMLCの照射エリアが上下に寸断されないように一塊（帯状で）照射されるシーケンス作成が望まれます．

　線量評価法としてはフィルム等を用いた2次元線量分布の線量プロファイル上の，TG効果の位置における測定線量と治療計画線量の線量差あるいは線量比を求めることで評価します（図17-3）．線量計を用いる場合は，容量の小さい極小線量計をTG効果直下とMLC下の線量比を評価することで求められます．

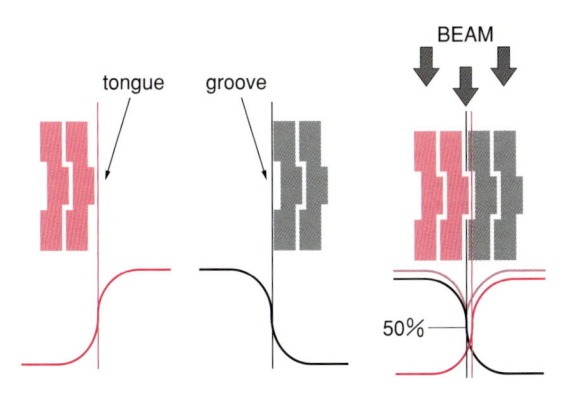

図 17-1 Tongue and Groove 効果のモデル図[6]
隣り合うMLCの照射が別々に照射された場合に線量の減少が生じる．

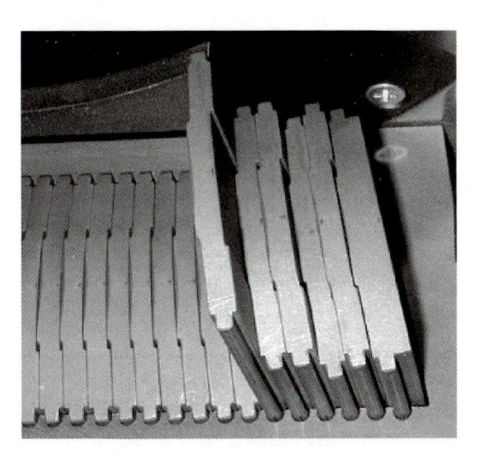

図 17-2 Single-focus type MLC のtongueおよびgroove（凹凸構造）
Clinacシリーズ MARK II type 40 pairs MLC（Varian）．

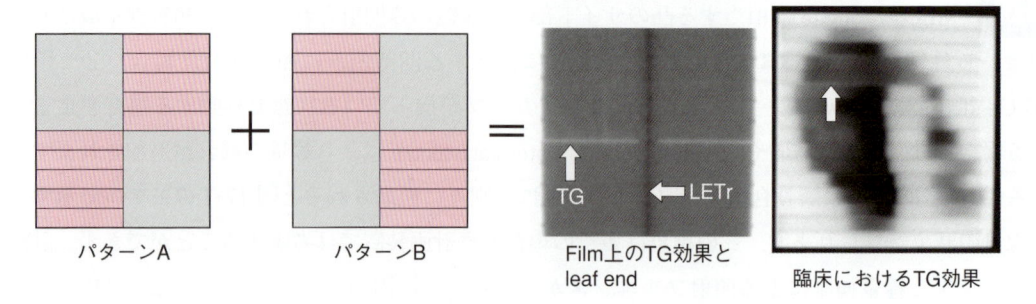

図 17-3 Static MLC フィールドの組み合わせにより時間的に上下の照射部分にずれを生じさせることで，フィルム上に TG 効果を確認することができる．さらに右図は臨床の線量分布検証における TG 効果による線量分布低下が生じた例を示す．（京都大学病院提供）

■ 参考文献

1) Galvin JM, Smith AR, Lally B. Characterization of a multi-leaf collimator system. Int J Radiat Oncol Biol Phys. 1993; 25: 181-92.
2) Chui CS, LoSasso T, Spirou S. Dose calculation for photon beams with intensity modulation generated by dynamic jaw or multileaf collimators. Med Phys. 1994; 21: 1237-43.
3) Wang X, Spirou S, LoSasso T, et al. Dosimetric verification of intensity modulated fields. Med Phys. 1996; 23: 317-28.
4) Deng J, Pawlicki T, Chen Y, et al. The MLC tongue-and-groove effect on IMRT dose distribution. Phys Med Biol. 2001; 46: 1039-60.
5) Sykes JR, Williams PC. An experimental investigation of the tongue and groove effect for the Philips multileaf collimator. Phys Med Biol. 1998; 43: 3157-65.
6) Van Santvoort JPC, Heijmen BJM. Dynamic multileaf collimation without 'tongue-and-groove' underdosage effects. Phys Med Biol. 1996; 41: 2091-105.
7) Que W, Kung J, Dai J. Tongue-and-groove effect in intensity modulated radiotherapy with static multileaf collimator fields. Phys Med Biol. 2004; 49: 399-405.

〈矢野慎輔〉

Q18 MLC の絶対位置と相対位置とはどういうことですか？

A 図 18-1 に示すようにアイソセンターから MLC までの距離が絶対位置であり，相対する MLC の間隔が相対位置となります．

解説 絶対位置は図のようにアイソセンタからの位置の変位を示します．絶対位置は，個々の MLC の位置変位よりガントリヘッドへの MLC キャリッジ（Q23，24 で詳述）の組み付け精度に影響される場合が多くなります．経時的な位置変位やガントリを水平に倒すことによるキャリッジの自重

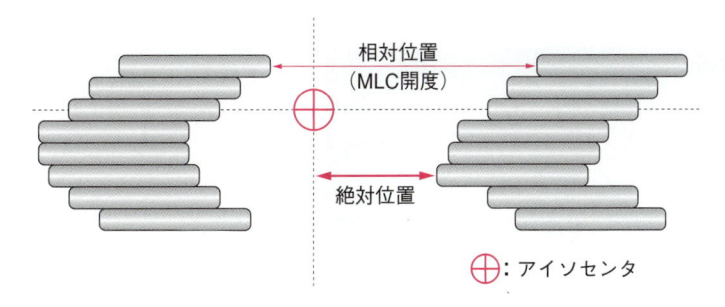

図18-1 MLCの絶対位置と相対位置（MLC開度）の模式図

により変位が生じます．これは，MLCの駆動方向にも，またそれと直交する方向の両方に生ずる可能性があります．一方，相対位置は向かい合うMLCの間隔を指します．相対位置の変化は個々のMLC駆動モータの劣化でずれが生じることが多くなります[1]．

絶対位置の変位による，絶対線量への影響は，相対位置精度が保たれている限り，影響は小さくなります．線量分布は，MLCの停止位置が変化するため，線量分布も同方向に移動することになります．一方，相対位置の変位による絶対線量への影響は，MLC開度の相違による出力係数の変化とabutting field効果の2点があります．Abutting field効果とは，個々のセグメントの半影部分の線量の重なりがMLCの開度に大きく影響を受けることを言います．MLCの相対位置により，局所的なホットスポットやコールドスポットが生じる可能性があるため，注意が必要です．Abutting field効果の詳細はQ19を参照してください．

■参考文献
1) LoSasso T, Chui CS, Ling CC. Comprehensive quality assurance for the delivery of intensity modulated radiotherapy with a multileaf collimator used in the dynamic mode. Med Phys. 2001; 28: 2209-19.

（小島　徹）

Q19 MLCの位置精度の許容誤差を教えてください．

A 全てのリニアックで統一したMLC位置精度の許容誤差を設定するのは困難であり，自施設のMLCの動作特性を十分に把握し，IMRTの線量分布や絶対線量の精度が担保できるようなtolerance levelやaction levelを，それぞれの施設で設定することを推奨します．

解説 3DCRTなどの定型的な照射法では，コリメータやMLCの位置精度は照射野の辺縁のみに影響するため，その位置精度は1mm程度が要求されます．一方，IMRTはいくつかの小照射野を合算して目的となる線量分布を得るため，MLC停止位置のわずかなずれが線量分布と照射線量の双方に

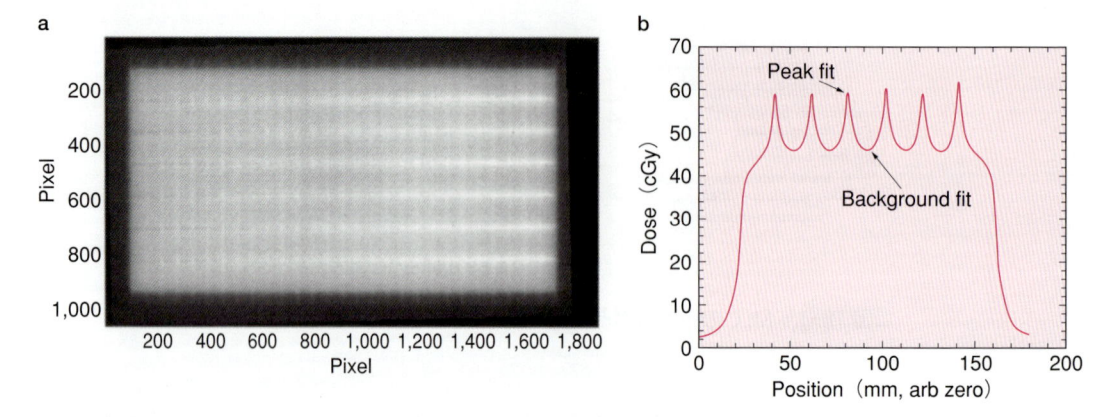

図 19-1 MLC 開度を故意にずらして照射した場合の照射野間の線量の相違（a）とプロファイルの一例（b）
わずかな MLC の位置のずれによって，b のピーク線量が大きく変化する（abutting field 効果）ことがわかる[2]．

大きく影響を与えます．そのため，MLC の停止位置精度は，mm 単位以下の高度な制御精度が要求されます．しかしながら要求される位置精度は最小のセグメントサイズや MLC 開度さらには治療装置や治療計画装置にも依存するため，すべての条件で統一した値を提唱することは困難となります．よって，従来までの JASTRO ガイドライン[1]や下記の文献[2-6]などを参考にして，自施設の装置を用いて故意に MLC の開度や位置を変化させたときの線量分布への影響を検証し，施設毎に定めることを推奨します．また，一般的に SMLC 方式より DMLC 方式が MLC 開度は小さくなるため，DMLC 方式の方が許容値は小さく設定されています．

SMLC 方式では，Low ら[2]は図 19-1 のように MLC で隣接したセグメントを作成し，MLC の位置を故意に変位させ，線量分布への影響を評価しています．MLC を変位させると隣り合う照射野との重複の割合が変化します．その線量への影響は，6 MV では MLC 変位が 1 mm 当り 16.7％±0.7％，18 MV では 1 mm 当り 12.8％±0.7％です．これは abutting field 効果と呼ばれます．ただし，この数値は 1 門照射でセグメントが 2 つでありかつ，MLC による半影部分の一点のみの線量の相違です．実際の治療においては多門照射でありかつ，セグメント数が多いため上記の数値よりは影響が低減すると考えられます．LoSasso ら[3]は DMLC 方式も含め，MLC 位置の再現性を 0.2 mm 以内に保つことができれば，線量への影響は 1.0％以内となると報告しています．

また，Kunga と Chen[4]が MLC 位置による個々のセグメントの線量への影響を報告しています．1 cm×1 cm の最小セグメントサイズでの IMRT では，6 MV では MLC 開度を 1 mm 変位させると線量は 0～8％ほど相違したと報告しています．線量の相違を 4％以下とするためには，MLC 開度を 0.5 mm 以内の精度とすることを推奨しています．これについても，治療計画装置のセグメンテーションで 1 cm×1 cm のセグメントを多用するか否かによって，要求される精度は異なります．

LoSasso らは，DMLC 方式では，DMLC 方式の IMRT で多用される 2 cm の MLC 開度を 1 mm 変化させた場合，線量の相違は約 5％となることを報告しています（図 19-2）[5]．図からは 0.2 mm 以内であれば，1.0％の線量誤差となるため，MLC 開度は 0.2 mm 以内の管理を要求されることがわかります．

参考として Palta ら[6]が提唱した MLC 位置精度の許容誤差を表 19-1 に示します．絶対位置が変位した場合は強度変調されたビームがそのまま平行移動します．一方，再現性が低下した場合はそれぞ

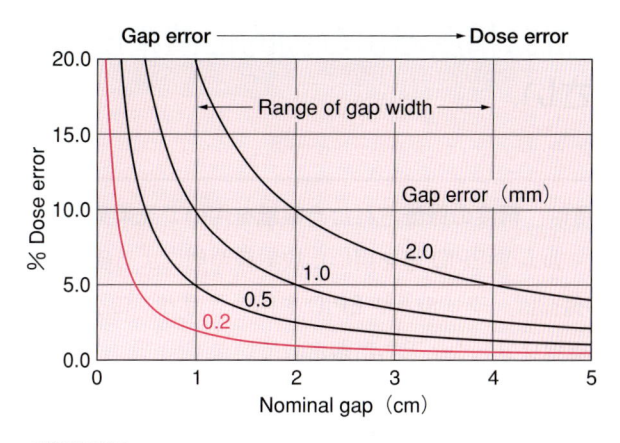

図 19-2 DMLC 方式における MLC 開度誤差と線量誤差の関係[5]

DMLC 方式の IMRT で多用される MLC 開度が 2 cm の場合，0.2 mm 以下であれば線量誤差は 1.0% 以下になる．

表 19-1 Palta らが提唱する MLC 位置精度の許容誤差

	SMLC		DMLC	
	tolerance limit	action limit	tolerance limit	action limit
リーフ位置精度	1.0 mm	2.0 mm	0.5 mm	1.0 mm
位置再現性	0.2 mm	0.5 mm	0.2 mm	0.5 mm
開度再現性	0.2 mm	0.5 mm	0.2 mm	0.5 mm

れのセグメントでフルエンス分布が変化して，ホットスポットやコールドスポットが生じる可能性があるため，後者の方がより高い精度を求められます．表中で絶対位置精度が mm 単位と大きくなっていますが，治療計画用 CT のピクセルサイズは 0.3〜0.94 mm であり，それ以上の幾何学的精度を目標としているためです[6]．

■参考文献
1) JASTRO QA 委員会．多分割コリメータによる強度変調放射線治療の機械的精度確保に関するガイドライン．2004.
2) Low D, Sohn JW, Klein EE, et al. Characterization of a commercial multileaf collimator used for intensity modulated radiation therapy. Med Phys. 2001; 28: 752-6.
3) LoSasso T. Acceptance testing and commissioning of IMRT. In: Fuks Z, Leibel SA, Ling CC, editors. A practical guide to intensity-modulated radiation therapy. Madison: Medical Physics Publishing; 2003. p. 123-46.
4) Kunga JH, Chen GTY. Intensity modulated radiotherapy dose delivery error from radiation field offset inaccuracy. Med Phys. 2000; 27: 1617-22.
5) LoSasso T, Chui CS, Ling C. Physical and dosimetric aspects of a multileaf collimation system used in the dynamic mode for implementing intensity modulated radiotherapy. Med Phys. 1998; 25: 1919-27.
6) Palta JR, Kim S, Li JG, et al. Tolerance limits and action levels for planning and delivery of IMRT. Medical Physics Monograph. 2003; No. 29: 593-612.

（小島　徹）

Q20 MLCの静的位置精度および動的位置精度を確認する方法を教えてください.

A MLCの静的位置精度は，精度の保証された方眼紙を用いて光照射野サイズで確認するのが一般的で，その他ではフィルムやEPID等を用いた放射線照射による確認があります．DMLC-IMRTなど動的位置精度の確認は，フィルムやEPIDを用いるほか，ログファイルを用いた解析も可能でVarian社では解析用ソフトウェアも市販されています．

解説

1．静的位置精度: 光照射野による確認方法

各MLCリーフについて，作成した照射野を方眼紙に書き込み，実際の静止位置との差を目視にて調べます．静止位置誤差の許容値については，Q19で述べられている通りであり，各施設で目標とするIMRT精度が保障されるよう設定することが望ましいでしょう．JASTROガイドラインでは，通常の照射（3DCRT）ではMLCの計画位置と光照射野での静止位置誤差の許容値は1mm以内ですが，IMRTの場合は許容誤差を±0.5mm（SMLC），±0.2mm（DMLC）としています[1]．

2．動的位置精度: X線照射野による確認方法

1mmのギャップ幅を保ちながら，一方向に1〜2cmステップで移動（ビームオフ）と停止（ビームオン）を繰り返すMLCの移動パターンを作成します．同様に，逆方向へ移動するMLCのパターンも作成します．このMLCの移動パターンを用いて，線源とフィルム間距離を100cmに置いたフィルムへ照射を行います．照射されたフィルムには，図20-1のように等間隔で直線状の黒化されたラインが見られます．目視により，すべての直線状の黒化度が設定したギャップ幅に対して±0.5mm以内で整列していることを確認します．

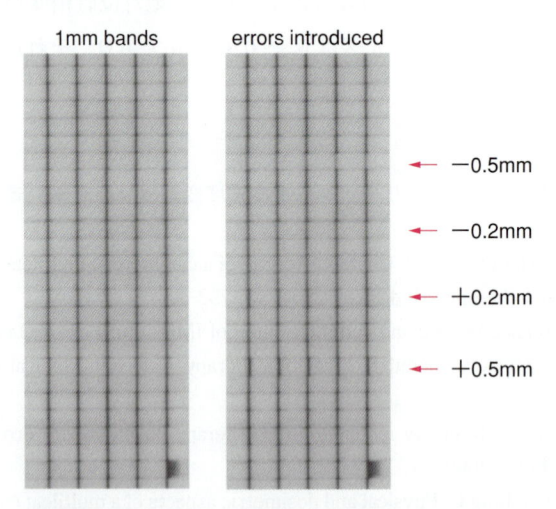

図20-1 フィルムに照射された1mmギャップ幅によるMLC静止位置のパターン[2]
静止位置が0.2mm以上のずれであれば，目視にて確認できる.

この方法は LoSasso[2] によって提案されたものであり，1 mm スリットで等間隔にフィルムに照射することで，定性的ではありますが，0.2 mm 程度のリーフ位置ずれまで目視にて確認できます．

■参考文献
1) JASTRO QA 委員会．多分割コリメータによる強度変調放射線治療の機械的精度確保に関するガイドライン．2004．
2) LoSasso T. Acceptance testing and commissioning of IMRT. In: Fuks Z, Leibel SA, Ling CC, editors. A practical guide to intensity-modulated radiation therapy. Madison: Medical Physics Publishing; 2003. p. 123-46.

(黒河千恵)

Q21 Rounded end leaf の場合の off-set とは何ですか？ また off-set の補正が必要な理由を教えてください．

A MLC が rounded end leaf 形状である場合，光学的に決定される照射野端と放射線照射野端に差が生じます．これを off-set と呼び，IMRT の場合，最適な強度分布を得るためにはこの off-set 補正が必要となります．

解説 MLC の形状は double focused type と single focused type の 2 つがあります．Double focused type はリーフ端と側面がビーム線錐に対して平行に接するような形状をしており二面でフォーカスしますが，single focused type はリーフ側面のみがビーム線錐に対して平行となっています．この形状の違いにより，double focused type が円弧上の軌道で動くのに対して，single focused type の場合は MLC がリニアックのガントリヘッド内を直線軌道で動きます．したがって，single focused type では半影サイズが照射野中心からの距離に依存しないようリーフ端が円弧状をしています．これを rounded end leaf と呼びます．

図 21-1 に示すように，rounded end leaf では光学的に決定される照射野端: d（リーフ端で決定）と放射線照射野端: e（FWHM で決定）に差が生じます．これは，光照射野がリーフ先端で定義されるのに対し，放射線照射野ではビームが円弧状リーフ端の薄い部分を透過してしまうために照射野端がリーフ先端からずれるためです．この光照射野と放射線照射野の差を off-set と呼び，一般的に 1 mm 前後とされています（ただし，MLC のタイプやエネルギー，軸からのリーフの位置によって変化します）[1,2]．off-set は通常の照射（3DCRT）では半影の中に入りさほど問題となりませんが，IMRT のような小照射野であるセグメントの重ね合わせを行う場合には照射野の強度分布に大きな影響を与えます．したがって，治療計画装置ではその補正が必要となります．

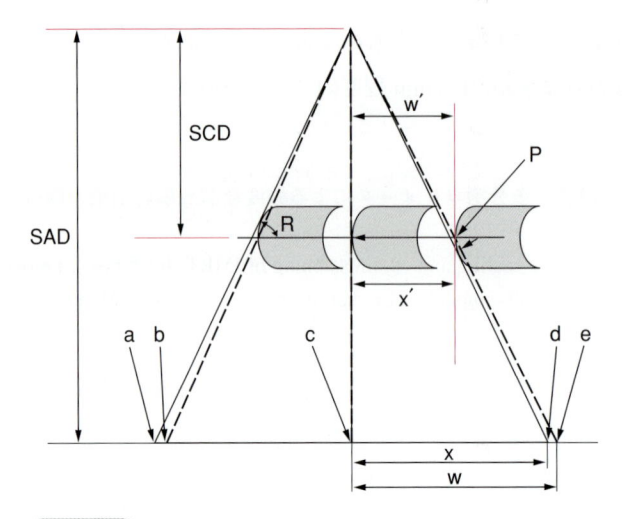

図 21-1 Rounded end leaf MLC における光照射野端と放射線照射野端の模式図[3]

SAD: 線源からアイソセンターまでの距離，SCD: 線源からリーフ中心までの距離，d: 光照射野端，e: 放射線照射野端．

■ 参考文献
1) LoSasso T, Chui CS, Ling C. Physical and dosimetric aspects of a multileaf collimation system used in the dynamic mode for implementing intensity modulated radiotherapy. Med Phys. 1998; 25: 1919-27.
2) Boyer AL, Li S. Geometric analysis of light-field position of a multileaf collimator with curved ends. Med Phys. 1997; 24: 757-62.
3) AAPM Report of Task Group 50. Basic applications of multileaf collimatiors. American Association of Physicists in Medicine by Medical Physics Publishing; 2001.

（黒河千恵）

Q22 Rounded end leaf の場合の，MLC 幾何学的位置と光照射野の off-set の補正方法を教えてください．

A MLC 幾何学的位置と光照射野の off-set 値の測定方法はいくつかありますが，ここでは Low らの提案する方法を紹介します[1]．

解説 複数の隣接する 2 cm 幅のスリットを持つ MLC パターンを作成し，このパターンにおいて一方の MLC 位置を順に 0.1 mm ずつ徐々に変化させフィルムに照射させます．できあがったプロファイルにおいて，リーフの off-set 部分が少ない場合はスリットが重なり合い，過度に照射される領域ができます（Q19 を参照）．また，off-set が過剰である場合には線量低下を示す領域が表れます．適切な off-set の補正量は，広い範囲でプロファイルが最も平坦に得られる場合です．これを求めるため

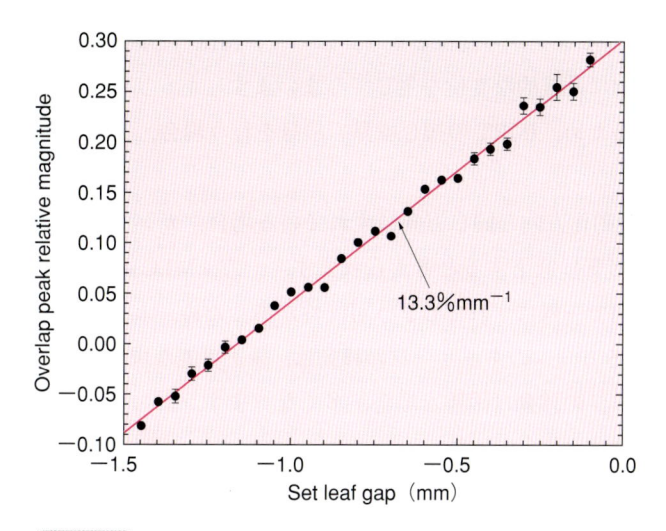

図 22-1 MLC off-set 量（横軸）とスリット重なり部分の相対強度（縦軸）の関係をプロットしたグラフ[1]

Off-set と強度を直線で近似し，強度が 0 となる off-set 値（グラフでは −1.2 mm）が理論的な off-set 値となる．

に，図 22-1 では平坦部分に対するスリットが重なり合う領域の相対的強度を off-set 値の関数としてプロットしています．プロファイルが最も平坦となる所，すなわち図 22-1 において相対強度が 0 となる off-set 値が，最適な値と考えられます．このようにして求められた off-set 値を用い，治療計画装置で補正を行います．

■参考文献
1) Low DA, Sohn JW, Klein EE, et al. Characterization of a commercial multileaf collimator used for intensity modulated radiation therapy. Med Phys. 2001; 28: 752-6.

（黒河千恵）

Q23 MLC キャリッジとは何ですか？

A MLC キャリッジとは，MLC バンクとも呼ばれ，MLC がガントリヘッドに取り付けられている構造部を指します．

解説 個々の MLC の位置精度や jaw によって成形された照射野のアイソセンタの精度が非常によく管理されていても，キャリッジの設置精度不良により幾何学的なアイソセンタからずれている場合，

MLC の絶対位置がアイソセンタから変位します．よって，MLC によって形成される線量分布もキャリッジの位置と同じ方向に系統的な変位を生じてしまいます．キャリッジの位置はガントリ角度とコリメータ角度に依存するため，IMRT の複合線量の検証を行う場合，完璧な精度を保証することは不可能です[1]．

　キャリッジが MLC の動作方向と同じ方向にずれている場合，ガントリ角度の異なる複数門の照射を行うことによりその影響は低下すると考えられます．一方，MLC の動作方向と直行する方向にずれている場合，全ての門で一様にずれてしまう可能性があるため，より注意を要します．

　また，MLC の動作する方向へのキャリッジの移動は，修正可能な場合が多いですが，動作方向と直行する方向へのキャリッジの移動は困難な場合が多くなります．よって，装置の受け入れ試験時に詳細な検討を行う必要があります．

■参考文献
1) LoSasso T. Acceptance testing and commissioning of IMRT. In: Fuks Z, Leibel SA, Ling CC, editors. A practical guide to intensity-modulated radiation therapy. Madison: Medical Physics Publishing; 2003. p. 123-46.

〈小島　徹〉

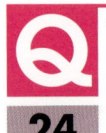

Q24 キャリッジ位置精度の品質管理方法を教えてください．

A MLC で成形した照射野を作成し，目視またはフィルムに照射して評価する方法が一般的です．

解説　図 24-1 のようにアイソセンタに対称な MLC 照射野を 2 つ作成し，コリメータ角度 90°（左）と 270°（右）に設定し方眼紙を使用した光照射野で，またはフィルムに照射して，目視にて確認します．フィルムに照射した結果を図 24-2 に示します．

　左図は左右上下が対称な形状となり，キャリッジの位置精度に問題はないと言えます．図中，左右方向の高線量ラインは MLC の leaf end leakage による線量の加算，それに直交するような低線量のラインは tongue and groove 効果による線量不足により生じています．

　一方，右図は MLC キャリッジが電子銃側およびガントリ角度が 270°側にそれぞれ 0.5 mm 変位させた場合の図です．キャリッジのずれが 2 回の照射で逆方向に働くため，フィルム上では照射野の重複と乖離が強調して描出されます．つまり，1 mm の照射野の重複があれば，0.5 mm ずれていることになります．LoSasso[1]は，許容誤差を 0.5 mm とすることを推奨しています．また，キャリッジは MLC の自重により位置の変位を生ずる可能性があるため，それぞれのガントリ角度で行うことが望ましいです．

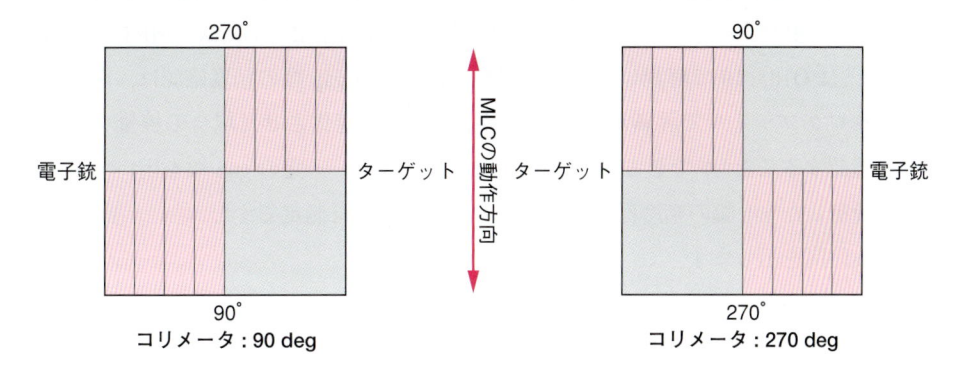

図 24-1 キャリッジ位置精度試験の模式図
コリメータ角度を 90°（左図）で照射し，次に 270° で MLC の位置を交替させ照射（右図）する．

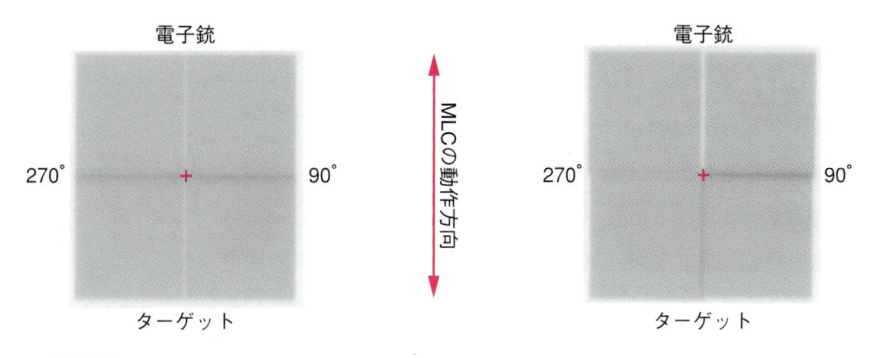

図 24-2 キャリッジ位置精度試験の結果
キャリッジの位置精度が正常に保たれている（左図）．右図はキャリッジを 270° 方向と電子銃側にそれぞれ 0.5 mm ずれている場合の結果．

■ 参考文献
1) LoSasso T. Acceptance testing and commissioning of IMRT. In: Fuks Z, Leibel SA, Ling CC, editors. A practical guide to intensity-modulated radiation therapy. Madison: Medical Physics Publishing; 2003. p. 123-46.

〈小島　徹〉

Q25 DMLC 出力比試験について説明してください．

A DMLC 出力比試験は，一定のリーフ gap 幅を保ちながらダイナミック照射を行い，その出力線量から gap 幅の精度を確認する試験です．

解説 Gap 幅は，相対するリーフの位置精度に依存し，gap 幅精度が DMLC-IMRT の出力線量に影響を及ぼすこと[1]は Q18，19 で解説しました．DMLC における gap 幅の精度確認は，期待値に対する実測値の評価をログファイルで評価ができる[2]ほか，gap 幅を変化させた場合の線量プロファイルをフィルム等で確認すること[3]ができます．DMLC 出力比試験は，一定の gap 幅を用いてダイナミック照射を行い，設定した gap 幅の精度保証を行うことを目的とした測定です[4]．

以下に測定条件例を示します．

1. 設定 MU 値: 100 MU
2. 線量率: IMRT に用いる線量率（MU/min）
3. SAD: 100 cm
4. ガントリ，コリメータ角度: 0 度
5. 線量計: 電離箱線量計
6. ファントム: 水または水等価固体ファントム（後方に 10 cm）
7. Depth: ピーク深（または任意の深さでもよい）
8. 照射野サイズ: 10×10 cm^2
9. DMLC gap 幅: 5 mm

両リーフの DMLC gap 幅は 5 mm 一定で，ビーム軸を中心に±5 cm を一定の速度で動作させます．MLC 速度は，治療計画装置に設定している最大速度以内とし，限界速度を超えていないことに注意します．上記の条件で線量率の設定を 300 MU/min とした場合，MLC 速度は 0.5 cm/sec となります．上記の条件において．固定照射およびダイナミック照射を 5 回行い，それぞれの平均値を求め DMLC 出力比（DMLC 線量/固定照射線量）の計算を行います．Annual calibration は，定期的な測定値（DMLC 出力比）から平均値として登録して比較します（表 25-1）．許容誤差は±3％で，これが gap 幅の許容誤差±0.2 mm に相当すると言われています[4]．

表 25-1 DMLC 出力比試験用シート例

	Reference 10×10	DMLC	
1			
2			
3			
4			Annual calibration
5			
Average	Ref$_{AVE}$	DMLC$_{AVE}$	Error（%）
Ratio		(DMLC$_{AVE}$/Ref$_{AVE}$)	<3%

■参考文献

1) LoSasso T, Chui CS, Ling C. Physical and dosimetric aspects of a multileaf collimation system used in the dynamic mode for implementing intensity modulated radiotherapy. Med Phys. 1998; 25: 1919-27.

2) Litzenberg DW, Moran JM, Fraass BA. Verification of dynamic and segmental IMRT delivery by dynamic log file analysis. J Appl Clin Med Phys. 2002; 3: 63-72.
3) Arnfield MR, Siebers JV, Kim JO, et al. A method for determining multileaf collimator transmission and scatter for dynamic intensity modulated radiotherapy. Med Phys. 2000; 27: 2231-41.
4) LoSasso T, Chui CS, Ling CC. Comprehensive quality assurance for the delivery of intensity modulated radiotherapy with a multileaf collimator used in the dynamic mode. Med Phys. 2001; 28: 2209-19.

（奥村雅彦）

Q26 Dynamic IMRT を実施する上で，確認しなければいけない動作特性にはどのような項目がありますか？

A Dynamic IMRT における動作特性の必要な項目は dynamic 照射における MLC 位置精度とビーム特性が主なものになります．DMLC に関する精度保証では，設定線量率，MU 値および動作する各々のリーフ移動距離などの設定条件によって変化するリーフ速度に対するリーフ位置精度と gap 幅精度の保証を行うことになります[1-4]．なお，装置本体の精度管理では，線量率安定性，線量プロファイル安定性（平坦度，対称性）の保証が重要となります．治療計画装置から治療サーバーおよび治療装置へのデータ転送など伝達系の安全性チェックも確認する必要があります．線量測定，機械的精度，安全性に関する詳細は AAPM TG142 を参考にしてください[5]．

解説 MLC に関する位置精度保証は，静的および動的（dynamic）な精度確認がありますが，dynamic IMRT においても両者の精度確認は必須となります．また MLC の動作に関する項目ではありませんが，Varian 社製直線加速器による DMLC IMRT では，部位別症例において MLC の透過線量（inter, intra および leaf end）の評価が線量分布や出力線量精度に大きく影響を及ぼすので精度の高い測定が要求されます．これらの解説は Q14～16 で詳細に解説されているので参考にしてください．

■参考文献

1) Palta JR, Kim S, Jonathan GL, et al. Tolerance limits and action levels for planning and delivery of IMRT. In: Palta JR, Mackie TR, editors. Intensity-Modulated Radiation Therapy: The State of the Art. Madison: Medical Physics Publishing; 2003. p. 593-612.
2) Litzenberg DW, Moran JM, Fraass BA. Incorporation of realistic delivery limitations into dynamic MLC treatment delivery. Med Phys. 2002; 29: 810-20.
3) Low DA, Sohn JW, Klein EE, et al. Characterization of a commercial multileaf collimator used for intensity modulated radiation therapy. Med Phys. 2001; 28: 752-6.
4) Chui CS, Spirou S, LoSasso T. Testing of dynamic leaf collimation. Med Phys. 1996; 23: 635-41.
5) Klein EE, Hanley J, Bayouth J, et al. Task Group 142 report: Quality assurance of medical accelerators. Med Phys. 2009; 36: 4197-212.

（奥村雅彦）

Q27 VMAT（RapidArc®）とはどのような照射法ですか？

A VMAT（volumetric modulated arc therapy）は，rotational IMRTとも呼ばれ，ガントリを回転させながら，線量率，ガントリ速度，リーフ形状を連続的に変化させ，3次元的に強度分布を変調する照射法です．

解説 本邦において原体照射法は50年の古い歴史がある馴染みの深い照射法です．1957年に梅垣により可変絞り運動照射法が考案され，その後1960年代に高橋により，その技術を発展させた打ち抜き原体照射法が報告されています[1]．この打ち抜き原体照射法にインバースプラニングの強度変調を加えた照射法が，1995年にYuにより発表されたIMAT（intensity modulated arc therapy）です[2]．IMATは，複数回のガントリ回転により，異なるリーフ形状を重ね合わせることで目的の線量分布を得る照射法です．そして，2008年にIMATの技術をさらに進化させ，ガントリ回転中に線量率とガントリ速度を連続的に変化させるVMATが発表され[3]，リニアックに搭載されるようになりました．このVMATの技術は，エレクタ株式会社よりVMATとして，バリアンメディカルシステムズからはRapidArc®として提供されています．

VMATは，ガントリを回転させながら，線量率，ガントリ速度，リーフ形状を連続的に変化させ，

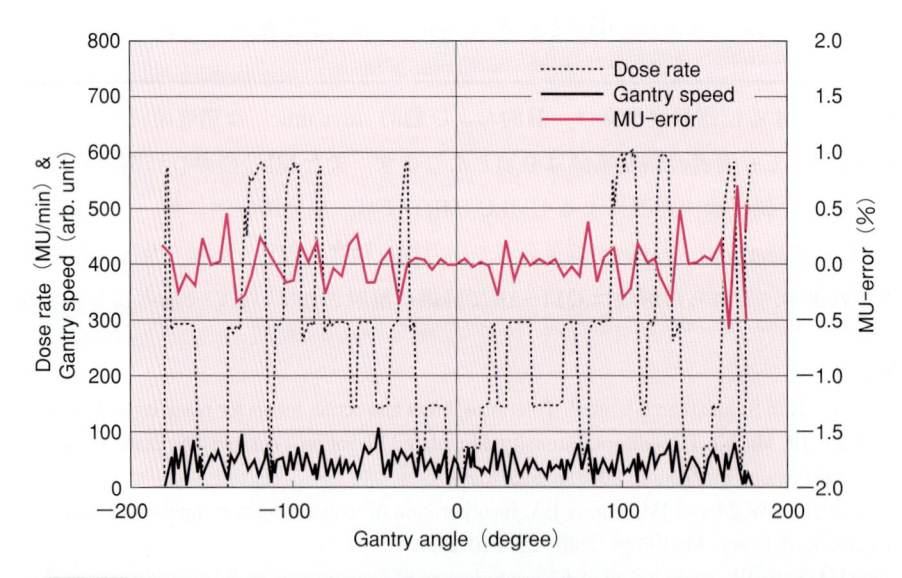

図27-1 ログファイル解析を用いた前立腺VMAT照射中のリニアック動作計測の例
ガントリ角度ごとの線量率，ガントリ速度，MU値の照射誤差の測定結果を示す．エレクタVMATの線量率は離散的に切り替わるため，MU値が大幅に変化する場合は線量率で，微細なMU値の変化はガントリ速度により制御される．この例ではMU値の照射誤差（MU-error）は0.5％程度である．
Dose rate：線量率（MU/min），Gantry speed：ガントリ速度（arb. unit），MU-error：ガントリ5°ごとのセグメントで発生するMU値の照射誤差（％）

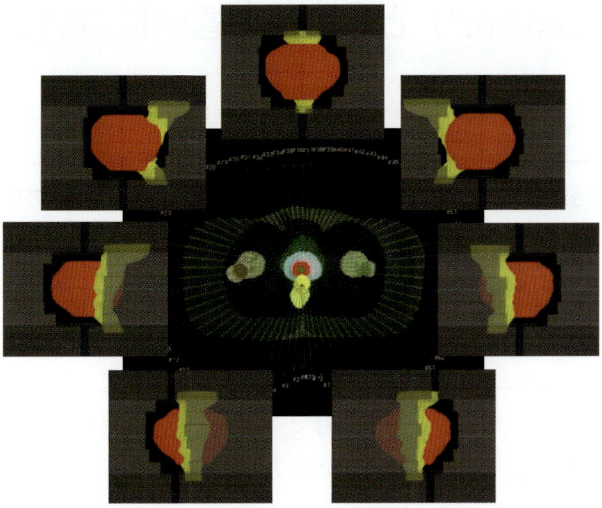

図 27-2 治療計画装置 Ergo＋＋を用いた前立腺 VMAT の治療計画

ガントリ1回転を73門の固定多門で計画を実施した例．Ergo＋＋（Elekta 社）では，リーフ形状をターゲットとリスク臓器の位置関係より，原体照射または打ち抜き原体照射として設定後，各ガントリからの MU 照射量をインバースプランニングにより最適化することで強度変調を実現する．

3次元的に強度分布を変調する照射法です．強度変調は，ガントリ角度ごとのリーフ形状と MU 照射量の組み合わせにより決定され，MU 照射量はガントリ回転中の線量率とガントリ速度の変化により制御されます（図27-1）．VMAT は連続的なガントリ回転を特徴とする照射法ですが，治療計画の段階ではガントリ角2〜5°ごとにビーム配置した固定多門として計画および線量計算が行われます（図27-2）．照射時には，治療計画データを VMAT シーケンサにより固定ビーム（計画）からアークビーム（照射）に変換することで VMAT の連続的な動作を実現しています．ガントリ1回転の前立腺 VMAT では，治療時間が約2分と短く，患者に負担の少ない IMRT として注目されています．今後，頭頸部をはじめ他の部位への臨床利用が期待されています．

■参考文献

1) Takahashi S. Conformation radiotherapy; Rotation techniques as applied to radiography and radiotherapy of cancer. Acta Radiol. 1965; 242: 1-142.
2) Yu CX. Intensity-modulated arc therapy with dynamic multileaf collimation: An alternative to tomotherapy. Phys Med Biol. 1995; 40: 1435-49.
3) Otto K. Volumetric modulated arc therapy: IMRT in a single gantry arc. Med Phys. 2008; 35: 310-7.

〈辰己大作〉

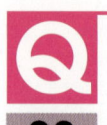

Q28 VMAT（RapidArc®）とIMRTの違いについて教えてください．

A VMATはrotational IMRTとも呼ばれ，IMRTを実現する照射法のひとつです．VMATとIMRTは照射法の違いにより強度変調の様式が異なりますが，治療計画や線量検証の手法に大きな違いはありません．Planning studyによる臨床例の比較では，両者の線量分布，DVHはほぼ同等であり，MU値の減少，治療時間短縮の点でVMATの優位性が報告されています．

解説

一般的なIMRTは数門からなる固定照射で，リーフ形状の変化により強度変調を行うのに対し，VMATはガントリ回転を基本動作とし，ガントリ角度ごとのリーフ形状とMU照射量の組み合わせにより3次元的に強度変調を行います[1]．

VMATは，従来のIMRTと強度変調の様式は異なりますが，治療計画の概念は共通で，処方線量やDVHに基づく最適化手法に違いはありません．また，コミッショニングやQA/QCについても，IMRTの経験を基本として，VMAT特有のガントリ回転や線量率変化に対する特性を追加検証することになります[2,3]．治療計画の線量検証方法についてもIMRTの検証と同様ですが，VMATではすべてのビームを合成した全門での評価が一般的で，IMRTのような各門検証は確立されておらず，エラーが認められた場合の原因特定が難しいのが現状です．今後，ガントリ角度ごとの検証など，回転照射

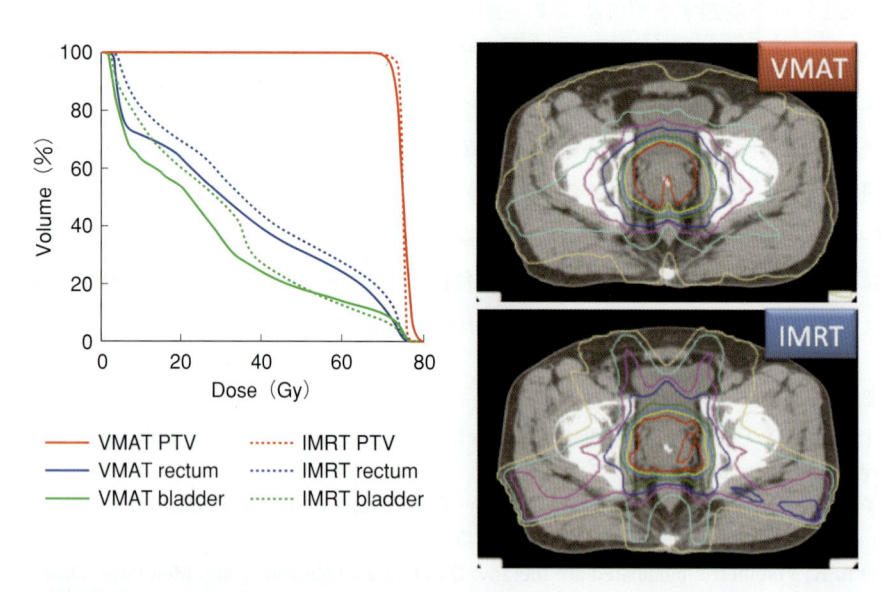

図28-1 前立腺癌症例におけるVMATとstep and shoot IMRTのDVH，線量分布の比較

VMATはErgo++（Elekta社）によるガントリ1回転の治療計画，IMRTはPinnacle[3]（Philips社）のDMPOによるガントリ5門の治療計画．
VMAT：370 MU，照射時間139秒，IMRT：465 MU，照射時間362秒．
線量分布図において黄色が処方線量の95%以上，紫色が50%以上を示す．

に対応した新しい線量検証の確立が望まれます[4]．

　VMAT と IMRT の planning study による臨床例の比較では，前立腺癌，頭頸部癌，子宮頸癌等の症例ついて報告があり[5-8]，それらによると，両者の線量分布，DVH はほぼ同等であり，MU 値の減少，治療時間短縮の点で VMAT の優位性が報告されています．以下に，前立腺癌症例の VMAT と step and shoot IMRT を比較した一例を示します（図 28-1）．両者共に前立腺のみを CTV とし，処方線量は 74 Gy/37fr/7w で計画されています．本症例では，標的の均一性は IMRT の方がやや優れ，リスク臓器（直腸・膀胱）については VMAT にて線量低減を認めますが，これらの差はわずかであり，臨床的には同等と考えられました．MU 値に関しては VMAT が 370 MU，IMRT が 465 MU であり，前者にて 20% 程度の MU 値の低減を認め，治療時間に関しても VMAT が 139 秒，IMRT が 362 秒と VMAT の治療時間の短縮が認められました．VMAT では治療時間短縮の優位性によりスループットの向上，照射中の体動低減の効果が期待されています．

■参考文献
1) Otto K. Volumetric modulated arc therapy: IMRT in a single gantry arc. Med Phys. 2008; 35: 310-7.
2) Ling CC, Zhang P, Archambault Y, et al. Commissioning and quality assurance of RapidArc radiotherapy delivery system. Int J Radiat Oncol Biol Phys. 2008; 72: 575-81.
3) Bedford JL, Warrington A. Commissioning of volumetric modulated arc therapy (VMAT). Int J Radiat Oncol Biol Phys. 2009; 73: 537-45.
4) Létourneau D, Publicover J, Kozelka J, et al. Novel dosimetric phantom for quality assurance of volumetric modulated arc therapy. Med Phys. 2009; 36: 1813-21.
5) Cozzi L, Dinshaw KA, Shrivastava SK, et al. A treatment planning study comparing volumetric arc modulation with RapidArc and fixed field IMRT for cervix uteri radiotherapy. Radiother Oncol. 2008; 89: 180-91.
6) Vanetti E, Clivio A, Nicolini G, et al. Volumetric modulated arc radiotherapy for carcinomas of the oro-pharynx, hypo-pharynx and larynx: A treatment planning comparison with fixed field IMRT. Radiother Oncol. 2009; 92: 111-7.
7) Wolff D, Stieler F, Welzel G, et al. Volumetric modulated arc therapy (VMAT) vs. serial tomotherapy, step-and-shoot IMRT and 3D-conformal RT for treatment of prostate cancer. Radiother Oncol. 2009; 93: 226-33.
8) Zhang P, Happersett L, Hunt M, et al. Volumetric modulated arc therapy: planning and evaluation for prostate cancer cases. Int J Radiat Oncol Biol Phys. 2010; 76: 1456-62.

〈辰己大作〉

Q29 VMAT（RapidArc®）を始める前にチェックすべきことは何ですか？

A 通常の照射と異なり，VMAT（RapidArc®）では照射中にガントリ位置，線量率，ガントリ回転速度，リーフ位置，コリメータ角度といったダイナミカルなパラメータが線量分布に影響を及ぼします．そのため，VMAT（RapidArc®）を開始する前にこれらの安定性をチェックする必要が

あります[1,2]．また，上述のチェック後に，いくつかの治療計画を作成して，総合的な動作確認を行うことも大切です．

解説 具体的なチェック項目については，各メーカーのアクセプタンステスト，コミッショニングの内容に従いますが，以下に確認項目の一例を示します[1]．

①回転中の DMLC 位置精度（図 29-1）
②回転中の線量率とガントリスピードの制御機能（図 29-2）
③回転中の MLC リーフスピード精度

VMAT アクセプタンステスト，およびコミッショニングでは様々なチェックが行われますが，開始する前に治療の一連のプロセス（シミュレーションから治療計画，QA，照射まで）を実施し，総合的な動作確認を行うことも重要です．いくつかのパターンの治療計画を作成し，安定して動作するか確認することが推奨されます．

図 29-1 ガントリ 0°（照射野長 12 cm）と VMAT モード（照射野長 25 cm）でのフェンステスト（幅 1 mm）を重ねたフィルム[1]
フィルム解析より，double exposure の領域はラインがやや幅広（FWHM で 1.0 mm から 1.1 mm に増加）となり，中心シフトが 0.2 mm 以下であった．

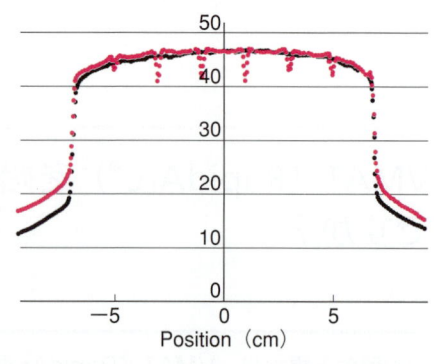

図 29-2 同一 MU で，線量率，ガントリレンジ，ガントリスピードを変化させ 7 つのストライプを作成した場合のプロファイル（左図，右図において赤）とオープン照射のプロファイル（右図において黒）の比較[1]

VMATのコミッショニングでは，リニアックのパラメータに関するログファイルの解析も有効です．ログファイルを解析することで，治療計画装置から転送したビームデータと実際の照射での違いを定量的に評価できます．ただし，ログファイルはあくまで装置側の確認に過ぎないため，IMRTと同様，必ずファントム中の線量測定を行う必要があります．

■参考文献
1) Ling CC, et al. Commissioning and quality assurance of RapidArc radiotherapy delivery system. Int J Radiat Oncol Biol Phys. 2008; 72: 575-81.
2) Bedford JL, Warring AP. Commissioning of volumetric modulated arc therapy (VMAT). Int J Radiat Oncol Biol Phys. 2008; 73: 537-45.

(小澤修一)

Q30 VMAT（RapidArc®）のQA/QCの方法について教えてください．

A VMAT（RapidArc®）のQA/QCでは照射線量（線量分布）や動的パラメータ（リーフ，ジョー，コリメータ角，ガントリ回転，線量率）の精度を調べ，照射が計画通り適切に行われていることを確認します．文献等で提案されているVMAT（RapidArc®）のQA/QCの方法を表30-1に示します[1-4]．

解説 これらの中には，導入時に行うもの，患者毎に治療計画に対して行うもの，定期的に行うもの，が含まれています．Q29「VMAT（RapidArc®）を始める前にチェックすべきことは何ですか？」，Q31「VMAT（RapidArc®）の線量検証はどのように行えばよいのでしょうか？」の解説も同時に参照してください．また，表30-1の中には結果として同じ動作・効果を検証することになる項目もあります．したがって，表30-1の項目を全て必ず行わなければならないものではありません．保有する機器，各QA/QC項目の目的を理解して，各施設がその施設に合った適切なプログラムを作成してください．

■参考文献
1) Bedford JL, Warrington AP. Commissioning of volumetric modulated arc therapy (VMAT). Int J Radiat Oncol Biol Phys. 2009; 73: 537-45.
2) Ling CC, et al. Commissioning and quality assurance of RapidArc radiotherapy delivery system. Int J Radiat Oncol Biol Phys. 2008; 72: 575-81.
3) Haga A, et al. Quality assurance of volumetric modulated arc therapy using Elekta synergy. Acta Oncologica. 2009; 48: 1193-7.
4) Schreibmann E, et al. Patient-specific quality assurance method for VMAT treatment delivery. Med Phys. 2009; 36: 4530-5.

表 30-1 VMAT（RapidArc®）の QA/QC プログラム

QA/QC 項目	目的	方法	許容値/対応	頻度
最大ガントリ速度（最大線量率）	安定した VMAT 照射が可能である最大のガントリ速度（線量率）を調べ，制御システムや治療計画装置に登録する	ガントリ速度（もしくは線量率）を変え，繰り返し照射	Beam interruption または termination が頻発しないこと	1年/適宜
最大リーフ・ジョー速度	安定した VMAT 照射が可能である最大のリーフ・ジョー速度（線量率）を調べ，治療計画装置に登録する	VMAT の治療計画の中でリーフやジョーの速度を調整し，ログファイルによりリーフ位置，ジョー位置の治療計画とのずれを調べる	Beam interruption または termination が頻発しないこと．最大リーフ・ジョー速度で計画とのずれが 2 mm 以内であること	1年/適宜
エラー許容値	VMAT 照射中のガントリ角度，コリメータ角度，リーフ位置，ジョー位置のエラー許容値を調べ，制御システムに登録する	治療予定部位の VMAT 治療計画を作成し，照射	エラー許容値が原因となる beam interruption または termination が頻発しないこと	1年/適宜
使用する QA 用測定機器の線量率・照射角度依存性	QA 用測定機器に対し VMAT の変調パラメータである線量率依存性，照射角度依存性を調べる	矩形照射野にて線量率による検出器の応答の差を測定する．同様に矩形照射野にて照射角度を変えて検出器の応答の差を測定する	必要に応じて線量率・照射角度依存性の補正を行う	1年/適宜
寝台吸収効果	寝台による線量吸収の影響を取り除く，補正する，もしくは治療計画に加味する	治療計画にて仮想寝台を登録，もしくはリファレンス線量計と円柱ファントムもしくはビルドアップファントムを用い，矩形照射野における線量のガントリ角度依存性を測定	矩形原体照射で治療計画機との誤差がアイソセンターで 1%未満	1年/適宜
リーフ・コリメータ位置精度（ガントリ角度固定）[1,2]	使用するガントリ角度の範囲において，リーフの位置精度を確認する	ガントリ角度を 0°，90°，180°，270°，コリメータ角度 0°，90° などで固定し，フェンス試験や Sliding Window 試験，Slide and Shoot 試験などを行う	Sliding window 試験，slide and shoot 試験では interleaf leakage 未満，フェンス試験では 1 mm 程度	1 カ月
VMAT 中のリーフ・コリメータ位置精度[2-4]	VMAT 中のリーフ・コリメータ位置精度を確認する	Blocking tray 等にフィルムや 2 次元検出器を固定し，ガントリ回転させながらフェンス試験を行う．また，ログファイルによるリーフ・コリメータ角誤差の解析を行う	1 mm 程度	1 カ月
線量率とガントリ速度の精度[2-4]	VMAT 中に線量率およびガントリ速度が正しく同期していることを確認する	同じ照射 MU 値を与える，異なった線量率・ガントリ速度の組み合わせで，フィルムや 2 次元検出器に照射．また，ログファイルによる積算線量・ガントリ角度誤差の解析を行う	差が 1%未満	1 カ月

表30-1 つづき

QA/QC項目	目的	方法	許容値/対応	頻度
ガントリ回転に対するリーフ位置，線量の安定性[1]	ガントリ角度とリーフおよび積算線量の同期が正しくとれていることを確認する	円柱ファントム等のaxial面にフィルムを設置し，一定の線量率（ガントリ速度）でnarrow beam（例えば16 cm×1 cm）をoffsetの有り無しの場合で一回転照射．線量率やガントリ速度を変えて同様の測定を行う	回転軸対称なビームプロファイルを得る．その辺縁での線量ゆらぎが±10%未満	1カ月
ビーム平坦度と対称性[1]	使用する線量率，ガントリ角度の範囲において，ビーム平坦度と対称性を確認する	Blocking tray等に固定されたフィルムや2次元検出器によりガントリ回転中のビームプロファイルを測定する．もしくは，ガントリ角度を0°，90°，180°，270°などに固定し，アイソセンター面でのビームプロファイルを測定する	対称性は±3%未満	1カ月
照射異常終了時からの回復[1]	回転照射中に異常終了した際の照射録の確認と，照射が適切に回復できるかどうかを確認する	回転途中に意図的に照射を止め，照射録が記録できていることを確認．引き続き残りを照射し，絶対線量と線量分布が正常に照射されたVMATのそれらと一致していることを確認する	絶対線量で1%未満，線量分布で3 mm/3%のガンマ値のpass rateが99%以上	適宜
患者固有QA[3,4]	患者毎に作成する治療計画が意図通り正確に処方されているかを確認する	1点もしくは複数点でのリファレンス線量計による全照射線量測定，2次元検出器もしくはフィルムによる全照射線量分布のガンマもしくはDTA解析，ログファイル解析による線量，リーフ，ジョー，コリメータ角度，ガントリ角度の計画とのずれの検討など	部位ごとに各施設が設定する．Q133，134を参考のこと	適宜

（芳賀昭弘）

Q31 VMAT（RapidArc®）の線量検証はどのように行えばよいのでしょうか？

A VMAT（RapidArc®）の治療計画の線量検証を行う前に，IMRTおよびVMAT（RapidArc®）に関する治療装置・治療計画装置・DMLC等のコミッショニングが完了していることが前提になります．回転照射の一種であるVMAT（RapidArc®）では，IMRTの複合プラン（composite plan）

に準じた線量検証を行うことが基本ですが，DMLC のログファイル解析を合わせて行うことが重要です．理想的には，コントロールポイントまたはガントリ角度ごとの線量評価やリーフ位置の検証が求められます．

解説 現在，IMRT および VMAT（RapidArc®）の線量検証には，①電離箱線量計，②フィルム法，③EPID，④二次元配列検出器[1]，⑤三次元検出器[2,3]，⑥線量透過型検出器など，たくさんの種類の測定ツールが利用可能になっています．④～⑥に該当する市販の測定ツールの種類と特徴を表 31-1 に示します．測定ツールごとに検出器の種類や配列・測定対象が異なりますので，測定の目的に応じた適切な選択が必要です．

代表的な VMAT（RapidArc®）の線量検証法は，IMRT の複合プラン（composite plan）に準じて行うことですが，得られる測定結果は全てのコントロールポイント（RapidArc®では最大 177 個）による線量の総和となります．個々のコントロールポイントに比較的小さいエラーが生じていたとしても，全体の線量に相殺されて検出できない可能性があります．したがって，複合プランによって VMAT

表 31-1 各種測定ツールの特徴

	A	B	C	D	E	F
モデル名	2D-ARRAY seven29	MapCHECK2	I'mRT MatriXX	ArcCHECK	Delta4	Compass
製造元	PTW	Sun Nuclear	IBA	Sun Nuclear	ScandiDos	IBA
検出器のタイプ	2D-IC	2D-Diode	2D-IC	cylinder-Diode	2D-Diode×2	2D-IC（透過型）
検出器サイズ（mm）	5×5×5	0.8×0.8	4.5φ×5	0.64×0.64	0.78×0.78	3.8φ×2
ファントム形状と検出器の配置						Gantry mount
測定時の設置位置	Table	Table（Gantry）	Table（Gantry）	Table	Table	Gantry
測定対象	2D-dose	2D-dose fluence	2D-dose fluence	2D-dose fluence	3D-dose	2D-dose fluence
ビーム入射角度依存性	±2%（Octavius 使用時）	N/A	±3%	±1%	±1%	N/A
3D 線量計算	－	＋ option	＋(Gantry mount) on compass	＋ option	＋ option	＋
CP ごとの線量検証	－	－	＋(Gantry mount) on compass	＋	＋	＋
リーフ位置の検証	－	－	＋(Gantry mount) on compass	＋	＋	＋
3D-DVH 評価	－	＋ option	＋(Gantry mount) on compass	＋ option	－	＋

（RapidArc®）の線量検証を行う場合には，比較的厳しい判定基準の設定が必要です．また，DMLCのログファイル解析を合わせて行うことで，相補的な効果が期待できます．

　複合プランの欠点を補う方法として，IMRTの各門の線量検証に相当するコントロールポイントごとの線量検証があります．VMAT（RapidArc®）に限らず，DMLCの線量測定にはリアルタイム性が求められますが，VMAT（RapidArc®）の線量検証ではガントリ角度またはコントロールポイントベースの線量検証が一般的です．この検証に対応する測定ツールは表31-1のD～Fであり，リニアックとの同期信号やガントリ角度の情報を取得しながら測定を行うことによって，複合した線量がコントロールポイントごとに分割されて取得できます．複合プランによる線量検証で大きな誤差が生じた場合には，コントロールポイントごとに線量やリーフ位置を評価することで原因究明が可能になります．現時点で，VMAT（RapidArc®）の線量検証法の最良の方法と言えます．将来的には，同様の検証をリニアックの同期信号等の接続が不要なEPIDを用いた測定法に移行できれば，線量検証がより簡便になると予想されます．

　検証手順に付随する問題として，VMAT（RapidArc®）の線量検証時の大きな誤差要因となるのが，治療寝台や固定具による吸収です．治療計画に反映していない場合には治療上も深刻な問題となります．Vanettiら[4]は，前立腺VMAT（RapidArc®，6 MV，70 Gy，360°回転，Varian社IGRT-Couch）において，処方線量が約2％低下すると指摘しており，治療寝台をモデル化して治療計画に反映することで対処しています．それ以外の方法として，治療寝台の高吸収部をビームが通らないようなガントリ回転角度の選択を治療計画の段階から行うことが必要になります．現在時点では，VMAT（RapidArc®）の線量検証法は国内外を問わず手探りの状態であり，国内における確立した線量検証法が示されるまで，VMAT（RapidArc®）の線量検証は注意深く厳密に行うことが重要です．

■参考文献

1) Mitsuya M. IMRT QA with two-dimensional array of detectors. 放射線治療かたろう会. 2009; 97: 49-61.
2) Letourneau D, et al. Novel dosimetric phantom for quality assurance of volumetric modulated arc therapy. Med Phys. 2009; 36: 1813-21.
3) Bedford JL, et al. Evaluation of the deltaphantom for IMRT and VMAT verification. Phys Med Biol. 2009; 54: N167-76.
4) Vanetti E, et al. The impact of treatment couch modelling on RapidArc. Phys Med Biol. 2009; 54: N157-66.

〈三津谷正俊〉

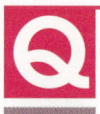

Q32 VMAT（RapidArc®）の治療計画装置のコミッショニングの方法について教えてください．

A VMATは，従来のDMLC方式のIMRTにガントリ回転が加わった照射方式になります．原理的にはガントリ回転角度，MLC位置（ダイナミック），線量率，積算MU値の4者間の連動がVMATの照射線量の精度確保には欠かせないため，それを意識したコミッショニングおよびQA/QCが求められます．その方法は，はじめに通常のDMLC-IMRTに対するコミッショニングを行い，DMLC方式の固定ビームに対する照射線量精度を確保しなければなりません．次に，メーカから供給される上記4者の連動性を検証するQCテンプレートに従って，特にガントリ角度，線量率に対するDMLC照射線量の安定性を確認しなければなりません．最終的には臨床プランに対する検証としてファントム内での吸収線量の検証，ログファイル解析によるガントリ角度ごとのMLC位置およびMU値の同期の精度を検証します．

解説　Varian社が供給するVMAT（商品名：RapidArc®）は，ガントリ回転角度，DMLC位置，線量率，積算MU値の4者が同期して照射する技術です．ガントリ回転角度は，ガントリ回転位置とガントリ回転スピードの成分に分けられ，これらと他の同期成分の連動が必要になります．またRapidArc®の線量率は可変であり，これもコミッショニングおよびQA/QCの対象となります．ただし，従来の固定ビームに対するIMRTと異なり，ユーザが独自のQCテンプレートを作成しPicketFenceテスト等を実施することができず，現在のところメーカから供給されるQCテンプレートでしか検証が行えません．このQCテンプレートはLingらが論文化した検証項目に基づきます[1,2]．

ただし，これらのQCテンプレートはあくまでも駆動系要素あるいは駆動系と線量系間の連動に関するQCテンプレートであり，MLCの駆動を伴って線量を照射する際の照射線量あるいは媒体内での吸収線量の精度を検証するものではありません．まずは固定ビームに対するDMLC-あるいはSMLC-IMRTの線量コミッショニングを実施しなければなりません．

■参考文献
1) Ling CC, Zhang P, Archambault Y, et al. Commissioning and quality assurance of RapidArc radiotherapy delivery system. Int J Radiat Oncol Biol Phys. 2008; 72: 575-81.
2) Mehta M, Hoban P, Mackie TR. Commissioning and quality assurance of RapidArc radiotherapy delivery system: in regard to Ling et al.（Int J Radiat Oncol Biol Phys. 2008; 72; 575-81）: Absence of data does not constitute proof; the proof is in tasting the pudding. Int J Radiat Oncol Biol Phys. 2009; 75: 4-6; discussion 8-9.

〈成田雄一郎〉

Q33 物理的補償フィルタの長所・短所を教えてください．

A 一般的な MLC を用いた IMRT（以後 M-IMRT 法）と比較した物理的補償フィルタ（以後 C-IMRT）の特徴を示します（表 33-1）[1,2]．

〔利点〕

- 治療計画時間が比較的短い
- MU 値が少ない
- 照射時間が短い
- 一般的に大照射野（40 cm×40 cm）でも分割せずに照射可能
- 照射野の縦横方向に依存しない高い分解能を有する
- 線量強度に対する分解能が高く理想的なフルエンスマップを作成することが可能
- 比較的急峻で連続的な線量プロファイルが作成可能
- Moving target への応用が比較的容易[3]
- MLC の特性（リーフエンド効果，tongue and groove 効果など）に依存しない
- MLC の品質管理にかける時間が短い

〔欠点〕

- 物理的補償フィルタの作成が必要
- 治療室内での交換作業と，フィルタの照合が必要
- 治療計画アルゴリズムにおいてビームソフトニングとハードニングの影響が考慮されてい

表 33-1 M-IMRT（Step & shoot）と C-IMRT の比較

	Step & shoot IMRT	C-IMRT
総治療計画時間	4〜8 hr	2〜5 hr
線量分布の空間分解能	5〜10 mm	連続的 0.33〜0.5 mm
線量分布の連続性	10 レベル程度	連続的
線量分布の乱れ	tongue and groove 効果など	なし
最低線量（%）	約 1%	約 20%（真鍮 6 cm 厚，10 MV）
照射野サイズ	22 cm×27 cm	40 cm×40 cm
線量（分布）再現性	MLC に依存	良好
セグメント化の制約	MLC アルゴリズムに依存	セグメント化不要
総治療時間（min）	前立腺：12〜15 頭頸部：15〜20	前立腺：8〜12 頭頸部：11〜15
平均 MU 値（MU）	前立腺：490 頭頸部：995	前立腺：430 頭頸部：585
照射プロセス	全（半）自動	モジュレータ交換必要
照射中断後の継続	リーフの再現性など	簡単
呼吸動同期射	リーフの再現性など	簡単
ランニングコスト	不要	高価

ない
● ランニングコスト

解説　1．利点

M-IMRT 法で必要となる強度変調後のリーフセグメンテーションのプロセスが必要ないため，セグメンテーションに用いるアルゴリズムの影響を受けずまた治療計画の時間が短い利点があります．M-IMRT 法のように多数の極小照射野を使用しないため，MU 値が少なく照射時間が短く，極小照射野による線量測定の問題が生じない点も優れています．

M-IMRT 法では利用できる最大照射野が限られているため，大きな照射野では分割照射する必要があります．しかし C-IMRT 法では加速器の最大照射野を補償するフィルタを作成することにより，大照射野でも分割せずに照射できます[注1]．

2 次元的空間分解能（連続的に 0.3 mm 程度）が高く，特に MLC の駆動方向に直交した G-T 方向（in-line 方向，または照射野の Y 軸方向）では MLC のリーフ幅に依存しないため M-IMRT 法より空間分解能が優れています．線量の分解能は数十レベル以上を有し，急峻でほぼ連続的な線量プロファイルの作成が可能です[注2]．

C-IMRT 法は時間軸で線量強度が変化しないため，moving target に対する照射に同期照射法が適用可能です．また，照射中のビーム中断などの故障時も，復旧後に継続して照射を完了することが容易です．

C-IMRT 法は照射中の可動部がなく MLC は不整形照射野の作成に用いられるだけです．したがって，M-IMRT で発生するリーフエンド効果や tongue and groove 効果などの MLC に依存した線量特性は生じません．また M-IMRT 法では MLC のフェンス試験など毎日必修となる MLC の品質管理が C-IMRT では大幅に省くことができ，試験頻度も通常の管理レベルでよいため本質管理の負担が軽減されます．

2．欠点

設計した物理的補償フィルタを作成する環境が必要です．ロッド式や積み木式であればハウスメイドで組み立てることは可能ですが，空間分解能や線量変調の滑らかさ，最大照射野サイズなどにおいて切削した金属フィルタには及びません．切削加工を各施設で行うことは現実的ではないため，切削加工を外注する方法が一般的です．現在日本国内で物理的補償フィルタのデリバリーサービスを行っているメーカーは.decimal 社の 1 社があります．

治療計画が変更された場合，再度複数の物理的補償フィルタを作成する必要があります．この場合，時間とコストが再度必要となり，また即時性に劣ります．

門ごとに治療室内でフィルタの交換作業が必要となりますが，総治療時間への影響は少ないと報告されています．またこの時に誤ったフィルタの挿入をチェックする照合作業が必要となります．加速器によっては楔フィルタやシャドウトレイの照合機能がそのまま利用できますが，そうでない場合は照合方法の工夫やダブルチェックなどの運用面での確認が必修となります．

加速器自体が持つフラットニングフィルタによるビームソフトニングと，フィルタによるビームハードニング効果による一次光子のエネルギースペクトルの変化を考慮した線量計算アルゴリズムは

市販されている治療計画装置には搭載されていません．線量計算では散乱光子や電子線成分の評価も必要となりますが，これら計算も市販されている治療計画装置では考慮されていないため，独立した補正法により解決することが求められます．

　フィルタ作成コストが患者ごとに必要となるため，照射門数に応じたランニングコストが生じます．さらに高エネルギーX線を使用した場合フィルタが放射化する問題が生じ，その廃棄にもコストが必要となる可能性があります．

　　注1：積み木タイプの補償フィルタを用いた場合，照射野サイズは限定される．また鋳型タイプや切削タイプもその全てで最大照射野の照射が可能となるわけではない．
　　注2：積み木タイプの補償フィルタでは，補償材のブロックサイズに依存した空間分解能となり，線量分解能は組み重ねられるブロック数となる．

■参考文献
1) Chang S. Compensator-intensity-modulated radiotherapy-Atraditional tool for moderun application, Europian Oncological Disease. 2007; 2: 82-6.
2) 小口　宏．第57回放射線治療分科会発表後抄録．5) Compensator-Based IMRT．放射線治療分科会誌．2009; 23: 44-51.
3) Ehler ED, Nelms BE, Tome WA. On the dose to a moving target while employing different IMRT delivery mechanisms. Radiother Oncol. 2007; 83: 49-56.

(筑間晃比古，小口　宏)

Q34 物理的補償フィルタ法の種類を教えてください．

A 作成方法から3種類の物理的補償フィルタがあります．
　①フィルタの鋳型を作成し，補償材を詰める方式（鋳型タイプ）[1,2]
　②立方体の補償材を積み上げる方式（積み木タイプ）[3,4]
　③補償材を工作機械で削り出す方式（切削タイプ）[5]

解説　鋳型タイプ（図34-1）は熱可塑性の樹脂をフィルタの鋳型状に形成したり，硬質発泡ウレタンを鋳型状に削り，錫粒やタングステン粒，低融点鉛合金，鉛粘土などで埋めたりして使用します[2]．補償フィルタ作成用に市販されているシステムはありますが，フィルタの厚さが不足するためC-IMRTには使用できません．したがって鋳型タイプのフィルタ作成は各病院で開発したシステムが用いられています．

　積み木タイプ（図34-2）は1辺が5 mm程度の立方体の金属を積み重ねて作成する方法で，市販された商品があります．特殊な工作を必要としないため作成は簡便ですが，空間分解能や有効照射野サ

イズなどが他のタイプより劣ります．また積み重ねにおける人的エラーに十分な注意が必要です．
　切削タイプ（図34-3）はミリングマシンで金属を削り出して作成するため，病院内で作成するのは

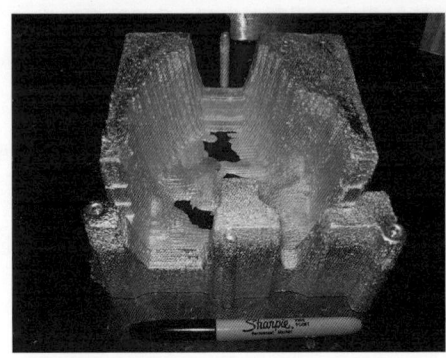

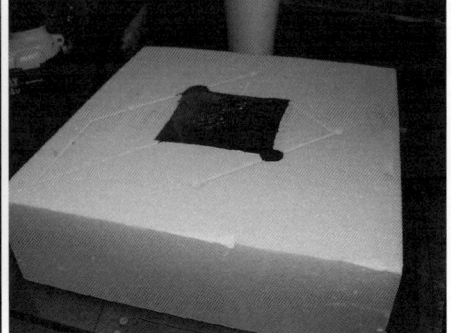

図34-1　鋳型タイプの補償フィルタ
材質は低融点鉛合金を用い，通常は鋳型である硬質ウレタンフォームのまま照射野内に挿入する．

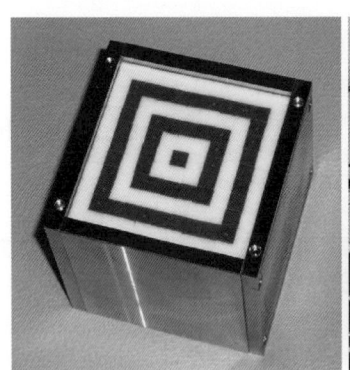

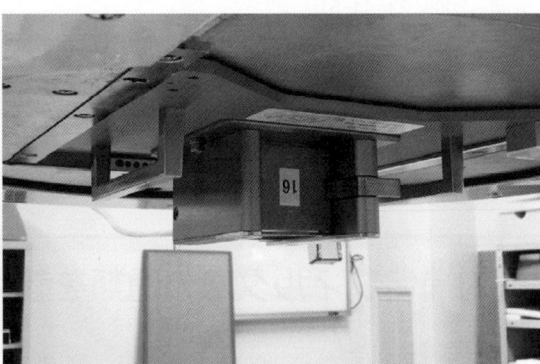

図34-2　積み木タイプの補償フィルタ
材質はタングステンで，スペーサーにポリエチレン樹脂を用いている（TETRIS-RT: Apex Medical, Tokyo, Japan）．

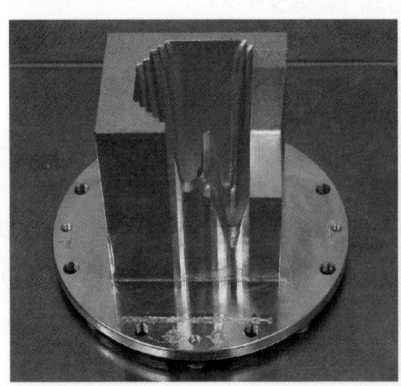

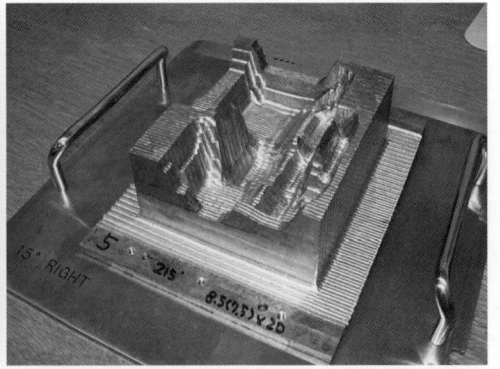

図34-3　切削タイプの補償フィルタ
左は .decimal 社製，右は信州大学で作成したフィルタで，いずれも材質は真鍮を用いている．

困難ですが，もっとも空間分解能と線量分解能に優れた方法です．近年 C-IMRT のフィルタを加工してデリバリーする会社が国内でも営業を始めました．これは治療計画装置で計算した C-IMRT 用フィルタ形状の 3 次元座標データを病院よりインターネットを介して受け取り，専用のミリングマシンでフィルタ切削後，病院へ届けるシステムです．このような業者はアメリカに数社（.decimal, Oncology Tech, Axellis 等）あり，フィルタ材質は真鍮，タングステン，ステンレス，鉛等で各社とも製造方法に特徴があります．現在日本国内でサービスを提供しているのは .decimal 社の 1 社です．.decimal 社のデリバリーサービスの場合，オーダー後最短 5 日程度でフィルタが手元に届き，対応する治療計画装置は XiO，Pinnacle，Eclipse です．

■参考文献
1) Yoda K, Aoki Y. A multiportal compensator system for IMRT delivery. Med Phys. 2003; 30: 880-6.
2) Oguchi H, Miyazawa M, Takizawa M. 卓上型数値制御ミリングマシンを用いた補償フィルタの精度評価．日放技学誌．2007; 63: 877-87.
3) Nakagawa K, Fukuhara N, Kawakami H. A packed building-block compensator (TETRIS-RT) and feasibility for IMRT delivery. Med Phys. 2005; 32: 2231-5.
4) Sasaki K, Obata Y. Dosimetric characteristics of cubic-block-piled compensator for intensity-modulated radiation therapy in the Pinnacle radiotherapy treatment planning system. J Appl Clin Med Phys. 2006; 16: 85-100.
5) Oguchi H, Obata Y. Commissioning of modulator-based IMRT with XiO treatment planning system. Med Phys. 2009; 36: 261-9.

〈筑間晃比古，小口　宏〉

Q35 物理的補償フィルタの加工限界はどの程度ですか？

A 使用できるフィルタサイズは加速器の取り付け位置や工作機械に依存しますが，一般的に最大厚は 7 cm から 12 cm 程度で，最大照射野（40 cm×40 cm）をカバーできる大きさまで可能です．加工精度は切削材質と工作機械に依存しますが，金属を数値制御ミリングマシンで加工する場合 0.1 mm の加工精度が可能です．硬質発泡ウレタンを切削する場合，材質が柔らかくボールエンドミルの加工に適さないため 0.2～0.3 mm 程度が限界となります．また，切削限界は切削するミリングツールの半径と歯の形状，ツール長，工作機械のストローク，加工軸数などにも依存します．

解説　数値制御ミリングマシンの加工精度は 0.01～0.05 mm 程度ですが，実際の加工精度は材質に依存してこれより多少悪くなります．真鍮などの金属では 0.1 mm 以下の精度が維持できますが，硬質ウレタンフォームは気泡の大きさやウレタンの硬度の影響で 0.2～0.3 mm 程度が限界となります．切削限界は半径 3 mm のボーエルンドミルを用いて 2 mm ピッチのラスター方式で切削した場合，

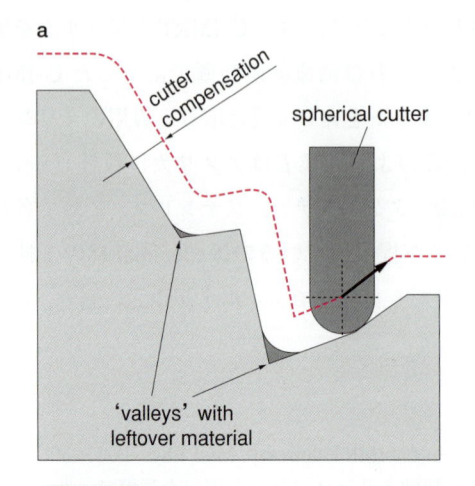

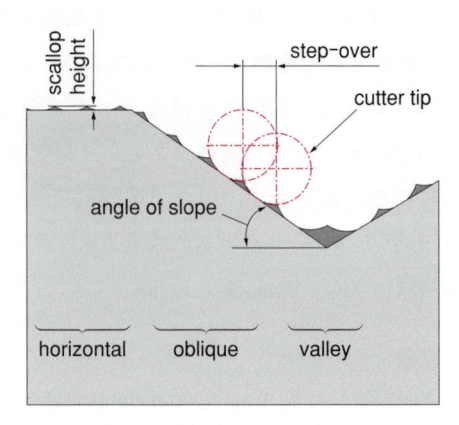

図 35-1 補償フィルタの切削断面の模式図[1)]
a は longitudal direction，b は lateral direction を示し，スロープの角度とミリングツールの径，および step-over により削り残しが生じる．

切削面の傾斜角が 61°以上，cross-line 方向と in-line 方向の谷部の V 字角度がそれぞれ 106°，80°以下になると，線量誤差が ±2.5％を越えます．これは削りきれない部分，あるいは削り残しの影響です．ツール径や切削間隔，切削方向を変えることで改善できますが，マニシング時間の延長につながります．したがって必ずしも設計された形状に切削加工できるわけではありません（図 35-1）．

■参考文献
1) Myer J, Mills JA, Haas OCL, et al. Some limitations in the practical delivery of intensity modulated radiation therapy. Gr J Radiol. 2000; 73: 854-63.

（小口　宏，筑間晃比古）

Q36 物理的補償フィルタを用いた IMRT では，どのような QA/QC を行えばよいのですか？

A 加工したフィルタの製作誤差の検証が必要となります．加速器では一般的な幾何学的，機械的精度と線量精度に関する品質管理に追加し，フィルタトレイの位置精度確認が必要です．また加速器の幾何学的品質管理において，フィルタを装着してヘッド部分に加重を加えた負荷状態での項目を追加するのが望ましいです．治療計画装置の品質管理では，一般的な項目に追加してフィルタ材質の減弱係数の確認（エネルギー）が必要です．

臨床的な品質管理としては，フィルタの誤挿入防止に対する対策が必要です．

解説 フィルタの品質管理は任意の座標における設計されたフィルタ厚と実際の厚さを比較して行うのが一般的です．信州大学ではレーザー距離計を用いた専用の測定機器（図36-1）でフィルタ全体を測定し，誤差を評価しています．またフィルタデリバリーサービス会社では，複数点の座標を測定した値がフィルタごとに添付されますが，一般的な病院でこのような検証測定を行うのは難しいと思われます．ユーザーとしては臨床プランを検証プランに移した線量分布に対し，フィルタの線量分布との比較をDTA法やγ法により行い，線量強度の品質管理を行うことが重要です．これはM-IMRT法における門ごとの検証と同様です．

加速器の幾何学的品質管理は，物理的補償フィルタは楔フィルタと同様にリニアックに装着して使用する部品と考えられるため，一般的な加速器の品質管理を実施します．追加必須項目としてはフィルタトレイの位置精度確認が必須です．トレイのガタや位置のズレは直接幾何学的精度に関係するため，C-IMRTでは大変重要な管理項目です．トレイと加速器ヘッドの位置関係が確認できるマークを双方に付け，トレイに加重を加えて複数のガントリ角度とコリメータ角度の組み合わせにおけるズレを確認します．またヘッド部分に加重を加えた状態での幾何学的精度管理項目を追加すべきです．物理的補償フィルタ1個の重量は.decimal社製前立腺用の小型で約1 kg程度，最大照射野でのフィルタでは5 kgを越える場合もあるため，物理的補償フィルタを装着した場合での架台回転，コリメータ回転精度確認が必要となります．

線量に関する管理項目として重要なのはフィルタ材質の減弱係数の確認です．同じ厚さのフィルタ材質のスラブの実効減弱数の測定をエネルギー管理の項目に追加して実施します．エネルギー試験の頻度を増やすなどの配慮も必要です．

M-IMRT法で必要となる低MU値によるモニタ線量計の再現性，直線性，照射野の対称性や平坦度などの品質管理は省略できます．またMLCに関しては一般的な位置の検証を行えば追加する試験はありません．

治療計画装置の品質管理では，基準となるテストプランを作成し同一の物理的補償フィルタが作成されるか，同一MU値が計算されるかを確認します．

物理的補償フィルタを挿入するトレイの照合が行える加速器（Siemens社製）では，照合用のタグ

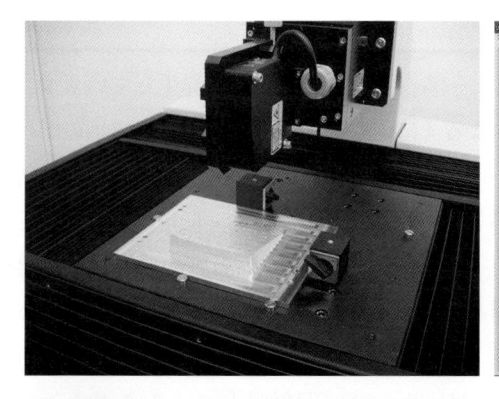

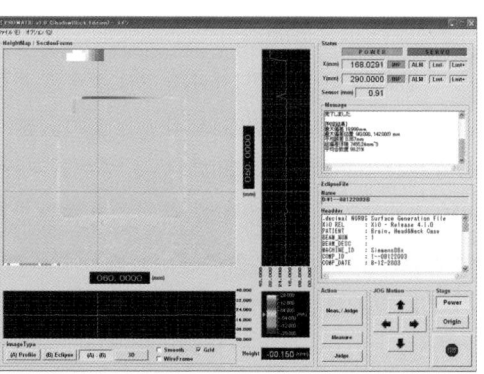

図36-1 フィルタの形状照合装置（信州大学）
左は装置のセンサーとステージ部の写真，右はフィルタ作成精度の照合結果画面である．

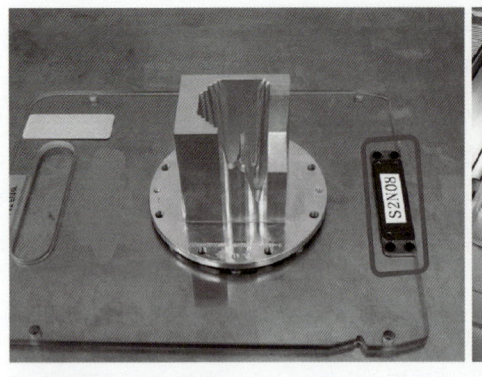

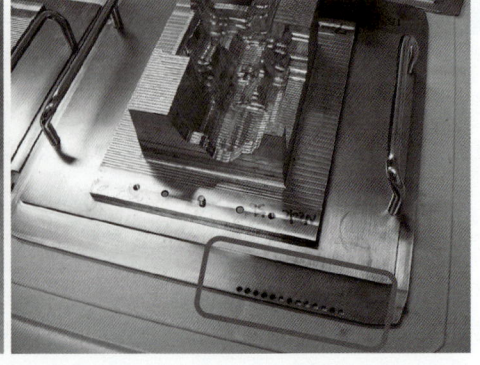

図 36-2 フィルタトレイの照合方法
左は Siemens 社製加速器のシャドウトレイを利用した場合，右は Varian 社製加速器の楔フィルタトレイを利用した例を示す．枠で囲われた部分が照合タグあるいは照合パターンである．

を付け替えることで照射門とフィルタとの自動照合が加速器の照合システム上で可能となります（図36-2）．一方，楔フィルタトレイを使用できる加速器（Varian 社製）では，楔フィルタの照合を利用することができ，またオプションでユーザーコードのバーコード管理が可能です．いずれの装置にしてもトレイに番号等をわかりやすく貼り，装着時および交換時に間違いがないことを複数の人で確認するなどの運用面での対応が必要です．

（小口　宏，筑間晃比古）

Q37 ビームハードニングによる線量測定への影響はどの程度あるのですか？

A 通常の加速器で生じているビームソフトニングの影響と同じ程度で，4 MV X 線の線質変換係数の変化は 1％以下に見積もられます．

解説　一般的な加速器では平坦化フィルタによるビームソフトニングが必ず発生しています．中心軸からの距離に依存して線質は軟化し，この影響による 4 MV X 線（Varian Clinac 21EX）の 10 cm 深の PDD 変化は中心軸と軸外距離 15 cm でそれぞれ 68.2％，60.0％と約 8％程度減少します（図 37-1）．この PDD の変化を線質変換係数（k_{Q,Q_0}）に換算すると，PTW30013 のファーマ形電離箱の場合それぞれ 0.991 と 0.998 となり 0.7％の違いとなりました．このようなオープン照射野内での線質変化は日常の軸外点吸収線量測定で無視，あるいは誤差範囲として処理されている場合が多いと思われます．一方，この線質のビーム内に物理的補償フィルタとして厚さ 6 cm の真鍮スラブを挿入した場合を考えます．軸外距離 15 cm における 10 cm 深の PDD は，オープン照射野とフィルタ下でそれぞれ 60.0％，67.5％と約 8％程度減少しました（図 37-2）．同様に線質変換係数（k_{Q,Q_0}）に換算すると，

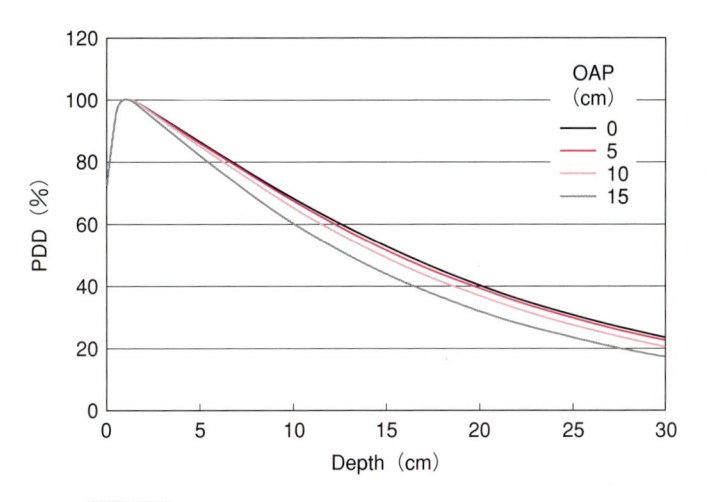

図 37-1 4 MV X 線における PDD の中心軸と軸外距離（OAP）による変化

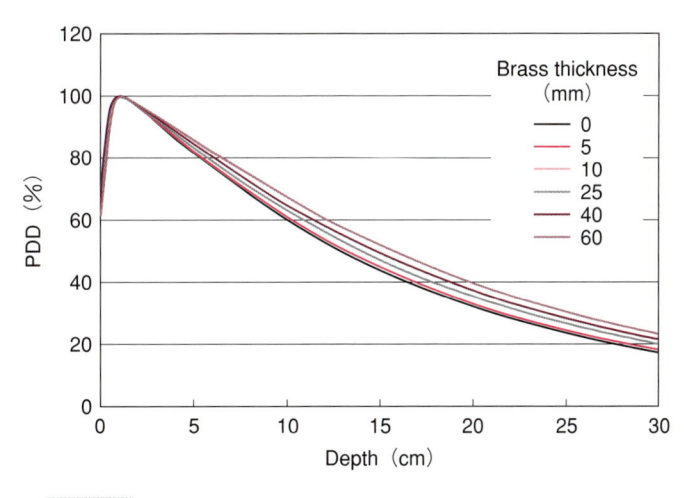

図 37-2 真鍮スラブ厚が及ぼす 4 MV X 線の軸外距離（OAP）15 cm における PDD の変化

PTW30013 のファーマ形電離箱の場合それぞれ 0.998 と 0.992 となり 0.6％の違いとなります．これは軸外距離 15 cm において 6 cm 厚の真鍮スラブにより中心軸と同じ線質になることを意味しており，オープン照射野内での線質の違いがフィルタにより縮小することを意味しています．なお，同様の測定を中心軸で行うと，オープン照射野とフィルタ下でそれぞれ 67.2％，67.5％となりほとんど変化がありません（図 37-3）．

したがって，物理的補償フィルタによりビームハードニングの影響が生じても，そのエネルギーの変化量はフィルタを挿入しない場合のビームソフトニング効果とほとんど変らず，またビームソフトニング効果が緩和される傾向となります．よって，線量測定に与える影響は 1％以下であると見積もられます．

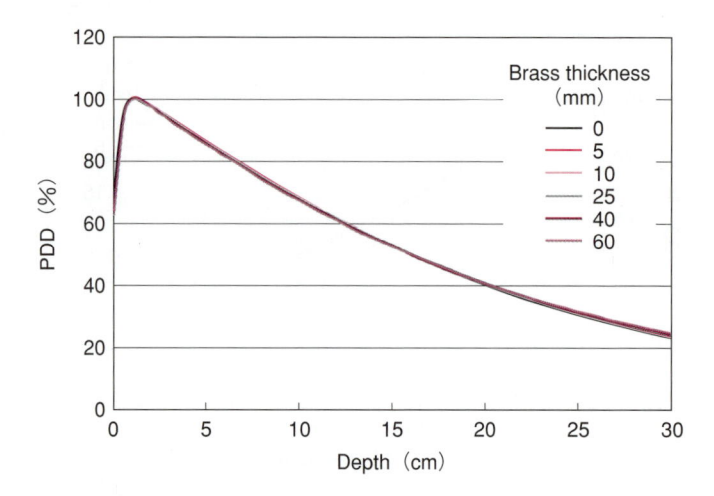

図 37-3 真鍮スラブ厚が及ぼす 4 MV X 線の中心軸における PDD の変化

（小口　宏，筑間晃比古）

Q38 Helical tomotherapy は，従来の医療用直線加速器とどこが違うのですか？

A Helical tomotherapy は，診断用ヘリカル CT と同じように連続したガントリ回転と寝台移動が同期して照射を行う装置で，線源がヘリカル軌道を描くコプラナービームによる IMRT 専用機です[1,2]．また，用いられるバイナリマルチリーフコリメータ（MLC）は回転リングガントリ内に収納され，開と閉の 2 つの位置間を高速で動いて，スリット状に照射野の各領域を遮蔽します．ヘリカル MV-CT を用いた IGRT が可能です．

解説　Helical tomotherapy の基本構造について解説します．

1．Tomotherapy におけるビーム供給

Tomotherapy は IMRT のためにデザインされており，従来から行われているような固定された照射野による照射法は実施できません．患者への線量を変化させるには，加速器の出力，絞りの開度，ガントリ回転速度，治療寝台の移動速度，MLC の開閉などを変化させます．

2．ファンビームによる照射方法

Tomotherapy は，一次コリメータに組み込まれた一対のタングステン合金製独立絞りによりファンビームを形成しています．この絞りは，全閉から全開の 5 cm（装置の回転軸における幅）まで連続的に動かすことが可能ですが，臨床に使用できるのは 1 cm，2.5 cm，5 cm の 3 つの開度です．

3．バイナリマルチリーフコリメータ

Tomotherapy は 64 枚のバイナリ MLC を用いており，その動力は圧縮空気です．交互配置の構造により，アセンブリの片側のピストンブロックによって 32 枚のリーフが駆動されます．リーフはおよそ 20 ms で照射幅をカバーできますが，応答を伝達する時間を含めた全体のリーフ待ち時間は約 50 ms です．10 cm 厚のリーフはタングステン製で，アイソセンタに投影されるリーフ 1 枚の幅は 0.625 cm です．また，tongue and groove 構造を有し，これによりリーフ間漏れ線量（inter-leaf leakage）は，全開時に対して 0.1％程度に抑えられています．

4．平坦化フィルタのないビーム特性[3]

Tomotherapy は IMRT 専用の装置ですので，平坦化フィルタは装備されていません．その代わりに，絞りからモニタ線量計への極めて低いエネルギーの光子や電子の除去と検出効率向上のためのビルドアップ材として，モニタ線量計の前後に一組の均一な厚さのフィルタを持っています．これにより，ヘッド散乱が小さくなり，MV-CT における画像特性も改善されます．平坦化フィルタがないことによりビームの平坦性は得られませんが，減弱がないことによって高い出力が得られます．

5．ヘリカルピッチとスレッドアーチファクト[4]

Tomotherapy において重要な可変量であるピッチは，アイソセンタで定義される照射野幅に対する 1 回転あたりの寝台移動距離の比です．ヘリカル CT におけるピッチは通常 1 あるいは 1 より大きい値が使われることが多いですが，tomotherapy では 0.5 より小さい値が用いられます．これにより，y 方向（体軸方向）のより細かな分解が可能となり，より広い絞り幅が使用できます．

スレッドアーチファクトは，ビームの広がりのために起こるヘリカル照射に特徴的な現象です．ボルトのネジ山（スレッド）に似た小さな変調を生み出すことからこう呼ばれています．スレッドアーチファクトは回転軸上では起こらず，ほぼ中心軸からの半径に比例して直線的に増加します．スレッドアーチファクトは，ピッチの値を $0.86/n$（n: 整数）に設定すると小さくできることが知られています．

■参考文献

1) Mackie TR, Holmes ST, Swerdloff PS, et al. Tomotherapy: A new concept for the delivery of dynamic conformal radiotherapy. Med Phys. 1993; 20: 1709-19.
2) Mackie TR, Balog KJ, Ruchala DK, et al. Tomotherapy. Semin Radiat Oncol. 1999; 9: 108-17.
3) Jeraj R. Radiation characteristics of helical tomotherapy. Med Phys. 2004; 31: 396-404.
4) Kissick MW, Fenwick J, James JA, et al. The helical tomotherapy thread effect. Med Phys. 2005; 32: 1414-23.

〈佐々木浩二〉

Q39 Helical tomotherapy に特徴的なコミッショニングテストの内容はどんなことですか？

A コミッショニングテストの目的は，装置が安全かつ有効に使用されることを確保することであり従来の放射線治療装置と同じです．ただし，tomotherapy においては寝台移動やバイナリ MLC の同期に関する項目などの特徴的試験があります[1]．

解説 Helical tomotherapy のコミッショニングテストの内容を解説します．

1．左右方向（IEC x 方向）のビームアライメントと MLC 中心

ビームアライメントと MLC 中心の変化は，線量分布計算に用いられるリーフ出力係数に影響を与えます．CT 検出器またはフィルムに対して，3 つの MLC パターン（奇数のみ，偶数のみ，すべて開）を照射して，その対称性を確認します．MLC の tongue and groove によるパターンは対称であり，MLC の中心がずれると対称性が崩れます．位置の側方変位は±0.34 mm 以下．

2．寝台移動方向（IEC y 方向）のビームアライメントと絞りの中心

ビームアライメントと絞りの中心とのズレは，出力と半影領域の対称性に影響を与えます．Exradin A17 電離箱をガントリ回転面に対して垂直方向に設置し，細いスリット状に開いた絞りの位置を y 方向に変化させて出力変化プロファイルを作成し，その最大値と中心とのズレを確認します．最大値の y 方向変位は±0.3 mm 以下．

3．ビームの平面性

回転するファンビームが同一平面上にあることがこの装置の前提条件です．フィルムをアイソセンタより低くした治療台上に設置し，ガントリ角度 0°および 180°でスリットビームを 2 重曝射します．2 つのスリットビームが平行でガントリ回転面を指示していることを確認します．オフセット量は 0.5 mm 以下，ねじれ角度は 0.5°以下．

4．回転照射時のビーム変化

出力とビームエネルギーを調べるため，CT 検出器データにおける出力とコーンプロファイル形状が，初期値と一貫性があることを確認します．これらの変化は，基準値に対して±2%以下．このデータは，毎週行われるサービスエンジニアによる QC 試験の基礎データとなり，ターゲット交換時期の判断材料にもなります．

5．レーザーアライメント

Tomotherapy は，アイソセンタの高さと左右の中心を示す側方レーザーポインタ，ビーム軸から 70 cm 外側のバーチャルアイソセンタを示す天井ポインタ，および位置決め用の可動レーザーポインタを装備しています．スリットビームを照射したフィルムを用いて側方および天井ポインタの位置ずれを確認します．各ポインタの座標の許容範囲は±1 mm 以下．また，位置決め用の可動レーザーポインタの基本位置が固定レーザーポインタと一致していることを確認します．可動レーザーポインタ基準位置の許容範囲は±0.5 mm 以下．

6．治療寝台

治療寝台のアライメントが，基準となるレーザーポインタに対して 70 cm あたり±1 mm 以内であり，最高から最低までの高さ移動範囲において±2 mm 以内であることを確認します．水平性は，治療寝台天板の傾きが 0.2° 以下であることを確認します．また，治療寝台を 70 cm 移動したときのたわみは 5 mm 以下．

7．MLC アライメント

MLC リーフ中心（中央 2 枚のリーフの間）がアイソセンタで均等に分割されており，それらが y 軸と平行であること（MLC がねじれていないこと）を確認します．MLC のオフセット量は±0.75 mm 以下，MLC ねじれ角度は 0.5° 以下．

8．絞りの対称性

3 種類の絞り開度でフィルムに照射し，絞りが中心軸について対称に開閉することを確認します．中心位置の最大変位は 0.5 mm 以下．

9．CT 検出器のアライメント

CT 検出器配列の中央位置およびオフセット量を確認します．中心検出器の x 方向，y 方向それぞれへのオフセット量は±2 mm 以下．

10．ビームデータ

2 次元走査水ファントムを用いて，x および y 方向の線量プロファイルおよび深部量百分率を測定し，ベンダー出荷時の基準データ（gold standard data）と比較します．

11．モニタユニット表示のキャリブレーション

照射野 40 cm×5 cm，SAD 85 cm，深さ 1.5 cm において 1 MU＝1 cGy，約 8.5 Gy/min．この装置の出力は線量率で制御されており，システムに含まれる治療計画装置に対して回転中心における線量率が登録されます．

12．インターロックの動作確認

種々のインターロックが正常に動作することを確認します．

13．中断した治療に対する，継続プランの完全性

照射中に強制中断が起きた場合，継続照射プランが適正に作成され，その継続照射が正常に完了するかどうかの確認は重要であり，チーズファントムとフィルムを用いて確認します．線量は±3%，y 方向の照射距離は±1 mm．

14．MV-CT

再構成画像の画質評価，アーチファクトの有無，被曝線量の評価，CT 値の評価．

■参考文献

1) Balog J, Mackie TR. Benchmarking beam alignment for a clinical helical tomotherapy device. Med Phys. 2003; 30: 1118-27.

（佐々木浩二）

Q40 Helical tomotherapy では，標準測定法による線量の校正ができますか？

A Tomotherapy では，その幾何学的な構造により標準測定法の基準条件（照射野 10 cm×10 cm，SAD＝100 cm）を満たすことができないため，基準条件での校正はできません．

解説 Tomotherapy は，ガントリの連続回転を可能とするために SAD＝85 cm のリングガントリ構造となっており，最大照射野は 40 cm×5 cm に制限されています．したがって，標準測定法の基準条件が成立しません．また，平坦化フィルタがないため，ビームの平坦性がなく，従来の医療用加速器とはエネルギー分布が異なります．このことが，線質変換係数に影響を与える可能性があります．Jeraj[1] らは，モンテカルロシミュレーションにより，測定条件における線質変換係数を基準条件に変換するための係数を計算しており，照射野 10 cm×5 cm において 0.997 であるとしています．これよりも照射野が大きな場合には線質変換係数の変化は無視できる程度です．

日本における多くの施設では，照射野 25 cm×5 cm における線質指標 $TPR_{20,10}$ から線質変換係数を求めています．測定照射野 25 cm×5 cm，SSD＝85 cm，測定深 10 cm の PDD より 1.5 cm 深における線量率を得ています．アイソセンタでの線量率は，これに距離の補正を行います．種々の補正係数が得られていれば，測定条件の照射野は 40 cm×5 cm や 10 cm×5 cm を用いてもよいです．

Tomotherapy の線量制御は線量率によって行われることから，線量率の調整が重要となります．受入試験の時に，水と水等価プラスチックファントム（virtual water phantom）の比較測定を行い，以後の線量校正にはプラスチックファントムを用います．そして，SAD＝85 cm，照射野 40 cm×5 cm，水等価プラスチックファントムの 1.5 cm 深において，およそ 8.5 Gy/min の線量率が得られ，1 cGy/MU となるように校正されます．モニタ単位（MU）値は照射中の線量率変化のモニタとして用いられ，MU あたりの線量が変化しても実際に出力される線量には影響しません．

また，tomotherapy では，ターゲットの経時的な形状変化によってビームエネルギーの変化が起こりやすいので，定期的にこれを管理する必要があります．このために，$TPR_{20,10}$，または，深さの異なる 2 点における PDD などの測定を行い，定期的に基準値からの変化を確認すべきです．

■参考文献
1) Jeraj R. Dose calibration of nonconventional system applied to helical tomotherapy. Med Phys. 2005; 32: 570-7.
2) Thomas SD, Mackenzie MD, Rogers WO, et al. A Monte Carlo derived TG-51 equivalent calibration for helical tomotherapy. Med Phys. 2005; 32: 1346-53.

（佐々木浩二）

Q41 Helical tomotherapy の QA を行うときに，通常の直線加速器と異なることがありますか？ 注意点を教えてください．

A Tomotherapy は IMRT 専用装置として設計されており，直線加速器と CT スキャナ固有の特性を併せ持っています．治療時には回転ガントリによって直線加速器が連続回転し，これと同期して治療寝台がガントリ回転軸方向に移動します．また，照射野を形成するために専用のバイナリ MLC を装備しています．したがって，通常の加速器 QA を行うと同時に寝台移動やバイナリ

表 41-1 Tomotherapy の品質管理プロトコルの例

試験項目	許容誤差
1. Daily	
1-1. レーザアライメント	±1 mm，±0.5 mm（基準位置）
1-2. 出入りロインターロックおよび表示器	機能確認
1-3. ガントリ固定時の出力	±2%
1-4. チーズファントムを用いた $TPR_{20,10}$	±1%
1-5. IMRT プランの出力不変性	≦3%，3%/3 mm（高線量勾配領域）
2. Monthly	
2-1. ガントリ固定時の PDD_{10}（ポイント測定）	±1%
2-2. ガントリ固定時の出力安定性	±1.5%
2-3. ガントリ回転時の出力安定性	±2%
2-4. y 方向ビームプロファイル	±2%（基準値に対して，film 使用）
2-5. 治療寝台の移動速度	±2%
2-6. ガントリ回転と MLC の同調	±1°
2-7. ガントリ回転あたりの治療寝台 y 軸方向移動距離	±1 mm
2-8. バーチャルアイソセンタの位置	±1 mm
2-9. ガントリ角度の 0° 位置	±0.5°
2-10. 絞り幅の整合性	±1%（FWHM）
3. Quarterly	
3-1. 線量のガントリ回転に対する不変性	±2%
3-2. ガントリ回転中の寝台並進とガントリ回転の同調，パルスあたりの出力変動	±2%（中心軸上での線量リップル）
3-3. レーザアライメント	±0.5°
3-4. 治療寝台の移動距離精度および水平性（受入試験と同じ）	±1 mm，±0.5°
3-5. ビームの平面性（受入試験と同じ）	±0.5 mm（offset），±0.5°（twist）
3-6. MLC アライメント（受入試験と同じ）	±0.75 mm（offset），±0.5°（twist）
3-7. 絞りの対称性（受入試験と同じ）	0.5 mm
3-8. 中断プランの治療完遂確認	±3%（線量），±1 mm（y 方向照射距離）
4. Annual	
4-1. ビームデータ（PDD，y 方向および x 方向のビームプロファイル）（受入試験と同じ）	±1%（基準値に対して）
4-2. x 方向のビームアライメントと MLC の中心（受入試験と同じ）	±0.34 mm
4-3. MLC 漏洩線量	初期値
4-4. MV-CT（再構成画像，アーチファクト，CT 値，線量）	初期値

MLCの同期に関する試験項目を追加する必要があります．

解説 いくつかの論文において，tomotherapy装置に特徴的な試験方法が報告されています．Balogら[1-3]はtomotherapy装置のビームアライメントや線量の試験方法を提案し，MV-CTの試験を含めたこの装置固有の特徴を検査するためのQAプログラムを提案しています．また，Fenwickら[4]はQAプログラムを実行するための試験方法の詳細を示しています．ここでは，Tomotherapyに特徴的な試験項目を，試験頻度ごとに表41-1にまとめました．ここに示すQAプログラム項目は一つの例であり，品質管理責任者が施設ごとのQAプログラムを作成する必要があります（許容範囲の数値は参考値です）．

　ベンダーによる定期的な確認と調整が必要な点検項目については，毎週，サービスエンジニアが確認を行っています．これは，主にCT検出器データによるガントリ回転時のパラメータ変化のチェックです．回転時の出力変化，x軸方向のビームプロファイル，モニタ線量計とCT検出器の出力信号の比較などが行われます．

■参考文献
1) Balog J, Mackie TR. Benchmarking beam alignment for a clinical helical tomotherapy device. Med Phys. 2003; 30: 1118-27.
2) Balog J, Olivera G, Kapatoes J. Clinical helical tomotherapy commissioning dosimetry. Med Phys. 2003; 30: 3097-106.
3) Balog J, Holmes T, Vaden R. Helical tomotherapy dynamic quality assurance. Med Phys. 2006; 33: 3939-50.
4) Fenwick JD, Tome WA, Jaradat HA, et al. Quality assurance of a helical tomotherapy machine. Phys Med Biol. 2004; 49: 2933-53.

〈佐々木浩二〉

Q42 Helical tomotherapyにおける治療計画の特徴はどんなことですか？

A 標的やリスク臓器等の輪郭を別途汎用の治療計画装置で作成し，輪郭情報を専用の治療計画装置（tomotherapy planning station）に転送する必要があります．インバースプランニングでは，Field Width，Pitch，Modulation Factorというパラメータにより回転周期や治療時間が決まります．臓器毎のDose Constraintsの設定では，Importance，Penaltyというパラメータを必要に応じて調整し最適化計算を行います．

解説 標的やリスク臓器等の組織に対する線量制約の設定は，従来のリニアックにおけるIMRTインバースプランニングと基本的に同じです．汎用の治療計画装置で組織ごとの輪郭を作成し，輪郭情

報をtomotherapy planning stationに転送します．登録された輪郭を標的またはリスク臓器に振り分けOverlap Priorityというパラメータで順位付けをします．輪郭が重なりを持つときには，Overlap Priorityの低い組織の線量制約が優先されます．

最適化計算に用いられるパラメータを以下に示します．

［Prescription Dose］ 標的に対する処方線量を記述．"% Vol"または"Status"（最大・平均・最小）のどちらかでPrescribed Dose［Gy］を入力．

［Field Width］ 体軸方向の照射幅．5 cm，2.5 cm，1.0 cmから選択します．

［Pitch］ ガントリ1回転時におけるアイソセンタでのビームオーバーラップの量．

［Dose Calculation Grid］ Fine（1〜2 mm），Normal（2〜4 mm），Coarse（4〜8 mm）から選択．

組織ごとのDose constraintのパラメータを以下に示します．

［Blocked］ 一次ビームの組織通過を遮断するかどうかを決めます．"None"：ブロックしない．"Complete"：一次ビームを完全に遮断する．"Directional"：先にTumorを通過する一次ビームは許容する．通常は"None"を用います．

［Importance］ 最適化計算において，他の組織と比較した相対的重要度を示します．

［Max Dose/Max Dose Penalty］ 選択した組織に対する理想的な最大線量と，その組織に対する最大線量の相対的重要度を示します．

［DVH Vol/DVH Dose］ ある特定の線量以上を受ける体積パーセント値とその線量を示します．

［Min Dose/Min Dose（Tumorのみ）］ 選択した標的組織全体で理想的な最小線量と，その組織に対する最小線量の相対的な重要性を示します．

［DVH Penalty（OARのみ）］ 選択した組織のDVH線量の相対的重要度を示します．

最適化計算において，特定の組織の重要度を上げたいときは，ImportanceやPenaltyを元の値の3倍以上の数値にします．最適化計算には，"TERMA"，"Full Scatter"，"Beamlet"の3つのモードがあります．"TERMA"は1次線のみの考慮で，"Full Scatter"は散乱線も考慮しDVHによる予備的な計算を行うモードです．正確な線量分布を表示するには"Beamlet"モードを選択し，全ビームレットの計算をConvolution/Superposition法で行います．最適化計算の1回目には数十分（場合によっては数時間）を要しますが，2回目からは数秒で結果が算出されます．

"Modulation Factor"は，MLC開度情報をもつサイノグラムにおいて強度がゼロではないリーフの平均強度を1.0として，許容する最大強度を規定するパラメータです．デフォルト値は2.0です．よ

Tumor Constraints

Name	Display	Color	Blocked	Use?	Importance	Max Dose [Gy]	Max Dose Pen	DVH Vol [%]	DVH Dose [Gy]	Min Dose [Gy]	Min Dose Pen
CTV	✓		None	✓	1	37.0	10	80.0	35.0	33.0	10
PTV	✓		None	✓	1	32.0	10	80.0	30.0	28.0	10

Sensitive Structure Constraints

Name	Display	Color	Blocked	Use?	Importance	Max Dose [Gy]	Max Dose Pen.	DVH Vol [%]	DVH Dose [Gy]	DVH Pt. Pen.
Couch	☐		None	☐						
Cord	✓		None	✓	1	30.0	10	20.0	20.0	10
Kidneys	✓		None	✓	1	30.0	3	20.0	10.0	3
Body	✓		None	✓	1	37.0	1	15.0	10.0	1

図42-1 Tomotherapyにおけるインバースプランニングのパラメータの例

り高い Modulation Factor（2.0 以上）を用いれば複雑な照射野に対応できるようになりますが，一方では治療時間の増大につながります．

以上のような計算モードやパラメータを利用して，tomotherapy のインバースプランニングが行われます（図 42-1）．

(田村昌也)

Q43 Helical tomotherapy における，患者ごとのプラン検証の方法を教えてください．また，時間はどれくらいかかるのですか？

A チーズファントムと呼ばれる円柱形水等価ファントムを用い，電離箱線量計と X 線フィルムにより検証します．検証にかかる時間は症例にもよりますが，3〜5 時間程度です．

解説 Tomotherapy の患者毎の検証は，装置の特性上，すべて composite プランで行います．Tomotherapy planning station に登録された QA 用ファントムデータファイルを読み込み，測定が可能な任意の位置に移動させます．ファントム上で線量分布を再計算し，得られた検証プランの線量分布が測定に適しているかどうかを判断しサーバに登録します．検証プランの線量は係数を乗じることにより変更が可能で，フィルムの飽和線量を考慮して照射線量を減じたいときに有効です．ただし，1 projection 当たりの時間が治療時の最速回転速度（15 sec/51 projection＝0.294 sec/projection）を下回らないことを推奨します．

絶対線量測定には，Standard Imaging 社製 Exradin A1SL 指頭形電離箱（$0.057\,cm^3$）を，相対線量測定には，Kodak 社製 EDR2 フィルムを使用するのが標準です（図 43-1）．チーズファントムには縦一列に 1 cm 間隔で電離箱挿入用の孔が開けてあり，任意の位置での測定が可能です．チーズファントムは上下に分離でき，フィルムを挟んで coronal 面の測定ができます．また，これを 90°回転させれば sagittal 面の測定も可能です．フィルムは，Vidar 社製スキャナで取り込み tomotherapy planning station で解析を行います．

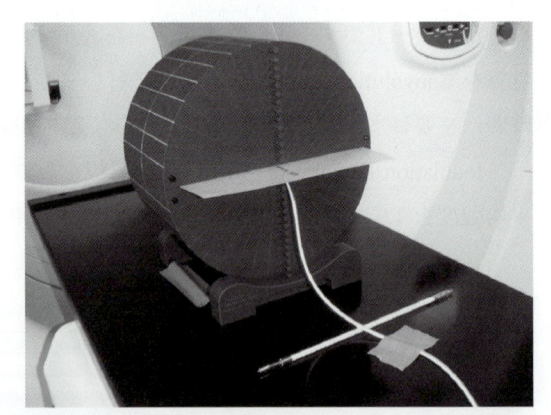

図 43-1　A1SL 電離箱と EDR2 フィルムによるチーズファントムでの測定例

ファントムの位置決めは赤色可動レーザーにより，また，フィルムの位置決めはガントリ中心から 70 cm 手前に設定された緑色固定レーザーにより行います．症例によってはフィルムを固定レーザー

の範囲外において測定を行わなければならない場合があります．その場合には，ファントムの角をマーキングすることにより検証が可能です．

　プラン検証にかかる時間は症例によって大きく異なりますが，検証プランの作成に 0.5〜1.0 時間，測定に 1〜2 時間，解析に 1〜2 時間程度が標準と考えられます．さらに，フィルムキャリブレーションやフィルム現像の時間などが加わります．

　また，銀塩フィルムの代わりに radiochromic film を用いることも可能で，2 次元配列検出器（半導体，電離箱）を用いて絶対線量と相対線量分布を同時に計測することも可能です．Radiochromic film を用いた解析では，赤色成分を用いると広いダイナミックレンジが得られます．このようなデータを得るにはカラー読み込みが可能なフィルムスキャナが必要です．また，2 次元配列検出器などによる測定データを tomotherapy planning station 内の解析プログラムを用いて解析することが可能[1-3]で，反対に tomotherapy planning station による治療計画データを外部評価システムに出力して解析することもできます．このような解析を行うためには，あらかじめ，データ転送に必要なインターフェースと転送情報を確認しておく必要があります．

■参考文献
1) Geurts M, Gonzalez J, Serrano-Ojeda P, et al. Longitudinal study using a diode phantom for helical tomotherapy IMRT QA. Med Phys. 2009; 36: 4977-83.
2) Van EA, Clermont C, Devillers M, et al. On-line quality assurance of rotational radiotherapy treatment delivery by means of a 2D ion chamber array and the Octavius phantom. Med Phys. 2007; 34: 3825-37.
3) Zeidan OA, Stephenson SA, Meeks SL, et al. Characterization and use of EBT radiochromic film for IMRT dose verification. Med Phys. 2006; 33: 4064-72.

（田村昌也，佐々木浩二）

Q44 Helical tomotherapy における，MV-CT による照射前の患者位置確認方法はどのようなものですか？

A MV-CT の X 線発生源は治療用 X 線と同じですので，同等の幾何学的配置で位置あわせが可能です．治療計画用 kV-CT 上で照合が必要な範囲を選択し，患者をセットアップした後 MV-CT を撮影します．その後，kV-CT と MV-CT を重ね合わせて比較照合し，ずれがある場合には位置の補正を行います．

解説 CT スキャンに用いる X 線エネルギーは，治療に用いるより少し低い 3.5 MV です．ガントリ回転速度は，1 回転あたり 10 秒です．検出器には 738 チャンネルの GE 社製キセノンガス電離箱線量計が用いられていて[1]，MV-CT には中心の 540 チャンネルのみを使用します．ヘリカルピッチは 1.0, 1.6, 2.4（Fine, Normal, Coarse）の 3 種類が選択可能です．Fine 条件では撮影時間が大きく増加するので，撮影部位や撮影範囲により最適な条件を選択する必要があります．比較的広範囲を撮影す

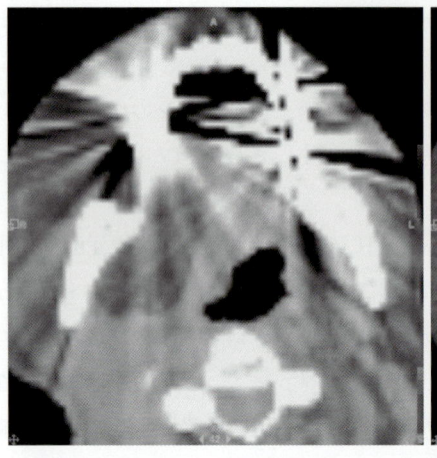

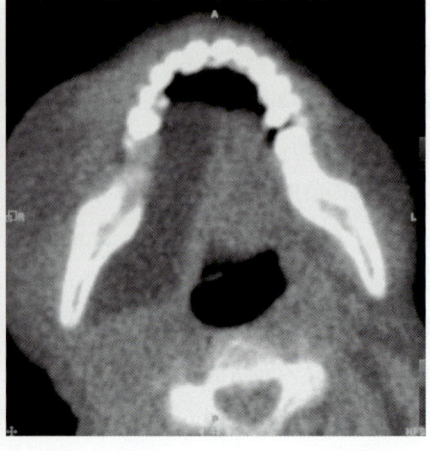

図 44-1 頭頸部の治療計画用 kV-CT 画像と tomotherapy による MV-CT 画像
（資料提供：北斗病院）

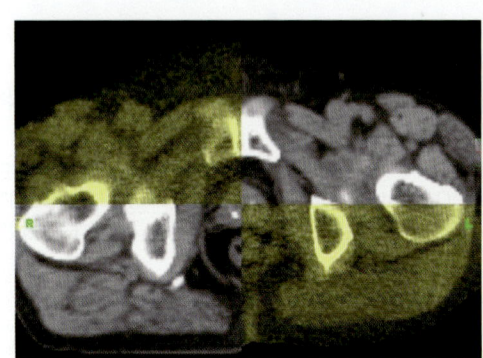

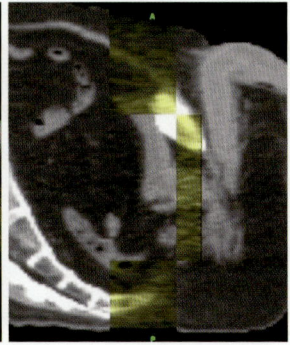

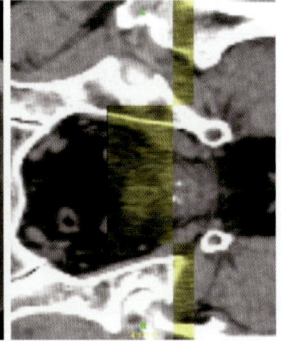

図 44-2 前立腺症例の治療計画用 kV-CT 画像と MV-CT 画像の重ね合わせによる位置合わせ
（資料提供：北斗病院）

る必要がある頭頸部では Normal 条件または Coarse 条件を，撮影範囲が狭くてよいがある程度の解像度が必要な前立腺などでは Fine 条件を選択するとよいです．

　MV-CT では kV-X 線と比較してコントラストがつきにくいため，軟部組織の識別が難しい箇所があります．kV-CT では歯等によるアーチファクトが見られますが，MV-CT ではアーチファクトの影響は小さいです（図 44-1）．したがって，3 次元的な骨構造による位置照合に使用する目的に十分なコントラストが得られます（図 44-2）．この場合，備え付けられている自動照合ツールで精度よくセットアップ誤差を算出することが可能です．ただし，ツールを過信せず術者の目で再度確認することを忘れてはいけません．

　MV-CT 撮影およびセットアップ誤差を確認した後，カウチを自動で補正します．初期型のカウチでは頭尾方向と腹背方向への自動調節が可能ですが，左右方向では手動による調節を行う必要があります．ロールに関しては自動調整機能も装備されており，ガントリのスタート位置を変えることにより補正ができますが，カウチの調整と異なり照射時に目視で確認することができないため推奨はできません．

■参考文献
1) Ruchala KJ, Olivera GH, Schloesser EA, et al. Megavoltage CT on a tomotherapy system. Phys Med Biol. 1999; 44: 2597-621.

(田村昌也)

Q45 サイバーナイフではどのように線量の強度変調を行っているのですか？

A ビームの線量強度変調は MLC などを用いた強度変調ではなく，スポットスキャニングのように照射位置（ビーム中心）を変化させ，またそれぞれの照射位置において照射時間を変化させることによって線量の強度変調を行います．

解説 サイバーナイフ[1]は他の治療装置と異なり，アイソセンタという概念がなく，さまざまな方向のノンコプラナビームを照射することができます（図45-1）．ビーム中心の異なるノンコプラナビームの照射時間を変化させることによって，図45-2のような線量分布を得ることが可能です．ロボットは自動車産業で使用されている KUKA 製のものであり，6つの関節（回転軸）をもったロボットアームを使用してサブミリメートルの位置精度が実現されています．機械的には任意の角度で照射できますが，ロボットの管理の面から約100の Node と呼ばれる基準ポジションがあり，1Node から12方向のビームを使用できます．使用できるコリメータサイズは5〜60 mm までの12種類から選択でき，数種類のコリメータを組み合わせても照射可能です[2]．複数のコリメータを組み合わせることにより，ターゲットの線量カバーを向上させたり，総 MU を減少させることが可能です[3]．照射ビーム数は最大で1,200本ほど使用可能ですが，通常では100〜200本程度のビームで治療が行われます．最新のものでは線量率が 800 cGy/min のものもあり，治療時間の短縮を目指しています．またサイ

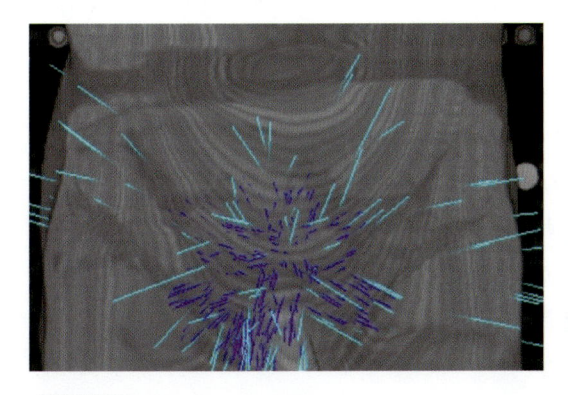

図45-1 照射ビーム構成図

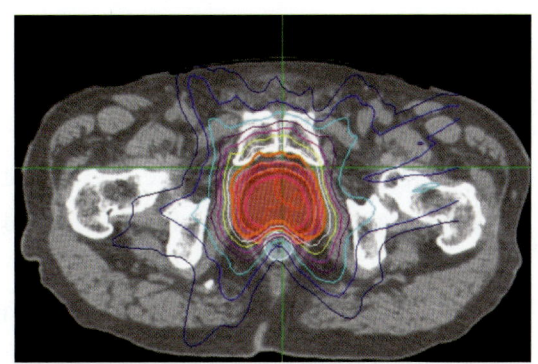

図45-2 線量分布

バーナイフの特徴としてトラッキングシステムがあげられます．トラッキングは直交した2方向のX線撮影システムにより，ビーム毎に照射直前の患者位置の変位を6軸で認識し，その変位量はロボット側の照射位置座標を補正することによって治療台を動かすことなく，正確な治療を実現しています．

■参考文献
1) Adler JR, et al. Image-guided robotic radiosurgery. Neurosurgery. 1999; 44: 1299-307.
2) Meyer JL, et al. IMRT, IGRT, SBRT-Advances in the Treatment Planning and Delivery of Radiotherapy. Front Radiat Ther Oncol. 2007; 40: 143-61.
3) Poll JJ, et al. Reducing monitor units for robotic radiosurgery by optimized use of multiple collimators. Med Phys. 2008; 35: 2294-9.

（熊崎　祐）

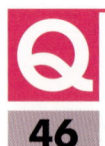

Q46 トラッキング方法にはどのようなものがあり，注意することは何ですか？

A 頭蓋トラッキング（skull-based tracking），椎体トラッキング（Xsight spine tracking），マーカトラッキング（fiducial tracking）があります（図46-1）．また，呼吸による動きのある臓器に対してはsynchronyと呼ばれる動体追跡のためのマーカトラッキングを基にしたトラッキング方法があります．ロボットは患者位置の変位量を補正して照射するために，トラッキングの認識精度はロボットの照射位置に影響を与えます．そのため，あらかじめ人体模擬ファントムでその精度を確認するべきです．ただし，照射中はトラッキングができないため，患者が動かないようにする固定具や患者への説明も必要となります．

解説 トラッキングとは治療計画の患者位置と治療時の患者位置の変位量を瞬時に計算し，経時的に患者位置を把握し，修正することをいいます．その時利用されるのは，斜めに直交する2つのX線管球システムであり，これらはロボットアームとは独立して設置されているため，各ビームにおける照射直前の患者位置を把握することができます．トラッキングにおけるイメージの認識精度が重要となるため，高解像度のアモルファスシリコンディテクタが使用されています．頭頸部（通常C3より頭側）では頭蓋骨の位置を確認する頭蓋トラッキング[1]，椎体には椎体の位置を確認する椎体トラッキング[2]，骨構造をランドマークとできないその他の部位にはマーカトラッキング[3]が利用されます．また動体追跡のためにはsynchrony[4,5]が利用されます．Synchronyでは，体表に装着したLEDの位置を赤外線カメラで読み取り，更に体内に入れたマーカの位置を直交する2方向のX線イメージを撮影し，体内の動き（標的）と体表（腹壁）の動きの相関モデルを構築して，ロボットが標的の動きを予測して，追跡しながら絶えず照射することが可能です[4,5]．

次に注意点について述べます．頭蓋トラッキングではDRR画像作成のためにCTセンタの基準ポ

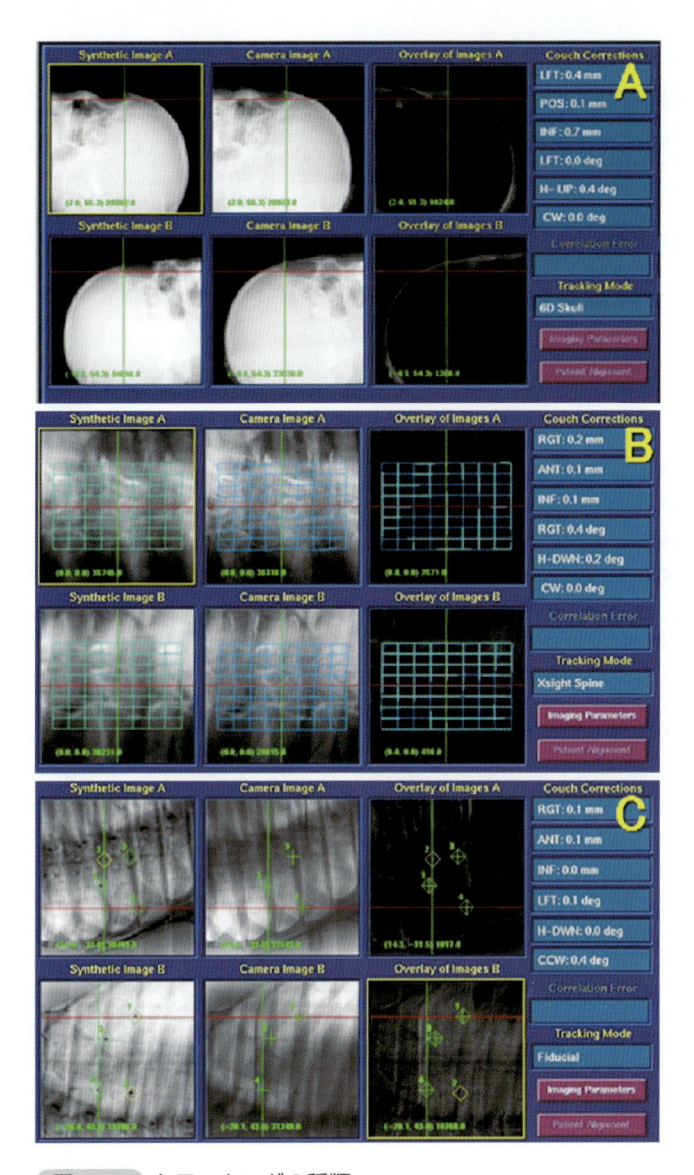

図 46-1 トラッキングの種類
A: skull-base tracking, B: X sight spine tracking,
C: fiducial tracking.

ジションがあるため，標的がCTセンタと離れれば，イメージの認識精度の誤差の影響が大きくなるため注意が必要です．椎体トラッキングでは各6軸の変位量を求めることはできますが，椎体が捻じれている場合にはトラッキングを行う関心領域の平均値となるため，変位量が過小評価される可能性があり，頭蓋トラッキングより厳しい変位量の評価が必要です．マーカトラッキングでは，マーカは3個以上あれば6軸（並進3軸，回転3軸）での変位量を求められ，2個以下では並進の3軸の変位量しか求めることはできません．したがって，通常は3個以上のマーカを使用し，またマーカがmigrationする可能性もあるので少し多めに入れます．またマーカが体内で安定するまで，挿入してからCT撮影まで時間を空けるのが望ましいです．さらにそれぞれのマーカの位置関係もトラッキング精

度に影響するため，一直線上にならないように配置するなどの必要があります．Synchronyでは，体表マーカと標的の動きの相関モデルを構築するため，長時間にわたり安定した呼吸が必要です．そのため患者への説明や呼吸コーチングシステムを利用して，呼吸の再現性を高めることが照射位置精度の向上につながります．またsynchronyをすべての患者に適応するのではなく，まず4DCTや透視装置などで腫瘍の動きの解析を行い，腫瘍の動きが大きい場合，安定しない場合は他の照射方法を選択するのが望ましいです．さらに注意点として，CTスライス厚はDRRを使用した画像の認識精度に影響するため，2mm以下のスライス厚が望ましいです[6]．

■参考文献
1) Murphy MJ. An automatic six-degree-of-freedom image registration algorithm for image-guided frameless steretaxic radiosurgery. Med Phys. 1997; 24: 857-66.
2) Fu D. 3D target localization using 2D local displacements of skeletal structures in orthogonal X-ray images for image-guided spinal radiosurgery. Int J CARS. 2006; 1: 189-200.
3) Cheng BS, et al. Implementation of fiducial-based image registration in the CyberKnife robotic system. Med Dos. 2008; 33: 156-60.
4) Schwiekard A, et al. Respiration tracking in radiosurgery. Med Phys. 2004; 31: 2738-41.
5) Ozhasoglu C, et al. Synchrony--Cyberknife respiratory compensation technology. Med Dosim. 2008; 33: 117-23.
6) Murphy MJ. The importance of computed tomography slice thickness in radiographic patient positioning for radiosurgery. Med Phys. 1999; 26: 171-5.

（熊崎　祐）

Q47 サイバーナイフでのQA/QCの方法について教えてください．

A 項目，点検頻度に関する学会レベルのガイドラインは存在しないため，ベンダー推奨の項目[1]，点検頻度でQA/QCを行うことが推奨されます[2]．

解説 国内には，サイバーナイフユーザーがベンダー推奨項目に対して追加・修正して作成したQA/QC項目があり，それらを表47-1に示します[3]．これらは体幹部治療承認前に作成されたものであり，synchronyには対応していません．体幹部治療対応になってからはロボットポジションの位置精度（許容値0.5mm以下）も簡単に確認することができるようになったためQA項目として定期的に確認することを推奨します．現状はベンダー推奨項目を参考にしつつ自施設でQA/QC項目，点検頻度を決定していく必要があります．また，Sharmaら[4]はコミッショニング時におけるビームデータの測定値を公表し，更にはAccuray社が持っているサイバーナイフユーザーの測定値（平均値）との比較をしていますので，それらと比較するのは有効だと思われます．

表47-1 サイバーナイフにおける推奨QA項目

頻度	QA項目	内容	許容値
毎日	安全インターロック確認	ドアのインターロックおよびオペレータのパネルのE-stopボタンの動作確認	動作可
	システム状態（パラメータ）の確認	運転パラメータが使用の範囲内にあることを確認する	※
	ロボットパーチ位置の確認	パーチポジションにおいて，レーザー位置を点検し，ロボットのマスタリング状態が変化していないか確認する	※
	QAツールを用いた照射位置の確認	BBテストまたはAQAテストを行い，治療開始前にトラッキングを含めて照射位置精度を確認する．	※
	リニアック出力定常性の確認	モニタ線量計が大気開放型であるため，線量校正条件，または同等な条件にてリニアックの出力が変化していないことを確認，校正する	※
毎週	フィルムを用いたターゲッティング試験（end to endテスト）	ロボット，計画装置，画像位置認識システム，リニアックなどの全てのシステムの総合的な照射精度を確認する．これらはビームパス毎，トラッキング方法毎に行う	±1mm以内
毎月	ビームパラメータの確認	ビームの平坦度，対称度，半影，エネルギーなどを確認する	※
	イメージシステムのアライメントの確認	Isocrystalを使用して，イメージングシステムの機械的な位置精度を確認する	±1mm以内
毎4半期	ターゲットトラッキング試験	人体模擬ファントムを利用して，トラッキング方法毎に患者位置トラッキング精度を確認する	±1mm以内
	Linacレーザーの機械的アライメントの確認	他のQA項目で利用させるレーザーがビーム軸にあることを確認する	±1mm以内
	レーザー/照射野アライメントの確認	レーザーが照射野中心にあることを確認する．	±1mm以内
毎年	ビームデータの確認	治療計画装置に登録されているビームデータ（TPR，OAR，OPFなど）を測定し，確認・修正する	※
	治療計画装置の確認	CT画像が方向，幾何学的距離などが正しく表示されるかを確認する	※
	安全システムの確認	すべてのインターロックの動作確認を行う	動作可

※アクセプタンステストを参照し，施設毎に許容値を設定または判断する

■参考文献

1) Accuray Inc. 日本のコミッショニングとQA. Vol P/N026271A-JPN. Sunnyvale: Accuray Inc; 2007.
2) Dieterich S, Pawlichi T. CyberKnife image-guided delivery and quality assurance. Int J Radiat Oncol Biol Phys. 2008; 71: S126-30.
3) Quality assurance/Quality control（Rev 1.0）. 東京: 千代田テクノル; 2007.
4) Sharma SCJ, et al. Commissioning and acceptance testing of a CyberKnife linear accelerator. J Appl Clin Med Phys. 2007; 8: 2473.

〈熊崎　祐〉

Q48 サイバーナイフにおける患者ごとのQAについて教えてください．

A 現在はベンダーから供給されているものと日本のサイバーナイフユーザーズが作成したマニュアルがありますが，以下の項目を確認するのが望ましいと思われます．

解説

1．絶対線量測定

体幹部治療に対応していない以前の装置では，頭蓋骨をトラッキングする頭蓋トラッキングしかできなかったため，積層ファントムのような固体ファントムでの絶対線量検証はできませんでした．しかし，体幹部用にバージョンアップした装置ではマーカトラッキングが可能となり，マーカを挿入すればどんな形状の固体ファントムでも絶対線量検証が可能となりました．測定に使用する検出器は検出器サイズの小さいものを利用し，照射角度依存性の少ないものを利用するべきです．

2．線量分布測定

線量分布測定には，サイバーナイフに付属しているガフクロミックフィルムを挿入できる頭頸部の人体模擬ファントムがありますが，本来は均質な水等価固体ファントムで線量分布測定を行うのが望ましいです．

3．MU独立検証

サイバーナイフで絶対線量検証を行うと治療時と同じ大線量での線量検証となるため，非常に時間が費やされるため，MUの独立検証の果たす役割は大きいと思われます．最初は絶対線量検証と並行して，MU独立検証との整合性を確認するのが望ましいです．サイバーナイフで利用されるビーム数は，従来のリニアックより多く，100ビームを超えることもあるため，全ビームのMUチェックを手計算で行うことは困難であるため，自作プログラムを作成し，簡便に確認できるようにするのが望ましいです．もし，自作プログラム作成が困難な場合は市販ソフトも販売されているので利用されるのが望ましいです．

4．ロボットポジションの確認

サイバーナイフにはMLCはなく，ビームの線量強度変調をロボット停止位置を変化させることによって実現しているため，ロボットポジションの停止位置精度が重要となります．ロボットポジションの確認を行うために必要なデータは装置にログファイルとして保存されているため，それらを解析することによってロボットポジションの確認を行うことができます．

5．照射後のMU確認

サイバーナイフのビーム数は通常100〜200ビームほどで，ビーム毎のMUは5〜200MU程度の幅を持ちます．照射MUは小数点第2桁まで制御されており，全ビームを治療中に確認することは困難です．照射MUはロボットポジション同様にログファイルがシステム上に作成されるため，それらを解析することによって全ビームの照射MUを確認することができます．

〈熊崎 祐〉

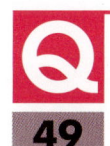

Q49 サイバーナイフでは標準測定法による線量校正ができますか？

A サイバーナイフは円形照射野で最大直径が60 mm，SADが80 cmであり，標準測定法の基準条件（照射野10 cm×10 cm，SAD＝100 cm）を満たすことができないため，基準条件での校正はできません．代わりに，表49-1に示した基準条件で行われます[1]．

解説 標準測定法01では10×10 cmの$TPR_{20,10}$より線質変換係数を求めますが，サイバーナイフの線量校正では，SCD（source to chamber distance）が80 cm，照射野は最大で直径60 mmの円形のコリメータで行います．また，サイバーナイフはフラットニングフィルタがないため従来の6 MVのリニアックの$TPR_{20,10}$より小さくなります．それでも，線質変換係数（k_Q）の誤差は通常のリニアックと比較して0.3％程度です[2]．よって，サイバーナイフでは従来のリニアックでの線量校正条件が異なりますが，照射野10×10 cm，SCD 100 cmでの線質変換係数の値を代用できます．河内[1]らはサイバーナイフ専用の線質指標を報告しており，その値を使用することもできます．またサイバーナイフはフラットニングフィルタがないため，ビーム中心においても線量プロファイルは平坦ではなく，使用する電離箱の種類が重要となります．線量校正に長軸が大きい電離箱を使用すると線量を過小評価してしまいます．河内ら[2]の報告では，長軸が1 cm以内のもの使用することを推奨しています．現在多くの施設で使用されているA12S（Standard Imaging）では0.2％程度です．基準深に関しては，国内では多くの施設が5 cmですが，標準測定法の基準条件に近い10 cmを推奨します．また，線量を管理する線量モニタ計が開放型電離箱であり，測定時の気温・気圧の影響を受けてしまうため，ウォーミングアップを行い安定した状態で行うことが望ましいです．今後，AAPM TG155から「Small Fields and Non-Equilibrium Condition Photon Beam Dosimetry」に関する報告がされますので，参考となると思われます．

表49-1 水吸収線量測定のための基準条件

項目	基準条件
ファントム	水
校正深	10 gcm^{-2}
電離箱	空洞の長さが1 cm以下
電離箱の基準点	幾何学的中心
SCD	80 cm
照射野サイズ	直径6cm

■参考文献
1) Kawachi T, et al. Reference dosimetry condition and kQ for CyberKnife beam. Med Phys. 2008; 35: 4591-8.
2) Araki F. Monte Carlo study of a Cyberknife stereotactics radiosurgery system. Med Phys. 2006; 33: 2955-63.

（熊崎　祐）

Q 50⋯▸64

治療計画装置

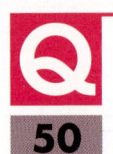

Q50 IMRTのコミッショニングを行う前に必要な項目について教えてください．

A IMRTビームで計算値と実測値に乖離が見られた時に，IMRT特有のパラメータが原因であるのかそれとも通常照射のパラメータが原因であるのかの判断が困難となるため，非IMRT照射でのコミッショニングを十分に行う必要があります．

解説

コミッショニングとは，各施設において臨床での使用が想定されるさまざまな条件で，ユーザー自身が装置の性能評価を行い，臨床導入に必要となる品質を担保することです．コミッショニング担当者がその結果を基に臨床導入の可否を判断するため，コミッショニングは治療開始前に実施しなければなりません[1]．

3DCRTなどの定型的な放射線治療における治療計画装置のコミッショニングの項目や手順については，医学物理学会発行のQAガイドライン[1]，AAPM[2]，ESTRO[3]およびIAEA[4]などの報告を参照してください．

放射線治療品質管理機構の提言[5]からも，十分に時間と労力をかけて非IMRT照射のコミッショニングを行い，その精度を把握しておくことが重要です．それらが不十分では，IMRTビームで計算値と実測値に乖離が見られた時に，IMRT特有のパラメータが原因であるのか，それとも通常照射のパラメータが原因であるのか，判断が困難となります．

また，IMRT対応の加速器の購入と同時に治療計画装置の購入や更新を行う場合が多くありますが，治療計画装置によって自動マージン作成のためのアルゴリズムが異なるので，マージン付加後の体積が変化することが報告されています[6]．図50-1は前立腺に対してマージン付加後の体積の治療計画装置ごとの相違であり，最大で20％まで異なってしまいます．計画用CTのスライス厚が小さいほど影響は少ないため，頭尾方向のマージン作成アルゴリズムの違いが影響すると考えられます．治療計画装置が新規に導入された場合やバージョンアップを行った場合は，マージン付加後の体積を比較す

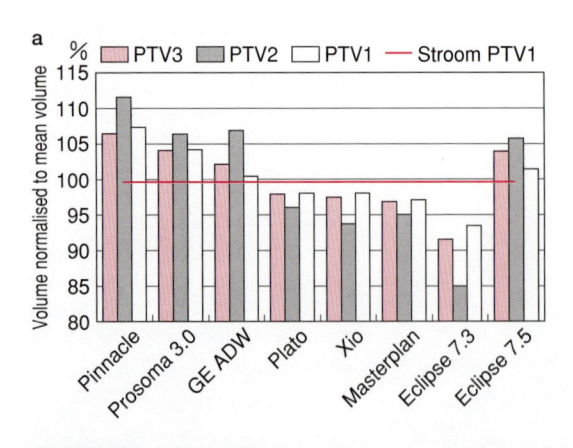

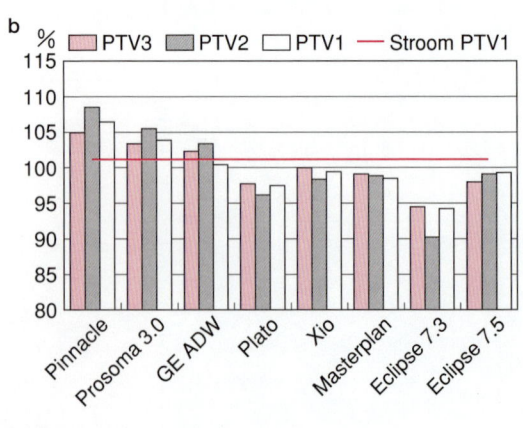

図50-1 治療計画装置によるマージン付加後の体積の相違[6]
計画用CTのスライス厚が5mm（a）と2.5mm（b）．

るとよいでしょう．

■参考文献
1) 医学物理学会タスクグループ 01. X 線治療計画システムに関する QA ガイドライン．医学物理. 2008; 27 Suppl: 6.
2) Fraass B, Dppke M, Hunt M, et al; American Association of Physicists in Medicine Radiation Therapy Committee Task Group 53. Quality assurance for clinical radiotherapy treatment planning. Med Phys. 1998; 25: 1773-829.
3) ESTRO Booklet No. 7. Quality assurance of treatment palnning systems. Practical examples for non-IMRT photon beams. 2004.
4) International Atomic Energy Agency. Technical reports series No. 430. Commissioning and Quality assurance of computerized planning systems for radiation treatment of cancer. Vienna: IAEA; 2004.
5) 放射線治療品質管理機構．提言「放射線治療装置導入に関するコミッショニング必要期間について」．2008. http://www.qcrt.org/comisshoning_proposal.pdf
6) Poolera AM, Maylesa HM, Naismithb OF, et al. Evaluation of margining algorithms in commercial treatment planning systems. Radiothe and Oncol. 2008; 86: 43-7.

（小島　徹）

Q51 実際に IMRT のコミッショニングはどのような手順で行いますか？

A ESTRO Booklet の資料[1,2]（図 51-1）を参考にした，IMRT での治療計画装置（RTPS）のコミッショニングの手順は下記の通りです．最終的な目標としては臨床にもっとも近い状態での線量検証で，それに向け RTPS と実測値で乖離が生じた場合に原因が特定しやすいものから順に実施することが推奨されます．

1. 加速器の幾何学的精度の担保
2. 加速器の線量精度の担保
3. 治療計画装置のモデリングデータのコミッショニング
4. 一門ごとの線量検証
5. 全門合計した線量検証

解説　1と2はIMRTのコミッショニングとは直接関係ありませんが，その精度が担保できていることがIMRTのコミッショニングの必要条件です．ビームデータ測定時とコミッショニング時で加速器の幾何学的および線量の精度が整合されていない場合，RTPSがいくら精度よく計算しようとも計算値と測定値とが相違することが想像されます．仮に一致しても，誤った計算結果による偶然一致であると考えられます．よって，定期的な装置の品質管理を実施することが重要となります．
　3では深部線量分布や出力係数などの非 IMRT 照射でのコミッショニングを行います．その後に

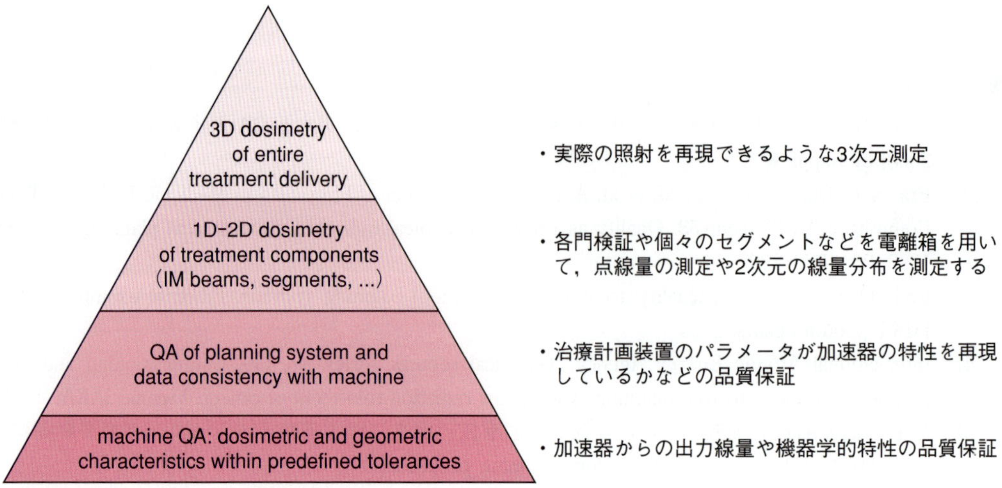

図 51-1 De Wagter ら[1,2]が推奨する QA ピラミッド
実際のピラミッドと同様に土台となる下段がしっかりしていないと上に積み重なる上部の QA も崩壊してしまう[1,2]。

Q52 以降に記載されている小照射野の出力係数，MLC オフセットや透過率など IMRT のコミッショニングを行います．

4 では Q60 に記載されているような，ステップ状など単純な強度変調ビームを作成し，測定値と実測値の確認を行います．最後に目的である患者に投与される線量分布をもっとも再現できていると考えられる，5 の全門合計線量の点線量や線量分布の検証を行います．

以上のように RTPS と実測値で乖離が生じた場合に原因が特定しやすいものを先に行い，順に臨床的な方向に向けて進めることを推奨します．

■参考文献
1) Alber M, Broggi S, De Wagter C, et al. Guidelines for the verification of IMRT. Booklet No. 9. Brussels: ESTRO; 2008.
2) De Wagter C. The ideal dosimeter for intensity modulated radiation therapy（IMRT）: What is required?（DOSGEL2004, Ghent, Belgium）. J Phys Conf Ser. 2004; 3: 4-8.

（小島　徹）

Q52　IMRT ではなぜ小照射野での出力係数やヘッド散乱の項目が重要になるのですか？

A MLC による IMRT では，強度変調が行われるそれぞれの照射野は，小さなセグメント照射の集合体から成り立っています．そのため，治療計画装置において正確な線量計算を行うには小照射野の出力係数がビームモデリングに不可欠です．

解説 各セグメントは照射野内のさまざまな位置で構成されるため，各セグメントからのヘッド散乱の影響（extended source distribution, extra-focal source distribution）を考慮する必要があるかもしれません[1]．XiO では，実測値と合わせ込んだ IMRT 用ヘッド散乱係数（S_c）を用いています．また，Pinnacle では実測は不要であり，計算と実測の出力係数から特定のモデル（Gaussian-based flattening filter scatter model）を用いて，MU 計算のための出力係数を補正しています[2]．

　実測値（ヘッド散乱係数や出力係数）を治療計画装置に入力する際には，小照射野の測定が必要になります．小照射野の測定では，検出器の大きさ[3,4]や設置精度に大きく影響されます．3 cm×3 cm 以下の出力係数は，小さい有効電離体積を有するマイクロ型（約 0.01 cm^3）やミニ型（約 0.1 cm^3）電離箱を用いることを推奨します[3]．

■参考文献
1) LoSasso T. Acceptance testing and commissioning of IMRT. In: Fuks Z, Leibel SA, Ling CC, editors. A practical guide to intensity-modulated radiation therapy. Madison: Medical Physics Publishing; 2003. p. 123-46.
2) Pinnacle^3 Physics Reference Guide. 2004.
3) Das IJ, Ding GX, Ahnesjo A. Small fields: nonequilibrium radiation dosimetry. Med Phys. 2008; 35: 206-15.
4) Kawachi T, Saitoh H, Inoue M, et al. Reference dosimetry condition and beam quality correction factor for CyberKnife beam. Med Phys. 2008; 35: 4591-8.

（古谷智久）

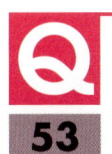

Q53 IMRT ではなぜ MLC プロファイルが重要なのですか？

A MLC を使用した IMRT は，コリメータにより固定された矩形照射野内を MLC が位置を変えながら各セグメントを形成します．よって，IMRT のビームモデリングでは，MLC で成形された照射野の線量プロファイルが重要です．

解説 3D-CRT では，MLC による線量プロファイルは照射野辺縁部のみ影響を与えます．しかし IMRT では，MLC で成形された小照射野を積み重ね目的とする線量分布を作成します．そのため，MLC プロファイルのモデリングが不十分な場合，不確かな線量分布を積み重ねた線量分布を作成してしまうことになりかねません．よって，治療計画装置が MLC プロファイルを精度よく再現する必要があります．MLC プロファイルには MLC からの透過線量（midleaf transmission, interleaf transmission），およびリーフ先端を通過する光子による線量への影響（rounded leaf end transmission）が含まれており[1]，コミッショニングの際には，MLC による線量プロファイルの実測と計算値とを比較することを推奨します．測定は Q52 で示した小照射野と同様に有効電離体積の小さい検出器を使用す

ることを推奨します.

■参考文献
1) LoSasso T, Chui CS, Ling C. Physical and dosimetric aspects of a multileaf collimation system used in the dynamic mode for implementing intensity modulated radiotherapy. Med Phys. 1998; 25: 1919-27.

（古谷智久）

Q54 Leaf offset とは何ですか？

A 先端が円弧状の MLC は，光子が先端部を通過する（leaf end transmission）ため，幾何学的な MLC 開度と放射線学的な照射野サイズが乖離（offset）します.

解説 リニアックの機種によって，MLC の形状や動作方法は異なり，大別すると double focus と single focus に分けられます．前者は Siemens 社製リニアック，後者は Varian 社製や Elekta 社製リニアックで用いられています．Double focus とは，リーフの動作方向に対しても，またリーフ配列に対

a. Double focus（Siemens）　　b. Single focus（Elekta）

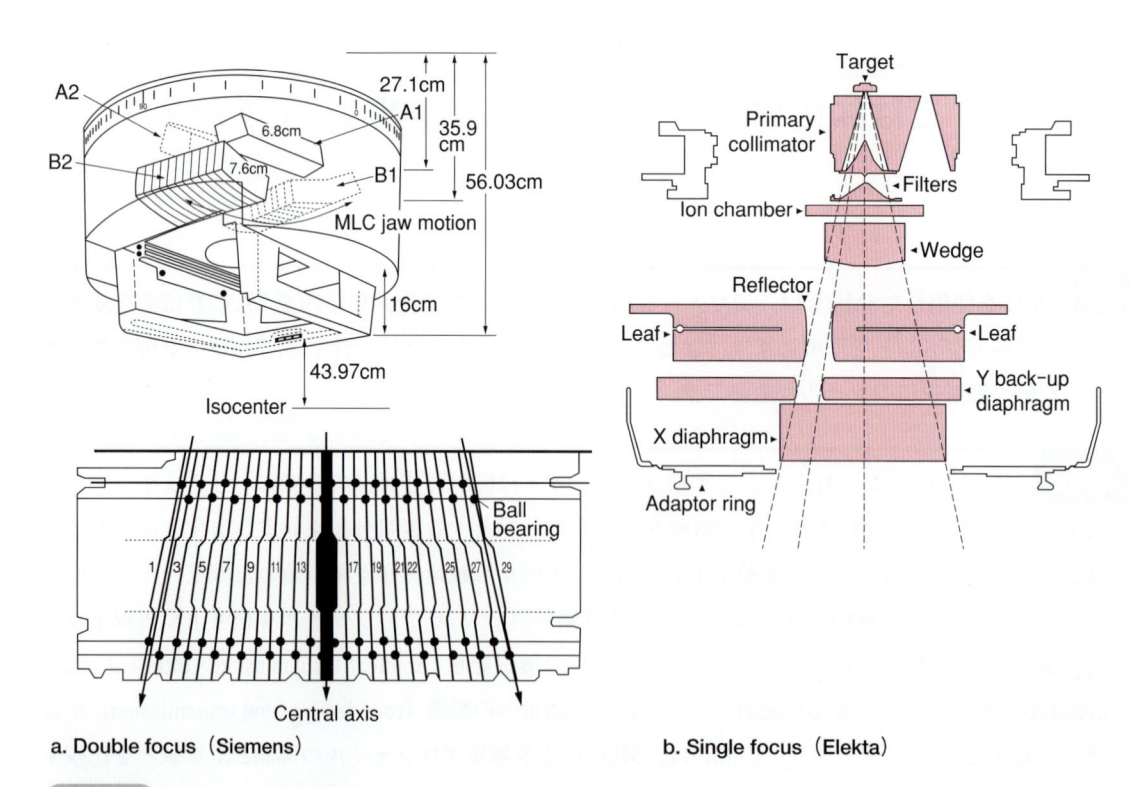

図 54-1　MLC システムの違い

84　治療計画装置

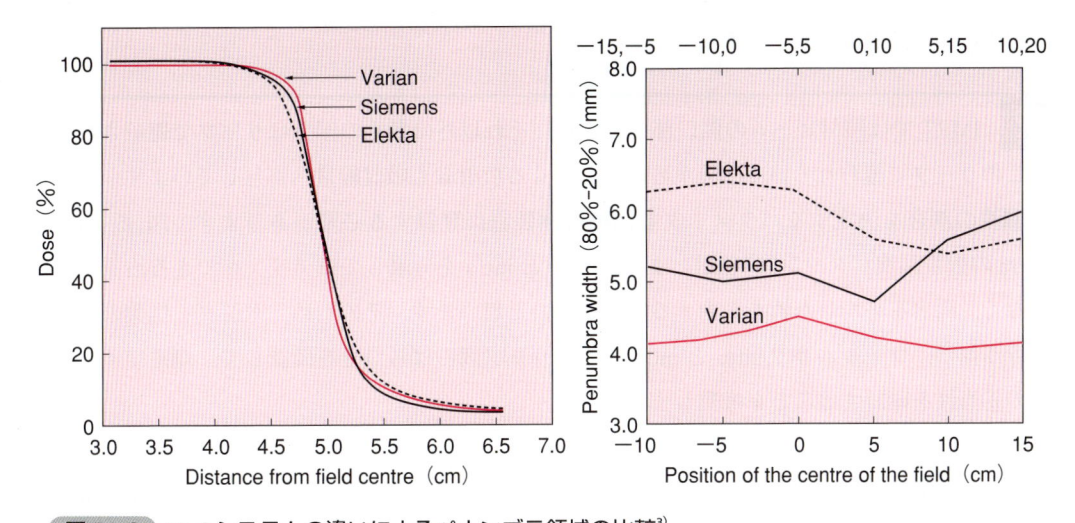

図 54-2 MLC システムの違いによるペナンブラ領域の比較[3]

しても，MLC とビームの広がりとが一致しているシステムです（図 54-1a）[1]．一方，Single focus ではリーフの配列のみがビームの広がりと一致し，動作方向については考慮していません（図 54-1b）[2]．

これらのシステムの違いにより，MLC によって作成される照射野のペナンブラが異なり，さらにはビーム中心軸からの距離によってもペナンブラ幅は変化します（図 54-2）[3]．

したがって，治療計画装置のビームモデリングやコミッショニングでは，これらのシステムの違いによる leaf end transmission への影響を考慮することが必要です．

■参考文献
1) Das IJ, Desobry GE, McNeeley SW, et al. Beam characteristics of a retrofitted double-focused multileaf collimator. Med Phys. 1998; 25: 1676-84.
2) Jordan TJ, Williams PC. The design and performance characteristics of a multileaf collimator. Phys Med Biol. 1994; 39: 231-51.
3) Huq MS, Das IJ, Steinberg T, et al. A dosimetric comparison of various multileaf collimators. Phys Med Biol. 2002; 47: N159-70.

〈古谷智久〉

Q55 Inter leaf transmission, intra leaf transmission と leaf end transmission の違いを説明してください．

A Inter leaf transmission はリーフ間の隙間，intra leaf transmission はリーフ内，leaf end transmission はリーフ端からの放射線の漏洩を指しますが，それ以外の定義は決まっていません．Leaf transmission は上方のフルエンス分布の影響を受けるため，照射野サイズや軸外での

位置により透過度は変化します.

> **解説** IMRT では照射ビームの開口部は小さく, それ以外の多くの部分はリーフで遮蔽されています. このリーフで覆われている部分から漏れてくる放射線も吸収線量へ寄与しています. そのため線量漏洩の割合を決定するパラメータを治療計画装置に登録する必要があります. 図 55-1 に inter と intra の線量漏洩パターン例[1]を示します. inter と intra を分離してモデリングできる治療計画装置は少なく, 両者を平均した値を入力する場合が多いと思います. そのため, ベンダー推奨の方法で測定を行う前に, フィルム等で inter と intra の差やリーフ間のばらつきを確認して, 測定ポイントや測定値の妥当性を確認することを推奨します.

Inter と intra の transmission は主にリーフで覆われている部分の影響を対象としています. 一方, 照射ビームの開口部付近の影響を対象とするのが leaf end transmission です. 図 55-2 に示すように, 先端部が円弧状を呈する MLC (single focus 式) では, 先端部の厚さが薄くなるため, 線量が増加します. 治療計画装置が増加線量分 (dose separation) を正確に再現できることが重要となります. 特にダイナミック方式の IMRT では, 常にフィールド内に線量が加算されます.

測定にはいくつかの方法が提唱されており, ひとつの方法だけで判断するのではなく, 複数の方法で精度を確認することを推奨します. LoSasso らの固定 MLC による方法[2]や, Arnfield らの sweeping window による方法[3]があります. これらの方法は国内でも広く紹介されている[4-6]ため, 参考にしてください.

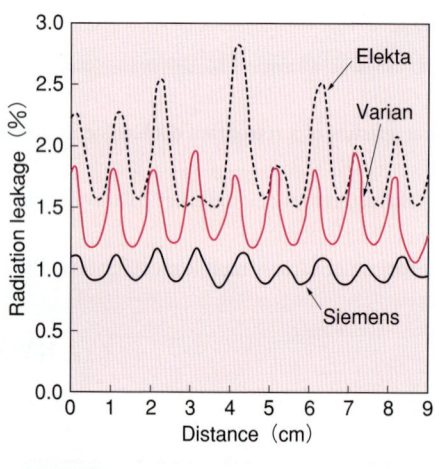

図 55-1 Inter と intra の線量漏洩パターン (6 MV, 10×10 cm field)

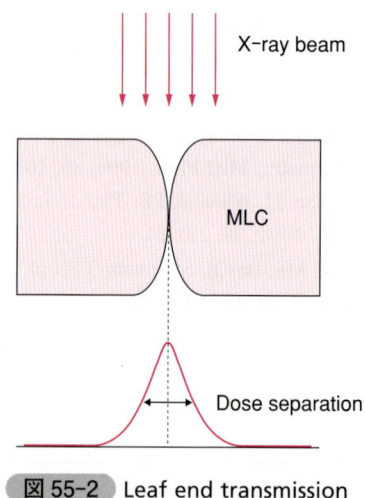

図 55-2 Leaf end transmission

■ 参考文献

1) Huq MS, Das IJ, Steinberg T, et al. A dosimetric comparison of various multileaf collimators. Phys Med Biol. 2002; 47: 15-170.
2) LoSasso T, Chui CS, Ling CC. Physical and dosimetric aspects of a multileaf collimation system used in the dynamic mode for implementing intensity modulated radiotherapy. Med Phys. 1998; 25: 1919-27.
3) Arnfield MR, Siebers JV, Kim JO, et al. A method for determining multileaf collimator transmission and

scatter for dynamic intensity modulated radiotherapy. Med Phys. 2000; 27: 2231-41.
4) 岸 和馬．IMRT における QA と線量照合〜DMLC による IMRT〜．第 44 回放射線治療分科会シンポジウム（神戸）：日放技 治療分科会誌．2002; 16: 44-50.
5) 川守田龍．強度変調照射法の品質保証〜Dynamic IMRT における QA〜：第 48 回放射線治療分科会シンポジウム（横浜）：日放技 治療分科会誌．2004; 18: 42-8.
6) 黒岡将彦．Linac・RTPS の QA/QC（コミッショニング）．日放技 治療分科会誌．2009; 23: 8-18.

（山田誠一）

Q56 MLC からの漏洩線量は jaw size や測定深で変化しますが，コミッショニングは何から始めればよいですか？

A 治療計画装置には 1 つの値しか入力ができないことが多いので，start point はありません．実際は，治療計画装置の要求通りに測定して入力する，または，臨床的な照射野サイズでの結果を入力するなど，最適な値に調整していくことになるでしょう．

解説 図 56-1 のように MLC からの漏洩線量は，照射野サイズが大きくなるほど増加する傾向にあります[1]．これは照射野の拡大により，MLC からの散乱線量が増加するためと考えられています[2]．また 6 MV では測定深が深い程，ビームハードニングの影響で transmission が増加します[1,3]．照射野サイズや測定深によって transmission は変化するため，IMRT 開始前に最適な値を決定することは困難かもしれません．

まずは治療計画装置のベンダーが推奨する方法でパラメータを測定・登録します．その後コミッショニングや臨床患者の線量検証を行い，自施設で多用する照射野サイズや深さで計算結果が一致す

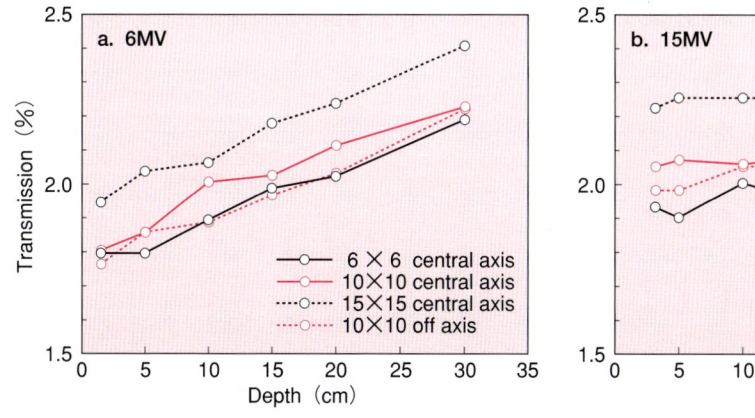

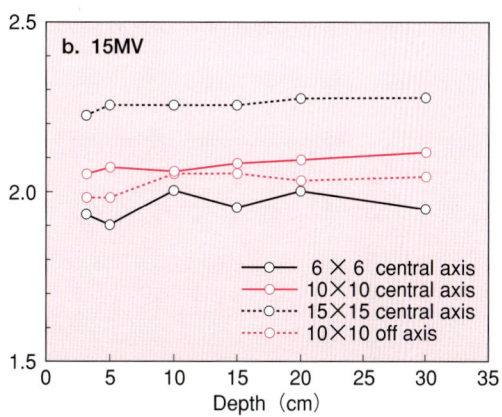

図 56-1 深さと照射野サイズによる 6 MV（a）と 15 MV（b）での MLC transmission の変化[1]
直径が 2.5 cm の平行平板型電離箱をアイソセンタに設置して測定した．Transmission（％）はビーム中心軸上で MLC に遮蔽された時の線量とオープン照射での線量との比である．

るように，調整したパラメータに変更することもよいかと思います．

■参考文献
1) LoSasso T, Chui CS, Ling CC. Physical and dosimetric aspects of a multileaf collimation system used in the dynamic mode for implementing intensity modulated radiotherapy. Med Phys. 1998; 25: 1919-27.
2) Arnfield MR, Siebers JV, Kim JO, et al. A method for determining multileaf collimator transmission and scatter for dynamic intensity modulated radiotherapy. Med Phys. 2000; 27: 2231-41.
3) 岸　和馬．IMRTにおけるQAと線量照合〜DMLCによるIMRT〜．第44回放射線治療分科会シンポジウム（神戸）：日放技 治療分科会誌．2002; 16: 44-50.

（山田誠一）

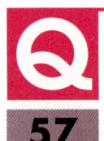

Q57 DMLCの場合，最大リーフ速度を入力しなければなりませんが，どうしたらわかりますか？

A MLCの最大リーフ速度は，リニアックに添付されている仕様書または性能表で確認できます．その際，所有するMLCの型式を確認することが重要で，型式が明記されていないメーカーのカタログや論文等の値を使用してはいけません．

解説 DMLCにおける投与線量の精度は主にMLCのリーフ速度の精度に依存します．多数のセグメントから構成されるDMLCシーケンスでは，コントロールポイント間でリーフ速度は加減速することになりますが，常に少なくとも1葉のリーフが最大リーフ速度で駆動することで最短時間の照射を可能にしています．

図57-1はVarian社の3台の同一リニアック（Clinac 21EX）に搭載されたMLC（120-leaf Millennium MLC）の最大速度（メーカー性能値: 2.5 cm/s）を実測したものです．同一機種でも10％以上の性能差があり，内側の5 mm厚のリーフと外側の10 mm厚のリーフで20％以上の性能差があることがわか

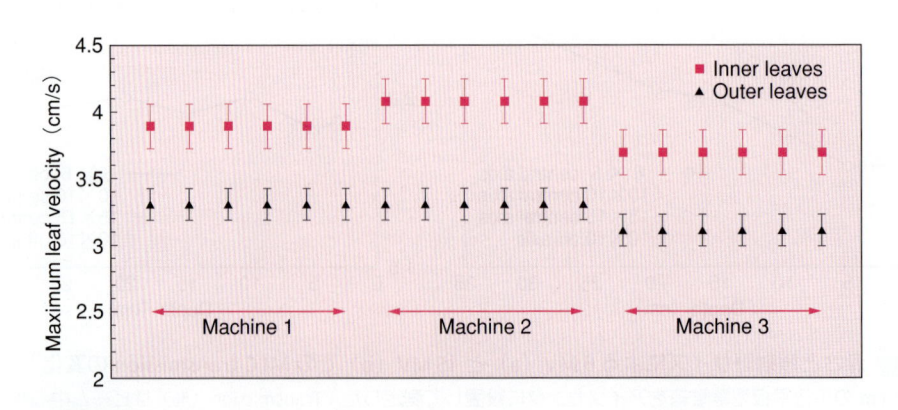

図57-1 Varian社の3台の同一リニアックの最大リーフ速度の比較

ります[1]．この結果から，このMLCのメーカーが公表している最大リーフ速度2.5 cm/sは最大性能の80％程度に過ぎません．この理由は，臨床において安定したリーフ速度とリーフ位置精度を保証するためであり，さらにリーフモータおよび周辺部品の損耗による性能低下を抑えることができます[2]．

Litzenbergら[3]は，リニアック・MLCコントローラー間の通信ディレイタイムをリーフシーケンスアルゴリズムの中で考慮していない問題を指摘し，beam hold-offの頻度を測定することにより，リーフ位置トレランス，リーフ速度の関係から求めた実効制限速度 effective limiting velocity を最大リーフ速度として入力することを推奨しています．詳細は参考文献を参照して下さい．

■参考文献
1) Wijesooriya K, Bartee C, Siebers JV, et al. Determination of maximum leaf velocity and acceleration of a dynamic multileaf collimator: implications for 4D radiotherapy. Med Phys. 2005; 32: 932-41.
2) LoSasso T. IMRT delivery system QA. In: Palta JR, Mackie TR, editors. Intensity-Modulated Radiation Therapy: The State Of The Art. American Association of Physicists in Medicine. Medical Physics Monograph No. 29, 2003.
3) Litzenberg DW, Moran JM, Fraass BA. Incorporation of realistic delivery limitations into dynamic MLC treatment delivery. Med Phys. 2002; 29: 810-20.

〈三津谷正俊〉

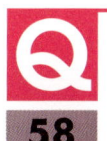

Q58 MLC最大リーフ速度とIMRT治療計画の関係を教えてください．

A IMRTのインバースプランによって，投与すべき理想的なフルエンス（optimal fluence）が計算され，その後，リーフシーケンサーはそのフルエンスを治療装置で実行できるDMLCファイル（リーフシーケンス）に変換します．この変換の過程では，照射時間を最短にするため常に1リーフが最大リーフ速度を維持するように計算されます．さらに，DMLCファイルから実際に投与されるフルエンス（actual fluence）への変換を経て，線量分布計算が行われます．

解説 DMLCの原理と最大リーフ速度の関係を簡単に説明します[1]．図58-1の縦軸は照射時間（beam-on time＝MU），横軸はリーフが移動するX方向の座標であり，目的の強度プロファイル（実線）を得るためにリーフシーケンサーで計算された左右1対のリーフの軌跡を破線で示しています．強度プロファイルが最大となるA点では破線間の幅（beam-on time）が最大になります．逆に，強度プロファイルが最小となるP点では，b-c間のbeam-on timeも最小となります．すなわち，P点ではリーフが開いている時間が最も短いことを意味しています．このリーフの軌跡の傾きはリーフ速度（v）の逆数となりますが（$\Delta t/\Delta x = 1/v$），実際にはMLCのリーフ速度は最大リーフ速度（v_{max}）で制限されるため，この傾斜は $1/v_{max}$ より小さくできません．したがって，照射時間（T）が最小となるDMLCファイルがリーフシーケンサーで計算されるためには，治療計画装置に適切な最大リーフ速

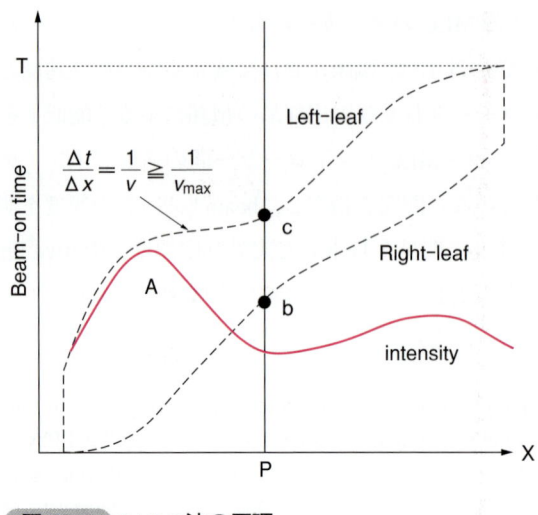

図58-1 DMLC法の原理

を入力することが求められます．

■参考文献
1) Spirou SV, Chui CS. Generation of arbitrary intensity profiles by dynamic jaws or multileaf collimators. Med Phys. 1994; 21: 1031-41.

（三津谷正俊）

Q59 Tongue and groove 効果とは何ですか？ また，どのような状況で生じますか？

A 隣接するリーフ間からの直接線の透過を避けるための入れ子（tongue and groove）構造に起因して局所的な線量低下を起こす現象です．リーフ側面が露出する側の照射野端のつなぎ目に強く生じます．

解説 汎用のリニアックのMLCは，隣接したMLCがtongue（凸状）とgroove（凹状）の構造を持ち，一次光子の漏洩を防ぐデザインとなっています[1-3]．隣接するリーフ間の位置が異なるとき，MLCの側面によって照射野辺縁を形成する箇所が発生します．例えば図59-1bでは，上側リーフのtongue構造によりある程度減弱させられたX線束が通過することになります．次に図59-1cでは，下側リーフのgroove構造によってやはりX線束が減弱します．結果として，図59-1dのように両方のリーフが開いた状態で照射されたときよりも，照射野が分割されたときのリーフ間隙部分で線量が低下します．

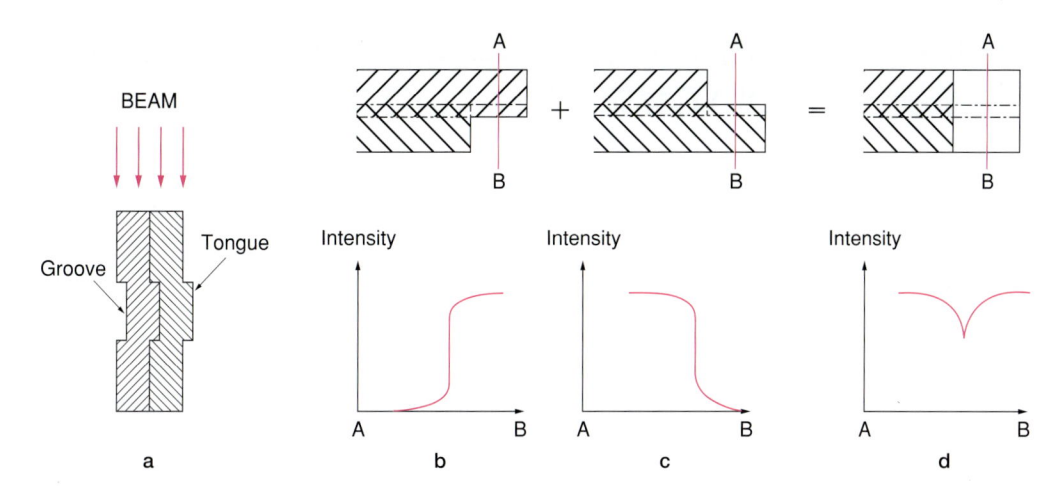

図 59-1 Tongue and groove 効果の概要[2]
a: MLC を走査方向からみたときの tongue and groove の構造．b: 上流側リーフが閉じたときの線量プロファイル，c: 下流側リーフが閉じたときの線量プロファイル，d: b と c の状況を足し合わせたときの線量プロファイルであり，つなぎ目部で線量低下を生じる．

　IMRT のような多数の照射野（セグメント）を用いると，このように隣接リーフの互いの位置に大きな違いがある領域で，帯状に線量が大きく低下してしまうことがあります．このような MLC の形状による線量低減効果を tongue and groove 効果と呼びます．

　この効果は，SMLC 方式，DMLC 方式の IMRT どちらでも発生します．特に sliding window 方式のセグメンテーション法ではこの頻度が大きくなるため，DMLC-IMRT で顕著に表れる可能性があります．

　治療計画装置によっては，この tongue and groove 効果をなるべく減少させるようなセグメンテーションを行うように指示できるものもあります．また，治療計画装置が tongue and groove 効果を考慮したうえで最適化計算が可能ならば，この問題による誤差の影響を減らせるでしょう．ユーザー側で計画時に tongue and groove 効果を防ぐことは難しいですが，各門のコリメータ角度を変えることにより，この影響を分散させることができます．また，フィルムを用いた2次元線量測定によって発見しやすいので，測定によって実際の線量分布への影響を評価することが重要です．

■参考文献
1) Kim JO, Siebers JV, Keall PJ, et al. A Monte Carlo study of radiation transport through multileaf collimators. Med Phys. 2001; 28: 2497-506.
2) Deng J, Pawlicki T, Chen Y, et al. The MLC tongue-and-groove effect on IMRT dose distributions. Phys Med Biol. 2001; 46: 1039-60.
3) Que W, Kung J, Dai J. 'Tongue-and-groove' effect in intensity modulated radiotherapy with static multileaf collimator fields. Phys Med Biol. 2004; 49: 399-405.

（木藤哲史）

Q60 IMRTにおける治療計画装置のコミッショニングはどのような線量分布について実施すればよいですか？

A IMRTにおける治療計画装置のコミッショニングは，大きく3つに分類されます．
　①単純形状を用いたコミッショニング
　②臨床を模擬した形状によるコミッショニング
　③臨床プランによるコミッショニング
この3つを段階的に実施し，絶対線量・線量分布の計算精度を評価し，治療計画装置の各種パラメータを適切な値に設定します．特に，高線量領域の評価のみでは不十分であり，低線量領域における計算精度の評価が重要となります．

解説　IMRTにおける治療計画装置のコミッショニングは，通常の放射線治療用の治療計画装置のコミッショニングが実施されたことが前提となります．その上でIMRTのコミッショニングは実施されます．

①単純形状を用いたコミッショニング

単純形状を用いたコミッショニングとは，1門照射による強度変調分布の計算が適切に行われているか評価するものです．代表的な形状として (a) step profile, (b) pyramid, (c) inverse pyramid, (d) multi peak などがあります[1]．強度分布の例を図60-1に示します．

この形状により，半影領域のモデリング・計算精度，MLC offsetの影響，MLC線量透過率（MLC transmission）などを評価して治療計画装置のパラメータを調整します．

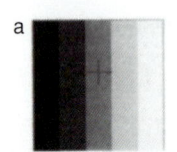

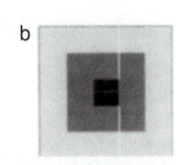

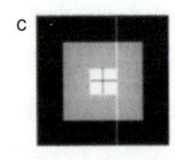

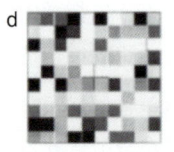

図60-1　単純形状に用いる強度変調マップの例

②臨床を模擬した形状によるコミッショニング

臨床形状を模擬した形状によるコミッショニングとは，複数門（一般に5〜9門）を用いた臨床プランを模擬した簡易的な形状を用いたコミッショニングです．代表的な形状を図60-2に示します．

この形状により，より実際の治療を想定したコミッショニングを実施することができます．特に，MLC transmission は，より細かいパラメータの調整が必要になります．また，高線量領域より，低線量領域が，MLC transmission の影響を大きく受けるので，低線量領域での線量検証が重要となります．図60-2の例では，bの直腸（緑色），cの脊髄（桃色），dの核（緑色）がOARとして治療計画され低線量となる領域です．詳細は参考文献2を参照ください．

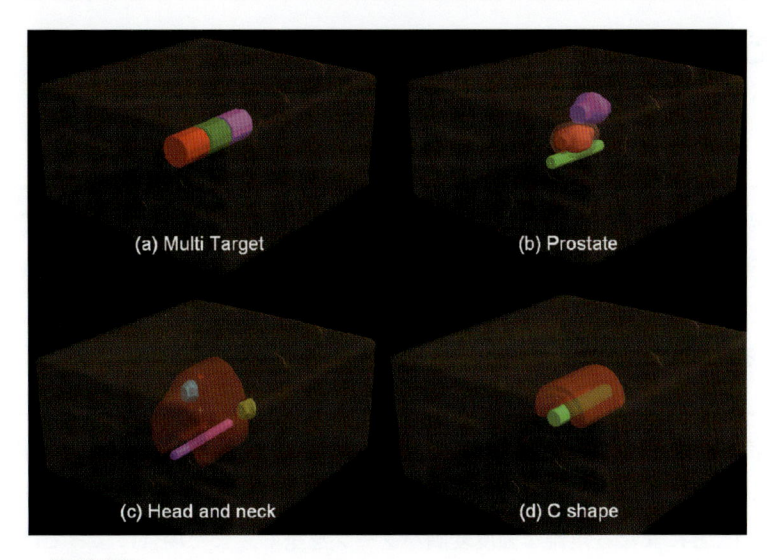

図 60-2 臨床を模擬した形状によるコミッショニングで用いられる輪郭の例

③臨床プランによるコミッショニング

　臨床プランによるコミッショニングとは，その名の通り，実際に IMRT によって治療すると想定される臨床 CT 画像を用いて治療計画を実施し，総合的に治療計画装置の計算精度を評価するものです．多くの施設では，前立腺 IMRT から臨床導入される例が多いと考えられますが，頭頸部 IMRT の照射条件のほうが，より治療計画装置のパラメータの設定に大きく影響を受けます．よって，より精度の高いコミッショニングを実施するため，頭頸部 IMRT を想定した照射条件によるコミッショニングも実施することを推奨します．

■参考文献

1) Ezzell GA, Galvin JM, Low D, et al. Guidance document on delivery, treatment planning, and clinical implementation of IMRT: Report of the IMRT subcommittee of the AAPM radiation therapy committee. Med Phys. 2003; 30: 2089-115.
2) Ezzell GA, Burmeister JW, Dogan N, et al. IMRT commissioning: Multiple institution planning and dosimetry comparisons, a report from AAPM Task Group 119. Med Phys. 2009; 36: 5359-73.

〈遠山尚紀〉

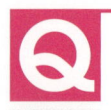

Q61 どれだけの精度を達成すればよいのでしょうか？

A 現状では，明確な基準を設定することは困難です．しかしIMRTの治療ビームに求められる線量的精度は，通常治療に使用される治療ビームと同等であると考えて，コミッショニングを実施するべきです．また最終的な患者模擬プランでの検証では，放射線治療に要求される線量精度を十分に達成する必要があります．

解説 IMRT治療計画の検証は，最終的に全門ビームを照射した際の線量精度で評価を実施します．その際の評価基準には推奨される数値が示されています[1]．しかしこれを各門に分解した時，各門ビームは治療計画ごとに異なる複雑な強度変調パターンを呈し，また場合によっては門ごとのウェイトも異なるため，最終的なIMRTによる投与線量の精度を達成するために必要な，各門ビームの精度を一般化するのは非常に困難です．ただ，どのような治療技術を選択しても，放射線治療を成功に導くものは，標的及びリスク臓器の絶対線量とその三次元的線量分布であるという考えに基づけば，IMRTの治療ビームに要求される線量的精度は，通常治療に対するものと基本的には変わらないと考えてよいでしょう[2]．しかし急峻な線量勾配で，近接する標的とリスク臓器の線量差を生み出すIMRTでは，線量分布の空間的位置精度は通常治療の場合よりも厳しく評価されなければなりません．

治療計画装置のIMRTに対するコミッショニングでは，まず1門ごとの単純な強度変調パターンを用いて，MLC transmissionなどのビームパラメータを最適化します．この際，上記の考えに基づけば，IMRTビームも通常治療用のビームと同等に評価されるべきであり，線量精度は種々のガイドライン[3-5]で示されている評価基準を達成すべきです[6]．ただしIMRTビームの測定では，通常治療用ビームよりも測定の不確かさを生む因子が多いため，評価の際には十分な注意が必要です[7]．その後，検証モデルを段階的に複雑なものへとステップアップしていきますが，それぞれの段階で満足のいく結果が得られなければ，たとえ前段階の検証結果が十分な線量精度を達成できていても，再度ビームパラメータの調整を実施する必要があります．最終的に，実際の患者模擬プランで放射線治療に要求される線量精度[1,11]を十分に達成できるまで，ビームパラメータの調整を繰り返さなければなりません．このようにIMRTのコミッショニングはいくつもの段階を前後し，try and errorを繰り返す工程であることも，評価基準を一般化できない一つの要因となっています．

参考資料[8]

RPC（Radiological Physics Center）のIMRT測定試験に合格した複数の施設で，IMRTのための治療計画装置のコミッショニングに使用するいくつかのテストパターンを測定し，それらの結果を統計的に解析することによってIMRTのコミッショニングのための評価基準のベースラインを設定する試みが報告されました．使用されたモデルは，①5段ステップ，②3つの円柱状ターゲットがビーム回転軸上に並んだモデル，③前立腺模擬モデル，④頭頸部模擬モデル，⑤C型ターゲットの5パターンです．これらを複数の施設で測定した結果から，下式（1）により信頼区間 confidence limit（CL）を算出

し，これをコミッショニングにおける評価基準の目安として使用することを提案しました．

$$\text{Confidence limit} = |\text{mean}| + 1.96\,\text{SD} \quad \cdots (1)$$

この評価式の原型は，通常治療のための治療計画装置のコミッショニングと性能評価のためにVenselaarらによって示され[9,10]，その後PaltaらによってIMRTへ対応を広げるために一部改良が加えられたものです[1]．

この報告の調査結果では，電離箱線量計によるポイント吸収線量測定では，少なくとも投与線量の3％以内の精度を必要とし，二次元線量分布のgamma解析では，gamma criteriaを3％/3 mmとした場合に，95％以上の測定結果がgamma pass率88％以上を示すのが望ましいとしています．

■参考文献

1) Palta JR, Kim S, Jonathan GL, et al. Tolerance limits and action levels for planning and delivery of IMRT. In: Palta JR, Mackie TR, editors. Intensity-Modulated Radiation Therapy: The State of the Art. Madison: Medical Physics Publishing; 2003. p. 593-612.
2) Mijnheer B, Georg D. Guidelines for the verification of IMRT. ESTRO Booklet No. 9. Brussels: ESTRO; 2008.
3) Mijnheer B, Olszewska A, Fiorino C, et al. Quality assurance of treatment planning systems practical examples for non-IMRT photon beams. ESTRO Booklet No. 7. Brussels: ESTRO; 2004.
4) International Atomic Energy Agency. Commissioning and quality assurance of computerized planning systems for radiation treatment of cancer. IAEA technical report series No. 430. Vienna: IAEA; 2004.
5) Fraass B, Doppke K, Hunt M, et al. American Association of Physicists in Medicine Radiation Therapy Committee Task Group 53: Quality assurance for clinical radiotherapy treatment planning. Med Phys. 1998; 25: 1773-829.
6) Ezzell GA, Galvin JM, Low D, et al. Guidance document on delivery, treatment planning, and clinical implementation of IMRT: Report of the IMRT subcommittee of the AAPM radiation therapy committee. Med Phys. 2003; 30: 2089-115.
7) Arnfield MR, Shidong QW, Mohan R. Dosimetric validation for multileaf collimator-based intensity-modulated radiotherapy: A review. Med Dosim. 2001; 26: 179-88.
8) Ezzell GA, Burmeister JW, Dogan N, et al. IMRT commissioning: Multiple institution planning and dosimetry comparisons, a report from AAPM Task Group 119. Med Phys. 2009; 36: 5359-73.
9) Venselaar J, Welleweerd H, Mijnheer B. Tolerances for the accuracy of photon beam dose calculations of treatment planning systems. Radiother Oncol. 2001; 60: 191-201.
10) Venselaar J, Welleweerd H. Application of a test package in an intercomparison of the photon dose calculation performance of treatment planning systems used in a clinical setting. Radiother Oncol. 2001; 60: 203-13.
11) International Commission on Radiation Units and Measurements: Errors in dosimetry. In: ICRU REPORT 24: Determination of Absorbed Dose in a Patient Irradiated by Beams of X or Gamma Rays in Radiotherapy Procedures. Washington: ICRU; 1976.

〈黒岡将彦〉

Q62 測定を実施しましたが，結果が思わしくありません．次のステップとして何を行えばよいですか？

A 通常治療に対する治療計画装置とリニアックのコミッショニングおよびQA/QC，MLC位置精度検証およびIMRTビーム（低MU値ビーム等）の特性検証が確実に実施されているとすれば，治療計画装置におけるIMRTのためのビームパラメータが不適切であることが考えられます．ビームパラメータを調整後，再測定を実施する必要があります．

解説 通常治療に対する治療計画装置のコミッショニングおよびQA/QCが確実に実施されていることを前提として解説します．コミッショニングを実施するに先立って，通常治療に対するQA/QCプロトコルでは精度管理が不十分なMLCの位置精度について確認をする必要があります．IMRTではミリメートルオーダー以下の精度が要求されるため，コミッショニングを実施している期間中も，頻繁にMLC位置精度確認を行うことを推奨します．また低MU値照射など，IMRT特有のビーム条件での特性試験を実施しておかなければなりません[1]．

IMRTのための治療計画装置のコミッショニングで調整を行うパラメータは，使用する治療計画装置の機種とリニアックの組み合わせによってそれぞれ異なりますが，一般的にはMLC transmission, leaf end transmission (leaf off-set)，出力係数，半影の4つです．これらのうち，コミッショニング用のテストプランを用いて調整を実施するのは，主にMLC transmission, leaf end transmission (leaf off-set)です．テストプランの検証結果で，許容できない誤差がある場合に，その領域の線量付与がMLC transmissionとleaf end transmissionのどちらの影響が大きいかを判断し，パラメータを調整していきます[2,3]．照射野端もしくは標的とリスク臓器の境界のような線量勾配が急峻な領域に誤差が見られるケースでは，半影の調整が必要となる場合もあります．IMRTでは標的内をMLC端が常に通過するため，この半影の設定精度の重要性は，通常治療の場合と比べて計り知れないものがあります[4]．

1門の単純形状のコミッショニングの後，より複雑な多門照射のテストプランでのコミッショニングに移行しますが，1門照射のコミッショニングで許容範囲内の誤差に収まっていても，多門照射では大きな誤差を生じる場合があります．これはIMRTの全線量の多くがMLC transmissionに依存していることに起因します．つまり1門照射のテストプランでMLC transmissionの調整の余地がまだある場合に，多門照射テストプランでその誤差が積算されて大きな誤差を生じる結果となります．

また，IMRTビームは非常に小さなセグメントで形成されているため，小照射野領域の出力係数が適切な数値が設定されていない場合では，テストプランの検証結果にも大きな影響を及ぼします．

■参考文献
1) 黒岡将彦．Linac・RTPSのQA/QC（コミッショニング）．日本放射線技術学会放射線治療分科会誌．2009; 23: 8-18.
2) Essers M, de Langen M, Dirkx MLP, et al. Commissioning of a commercially available system for intensity-modulated radiotherapy dose delivery with dynamic multileaf collimation. Radiother Oncol. 2001; 60: 215-24.

3) Esch AV, Bohsung J, Sorvari P, et al. Acceptance tests and quality control (QC) procedures for the clinical implementation of intensity modulated radiotherapy (IMRT) using inverse planning and the sliding window technique: experience from five radiotherapy departments. Radiother Oncol. 2002; 65: 53-70.
4) Yan G, Fox C, Liu C, et al. The extraction of true profiles for TPS commissioning and its impact on IMRT patient-specific QA. Med Phys. 2008; 35: 3661-70.

(黒岡将彦)

Q63 IMRTではMU値と照射時間は，どのように変わりますか？また，dynamicとsegmentalではどのような傾向を示しますか？

A IMRTの照射時間（ビームオンの時間）は，長い場合では通常照射の10倍程度を要します．また，患者1名当りに要する時間（照射室の入室から退室まで）は，千葉県がんセンターでは，概算でグリオーマと頭頸部は30分，前立腺では15分としています．

また，MLCの移動方式による相違は治療計画装置に大きく依存しますが，MU値はdynamicの方が20％程度多くなり，照射時間はdynamic形式の方がsegmentalより半分の時間で終了するとの報告があります[1]．

解説 Segmental方式ではPTV内を小さいセグメントに分けて照射を行っているため，照射時間とMLCの駆動時間が加わり，通常照射と比較して照射時間が増加します．Dynamic方式では，MLCの安定動作のため，線量率を低下させるため照射時間が増加します．両者ともMLCで整形された小さな照射野を使用するため，MU値は数倍に増加します．

また，MLCの移動方式による相違ですが，Chuiら[1]は，dynamic方式のIMRTではsegmental方式のIMRTと比較して，MU値が20％増加したが，一方線量率を統一した場合では治療時間が半減したと報告しています．特に治療時間の短縮は大きな照射野を持つ頭頸部で顕著でした．

最近ではaperture based optimizationというIMRTの計算方法によりsegmental方式のIMRTであっても照射MUの減少や治療時間の短縮が可能であったとの報告があります．照射時間は治療計画装置の違いや入力パラメータによっても異なるため，どちらが短いと結論づけることは困難です．

参考資料

千葉県がんセンターで，segmental方式でのIMRTを500 MU/minで実施しているが，DMLC方式でのIMRTを300 MU/minとして，MU値と照射時間を比較した．対称としたのは前立腺，頭頸部および頭蓋内中枢神経腫瘍であり，XiO ver. 4.40.00（Elekta CMS Software）を使用した．MU値は全ての症例で20％ほどdynamic方式が多かった．照射時間は，dynamic方式で短くなると予想したが，大き

な照射野を要する頭頸部を除き，前立腺と頭蓋内中枢神経腫瘍では逆にdynamic方式が延長するという結果となった．

原因は線量率の相違と照射前の待ち時間が挙げられる．待ち時間とはXiOでdynamic方式の治療計画を行った場合，control pointが320とMLCシーケンスファイルのサイズが非常に大きくなる．MLCシーケンスファイルの読み込みに1門当り20秒程度の時間を要するため，ガントリが目的位置に到達してもダウンロードが終わらないために照射ができない時間である．

■参考文献

1) Chui CS, Chan MF, Yorke E, et al. Delivery of intensity-modulated radiation therapy with a conventional multileaf collimator: Comparison of dynamic and segmental methods. Med Phys. 2001; 28: 2441-9.

（小島　徹）

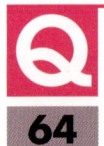

Q64 通常照射でのコミッショニング結果は良好なのですが，IMRTでは一致しませんでした．どのようなことが考えられますか？

A 低MU特性とMLCやJawの辺縁部のコミッショニング精度，tongue and groove効果，各セグメントの照射野の大きさ，jawやMLCの透過率などが問題となっている可能性があります．

解説 IMRTは，通常照射に比べて小さなMU値の多用，照射野サイズ，セグメント数などが異なります．図64-1にstep and shoot方式のIMRTにおける，MU値と照射野の大きさについての同時ヒストグラムを示します．IMRTでは小さな照射野，セグメントが多数であるということがわかります．照射MUが小さくなると，LINACの機械制御系のビームon-off応答遅延時間や小数点以下のMUを指示する治療計画装置と照射端末側の整数化されたMU値の四捨五入による誤差が大きくなります．さらに問題になるのは，低MU時のビーム出力が不安定になることによるプロファイル特性の変化です．ごく短時間の照射の場合，ビームの収束が乱れ，線量プロファイルが予期しないものになっているかもしれません．ビームon-offの応答だけでなく，線量プロファイルへの影響も考慮して計画時の最小MUを設定しなければいけません．

通常の治療では，治療計画装置でコミッショニングされた照射野端の形状や位置誤差，つまりMLCの特性は照射野辺縁部に影響する程度ですが，IMRTのように照射野を重ねていくと，照射体積の至る所に照射野辺縁部のコミッショニング誤差の影響が表れます．これらが強調されてしまう領域では大きな線量誤差を生む原因となります．AAPMのIMRTのguidance documentでも，MLCの精度についての問題が取り上げられており，MLCのQAの重要さが述べられています[1]．

IMRTはその照射野セグメントの形状がターゲット形状に沿ったものではなく，形状が複雑なもの

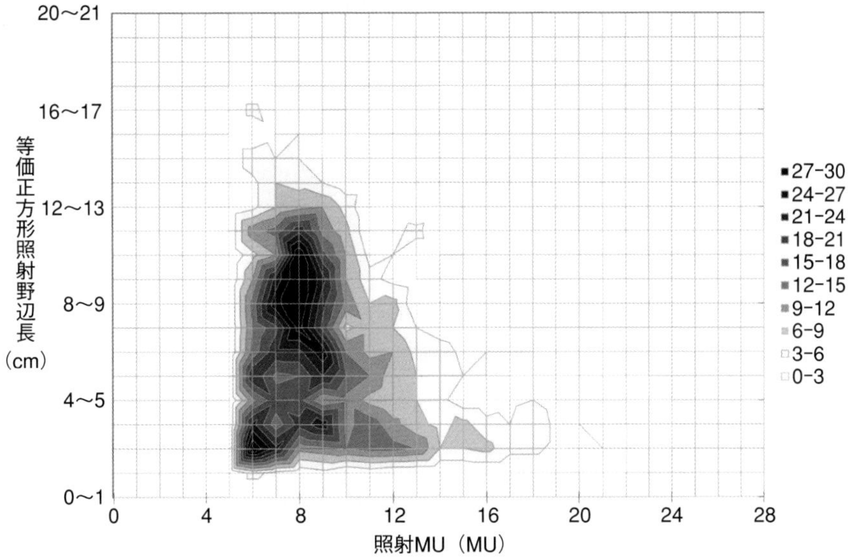

図 64-1 頭頸部 step and shoot 方式 IMRT 13 症例（リニアック: ONCOR Impression Plus 6 MV X-ray，治療計画装置: Pinnacle³，平均セグメント数: 100）に用いられたセグメントの照射 MU と照射野の大きさとの関係

照射野の大きさはオリジナルソフトウェア上で Clarkson 法で計算した散乱係数と等価な正方形照射野の一辺の長さを計算した．最低 MU を 6，最小照射野を等価正方形照射野で 2 cm×2 cm となるように設定した（国立がんセンター東病院調べ）．

　が多くなるため，その分隣接リーフ間の距離の差も多く，原理的に tongue and groove 効果が表れやすい照射といえます．そのため，tongue and groove 効果の強い領域を測定点としていないかどうかを予め確かめておく必要があります．

　IMRT では照射野セグメントの大きさは比較的小さく，治療計画装置に登録された小照射野の OPF の精度が大きな影響を及ぼします．また，照射野の複雑さによっても OPF の誤差は増加する可能性があるでしょう．小照射野では OPF の変化が大きく，OPF 測定に用いられた検出器の大きさ，置き方，設置位置，種類に強く依存します．そのため，小照射野出力測定における測定器は IMRT の QA に適したものを使用する必要があります．

　また，通常の照射で jaw コリメータや MLC を透過する漏洩線が標的の線量に寄与することはあまりありませんが，IMRT ではこの成分も線量分布に影響を及ぼします．そのため，コリメータ透過率や MLC 透過率といったパラメータを IMRT に対して最適になるように決定する必要があります．

　一方で，治療計画装置のコミッショニングに問題がなくても，LINAC のビーム特性に経時的な変化が発生している可能性があります．特に MLC 位置精度の変化は，IMRT において大きな誤差を生む原因になっているかもしれません．

　これらが十分に検討されていたとしても，LINAC や治療計画装置のコミッショニングには必ず限界があります．TG142 では IMRT の機器的 QA を管理する目安も記載されていますが，これ以上の精度を期待してコミッショニングできないこともあります[2]．TG119 の報告（表 64-1）が示すように，プ

表 64-1 IMRT ベンチマークにおける PTV 内の高線量領域の測定点について，電離箱で測定された線量と治療計画装置が計算した線量との相違[3]

Test	Location	Mean	Standard deviation (σ)	Maximum	Minimum
Multitarget	Isocenter	0.001	0.017	0.030	−0.020
Prostate	Isocenter	−0.001	0.016	0.022	−0.026
Head and neck	Isocenter	−0.010	0.013	0.011	−0.036
CShape (easier)	2.5 cm anterior to isocenter	−0.001	0.028	0.038	−0.059
CShape (harder)	2.5 cm anterior to isocenter	−0.001	0.036	0.054	−0.061
Overall combined		−0.002	0.022		
Confidence limit = (|mean|+1.96σ)			0.045		

ランによっては治療計画装置と電離箱測定値との相違が3%を超えることもあります[3]．これらの相違が特定のプランで特異的に生じたものなのか，治療計画装置とLINACのコミッショニングに問題があったために生じたものなのかを見極める必要があります．

■参考文献

1) Ezzell G, Galvin JM, Low D, et al. Guidance document on delivery, treatment planning, and clinical implementation of IMRT: Report of the IMRT subcommittee of the AAPM Radiation Therapy Committee. Med Phys. 2003; 30: 2090-115.
2) Klein FE, Hanley J, Bayouth J, et al. Task Group 142 report: Quality assurance of medical accelerators. Med Phys. 2009; 36: 4197-212.
3) Ezzell GA, Burmeister JW, Dogan N, et al. IMRT commissioning: Multiple institution planning and dosimetry comparisons, a report from AAPM Task Group 119. Med Phys. 2009; 35: 5359-73.

〈木藤哲史〉

Q 65⋯80

付属機器

Q65 CT装置のQA/QCについて教えてください．

A IMRTに特化した管理項目や頻度はなく，画質評価，レーザーポインタおよび寝台アライメントに関する幾何学的精度，線量測定（CTDI, DLP）などのCTシミュレータ装置の一般的な精度管理が必要になります．

解説

AAPM Task Group No. 66[1]に準じた管理項目を参考までに列挙します．

1）Daily QA
- ガントリレーザーポインタと画像中心の整合性
- 均質（水）ファントムによるCT値の変位
- 画像の寸法精度とノイズ

2）Monthly QA
- 全てのレーザーポインタと画像中心の整合性
- 非スキャン時の寝台位置精度
- CT値の均一性および電子濃度の精度（簡易）

3）Annual QA
- ガントリチルト角度の精度
- スキャン時の寝台移動精度と表示精度
- スカウトビューのスキャン位置精度
- 線量測定（CTDI, MSAD等）
- 電子濃度の精度（詳細）
- 空間分解能およびコントラスト分解能（密度分解能）

「ガントリレーザーポインタと画像中心の整合性」については，TG142で推奨されるリニアックのIMRT QAの精度レベル[2]を鑑みると，日ごとに±1.5 mm以下を推奨します．

■参考文献
1) Quality assurance for computed-tomography simulators and the computed-tomography-simulation process: Report of the AAPM Radiation Therapy Committee Task Group No. 66. Med Phys. 2003; 30: 2762-92.
2) Task Group 142 report. Quality assurance of medical accelerators. Med Phys. 2009; 36: 4197-212.

〈三津谷正俊〉

Q66 CT装置について，IMRT治療計画のための特別なコミッショニングはありますか？

A IMRT治療計画のための特別なコミッショニングはありません．通常の照射に必要なコミッショニングをきちんと行うことが大切です．ただし，IMRTでは正常組織への線量を抑え，標的に集中して高線量を与えることを目的とするため，一連のプロセスにおいて位置精度の重要性が高まります．治療計画CTでは，画像上の標的の決定や，DRR等を用いた照射前の位置照合を精度良く行うために，通常の治療と比べてより高分解能な撮影が望まれます．IMRTに必要な精度に実用的な撮影条件（スライス間隔，スライス厚，最小検出器サイズ，pitch factorなど）を設定し，精度を把握する必要があります．

解説 IMRTに使われるCT装置は，通常の放射線治療以上の機械的位置精度を持つことが望ましいですが[1]，CTの機械的位置精度（CTレーザ指示精度，カウチ移動精度など）は据え付け時に決まっているため，ユーザ側が最適化できるのは主に撮影条件，あるいは外付けレーザの調整です．レーザの調整は，TG142のリニアックのQA推奨値[2]から鑑み，日ごとのチェック±1.5 mmが妥当でしょう．
撮影条件の詳細は，Q67を参照ください．

■参考文献
1) Quality assurance for computed-tomography simulators and the computed-tomography-simulation process: Report of the AAPM Radiation Therapy Committee Task Group No. 66. Med Phys. 2003; 30: 2762-92.
2) Task Group 142 report. Quality assurance of medical accelerators. Med Phys. 2009; 36: 4197-212.

（小澤修一）

Q67 CTの再構成スライス厚と再構成間隔など，どのような撮影条件（パラメータ設定）がよいですか？

A データの欠落がないように，再構成スライス厚とスライス間隔は同じか，またはスライス間隔をやや小さめにします．撮像条件は，その条件に対応するCT値-相対電子濃度変換テーブルを取得していることが大切です．また，ビームハードニングの影響を少なくできる高エネルギー撮影，患者体輪郭及び標的の描出に困らない画質を得るためのmAs，体輪郭を十分取り込める程度のFOVなどが重要でしょう．

解説 撮影スライス厚は管球熱量の許す限り，検出器の最小サイズが望ましいです[1]．また，再構成スライス厚や再構成スライス間隔はデータの欠落のないように同じ値とするか，またはスライス間隔を少し小さめに設定します[2]．更に再構成スライス厚も間隔も，位置照合のためのDRRを含めた各種位置照合装置（kV-CBCT，MV-CBCTなど）の体軸方向のセットアップ精度に直接関わってきます．当然ながら，撮影スライス厚（と間隔）以下の精度は本来期待できません．薄いスライス厚と間隔は，輪郭描出のスライス数が多くなり，治療計画装置のPCのスペックによっては計画できないことがあるという欠点もありますが，なるべく薄いほうがよいでしょう．部位にもよりますが，3mm以下のスライス厚が望ましく，2～3mmがよく用いられています．

　治療計画用のCT撮影は，基本的には患者の位置情報や線量計算をするための電子濃度を正確に取得するためのものですから，診断のような画質が求められているわけではありません．その撮影条件に相当するCT値-相対電子濃度変換テーブルがあるなら，施設のニーズに応じて決めれば問題はないものですが，あまりに高周波を強調するような再構成カーネル，あるいは平滑化してしまう再構成カーネルは画像の真実性において問題があります．

　また，CT画像をもとに患者の病変部やリスク臓器の輪郭抽出を行うため，手動であれ自動であれ，それらを問題なく描出できるだけの画質が必要になりますので，撮影線量を極度に下げることは推奨しません．

　ビームハードニングはエネルギーが低いときにファントムの中心あたりで特にエネルギースペクトルが高エネルギー側へシフトし，相対的にファントム中心あたりのCT値が低下してしまう現象です．適切に水キャリブレーションしていれば高エネルギー撮影ではあまり目立ちませんが，低エネルギー撮影では被写体の大きさによっては画像に表れやすくなりますので，高エネルギー撮影が望ましいと考えられます．

　FOVの撮影範囲外にまで患者の体格が及ぶ場合，その方向からの線量計算に電子濃度が反映されないため，線量計算精度を著しく低下させます．位置精度は，FOVは小さいほうがよいですが，線量計算精度を優先してFOVを設定すべきです．

　ヘリカルスキャンかノンヘリカルスキャンのどちらがよいかについて議論されることがありますが，短時間の撮影ですむヘリカルスキャンが用いられることが多いようです．シングルスライスCTでのヘリカルスキャンの場合，管球容量に耐えられるnarrow pitchを選べず，実効スライス厚の厚い体軸方向へボケた画像となりますが，CTスキャナの多列化が進んだことでnarrow pitch（factor）でもスキャン時間（管球の負荷時間）を少なくすることが可能になりました．例えば図67-1に示すように，ヘリカルスキャン（検出器列数16，pitch factor 0.9375）で検出器の最小サイズを1mmとすると，実効スライス厚は1.4mm程度ですが[3]，1mmよりも厚いスライス厚（2～3mm）で再構成した場合は，実効スライス厚は設定スライス厚に近づき，その特性はノンヘリカルスキャン画像とあまり変わらなくなってきます[1]．

　更にヘリカルスキャンは，撮影領域をスキャンする時間がノンヘリカルスキャンに比べて高速であり，時間経過による患者の位置変位を減少させられる利点があります．

　商用化された当初のmulti row detector CT（MDCT）では，検出器列数が増えるに従ってビーム線束が扇状に広がり，検出器列の端になるほどビームが斜入するため，体軸方向へ正確な再構成ができな

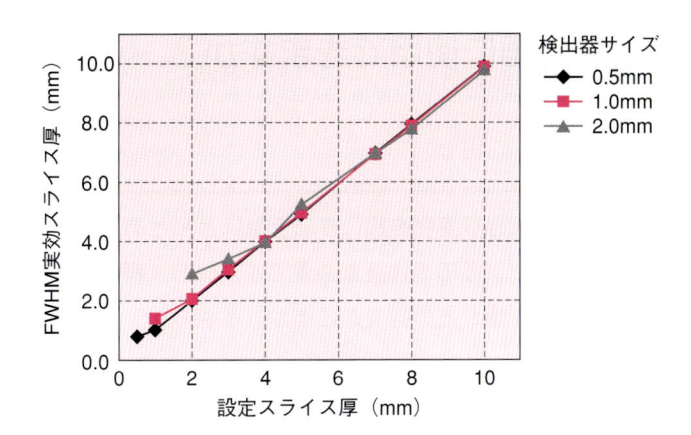

図67-1 微小球体法を用いて測定した，ヘリカルスキャンにおける検出器サイズごとの設定スライス厚とFWHMから決定した実効スライス厚との関係〔東芝 Aquilion 16（検出器列数 16，pitch factor 0.9375，管電圧 120 kV）〕

いことが問題視されていましたが，ソフトウェアの発展に伴い斜入投影データの補正処理（フェルドカンプ再構成）が各メーカで開発されたため，その問題もほぼ解決されています[4-7].

治療計画用のCT撮影の主目的が診断ではありませんが，最近のCTスキャナ自体が検出器の感度や分解能も向上しているため，治療計画用CTの診断能は日々改善されています．放射線治療全体の精度を上げるためには，線量計算のみならず，輪郭描出能も念頭においたスキャンプロトコールの設計が必要になります．

■参考文献

1) Hu H, Fox SH. The effect of helical pitch and beam collimation on the lesion contrast and slice profile in helical CT imaging. Med Phys. 1996; 23: 1943-54.
2) 大西 洋，平岡真寛，他．小説体幹部定位放射線治療―ガイドラインの詳細と照射マニュアル．東京: 中外医学社; 2006.
3) 清水史紀，野村恵一，村松禎久，他．CTの基礎性能評価．東葛画像研究会; 2007.
4) Kalender WA, Polacin A. Physical performance characteristics of spiral CT scanning. Med Phys. 1991; 18: 910-5.
5) Hu H. Multi-slice helical CT: scan and reconstruction. Med Phys. 1999; 26: 5-18.
6) Flohr Th, Stierstorfer K, Bruder H, et al. Image reconstruction and image quality evaluation for a 16-slice CT scanner. Med Phys. 2003; 30: 832-45.
7) Tang X, Hsieh J, Nilsen RA, et al. A three-dimensional-weighted cone beam filtered backprojection（CB-FBP）algorithm for image reconstruction in volumetric CT-helical scanning. Phys Med Biol. 2006; 51: 855-74.

〈木藤哲史〉

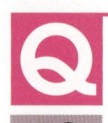

Q68 造影 CT を治療計画に使用できますか？

A 経静脈造影 CT が線量計算に大きな変化を起こすことはほとんどありませんが，造影下では患者の全身に力が入っていることがあるので注意が必要です．一方，経口造影剤や経直腸造影剤の場合，それによる線量計算への影響がどの程度起こるかは不明です．

解説 造影剤の使用は体全体の CT 値を増加させ，その変化は筋肉や脂肪などで 5〜10 程度，血管経路では 100 以上増加することがあります．CT 値-相対電子濃度変換テーブル（図 68-1）を見ると，水よりも低密度側では CT 値が 10 変化すると電子濃度が 0.01 変化していることがわかります．そのため，造影 CT 画像を用いることで，ごくわずかに不均質線量計算時に変化をもたらし，投与線量を過小評価する可能性があります[1-6]．しかし，造影剤の影響が大きくなると考えられる甲状腺周囲でも，線量分布への影響（図 68-2）もわずかであり，1% にも満たない程度です．文献[1-6]では，頭部，頭頸部，肺，前立腺などの下腹部では，その影響はほとんどないと考えられています．ただし，上腹部造影下では 2% 程度の線量変化が見られた報告があります[5]．

しかしながら，造影剤使用下で重要になるのが，造影剤の薬理作用による全身の緊張です．造影剤はその浸透圧が血液よりも高く，血管を膨張させる作用があります．体全身に急速な熱感を感じるようになり，体がこわばってしまうと安静時の体位をとることが難しくなることもあります．このために実際の放射線治療時の体位と異なったり，あるいは fusion の位置合わせ精度の低下を招く

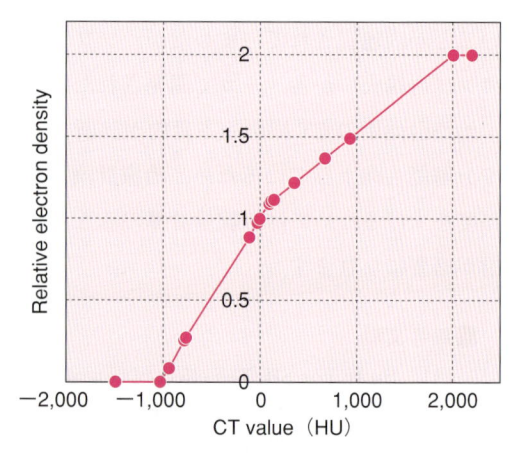

図 68-1 CT 値から相対電子濃度へ変換するためのテーブル
管電圧 120 kV，CT スキャナ Toshiba Asteion，ファントム Gammex RMI-467

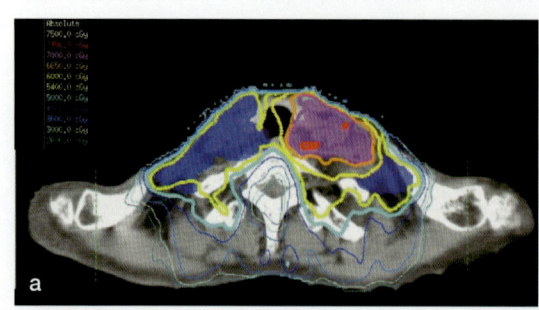

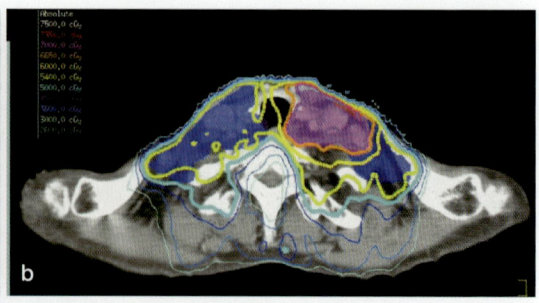

図 68-2 単純 CT 画像と造影 CT 画像を用いて線量計算したときの分布の比較
a: 単純 CT，b: 造影 CT

ことがあるため，注意が必要です．

一方，経口造影剤や経直腸造影剤の場合，使用される造影剤の実効原子番号が高く，線量計算へ影響を及ぼす可能性があります．それによる線量計算への影響がどの程度起こるかを明らかにした参考文献も見当たらないため，不明です．造影CTを用いて治療計画するかどうかは，各施設においてその影響を把握したうえで判断してください．

■参考文献
1) Ramm U, Damrau M, Mose S, et al. Influence of CT contrast agents on dose calculations in a 3D treatment planning system. Phys Med Biol. 2001; 46: 2631-5.
2) Burridge NA, Rowbottom CG, Burt PA. Effect of contrast enhanced CT scans on heterogeneity corrected dose computations in the lung. J Appl Clin Med Phys. 2006; 7: 1-12.
3) Choi Y, Kim JK, Lee HS, et al. Influence of intravenous contrast agent on dose calculations of intensity modulated radiation therapy plans for head and neck cancer. Radiother Oncol. 2006; 81: 158-62.
4) Liauw SL, Amdur RJ, Mendenhall WM, et al. The effect of intravenous contrast on intensity-modulated radiation therapy dose calculations for head and neck cancer. Am J Clin Oncol. 2005; 28: 456-9.
5) Shibamoto Y, Naruse A, Fukuma H, et al. Influence of contrast materials on dose calculation in radiotherapy planning using computed tomography for tumors at various anatomical regions: a prospective study. Radiother Oncol. 2007; 84: 52-5.
6) Weber DC, Rouzaud M, Miralbell R. Bladder opacification does not significantly influence dose distribution in conformal radiotherapy of prostate cancer. Radiother Oncol. 2001; 59: 95-7.

〈木藤哲史〉

Q69 CT撮影は，何度か繰り返したほうがよいでしょうか？

A スキャン条件，特にpitch factor（ビーム幅あたりの寝台移動量の割合）を最適化することにより繰り返しスキャンする必要はありません．

解説 CTスライス位置の正確性はスキャン方法に依存します．ノンヘリカルスキャンでは問題ありませんが，現在多くの施設で使用されているヘリカルスキャンではpitch factorと検出器サイズにより大きく変動します．図69-1に示すように，同一位置を複数回連続してスキャンした場合の撮影スライス厚3mmでのスライス感度プロフィール（SSPz）は，スキャンフィールド中心（図69-1a）ではあまり変動しませんが，スキャンフィールド中心から離れた箇所（図69-1b）では大きく変動しています．多くの施設では基準点設定のための金属マーカーは体表面に設置されるため，金属マーカーの位置はbに示すように変動があるものと考えるべきです．

この変動は，pitch factorを小さく設定することにより改善させることができます．図69-2に示すようにpitch factorを変更し，それぞれ10回のスキャンの繰返しを行った場合のスライス中心位置は，

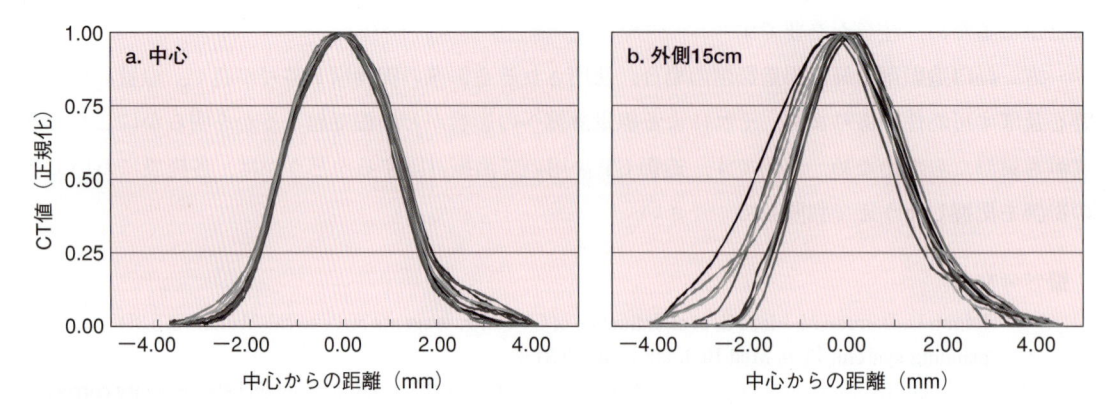

図 69-1 Pitch factor を変化させたときの SSPz（撮影スライス厚: 3 mm）

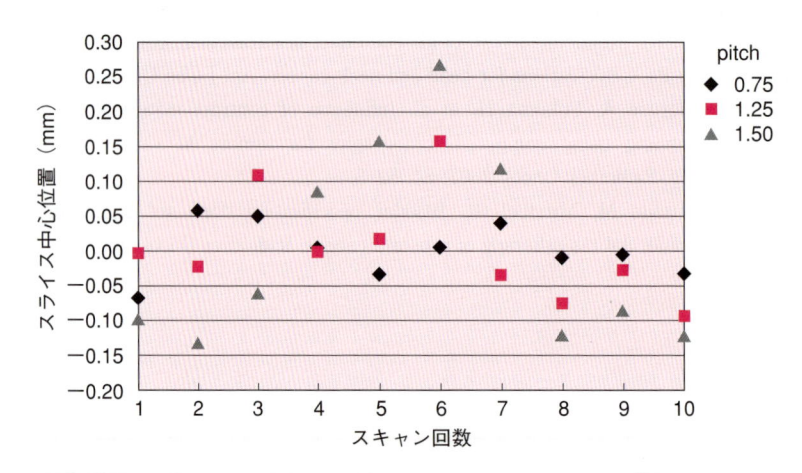

図 69-2 金属マーカースキャン時の，pitch factor ごとの画像中心位置の再現性（撮影スライス厚: 3 mm）

pitch factor が小さい場合には変動が小さくなります．スライス位置の再現性を向上させるためには，小さな pitch factor を選択する必要があります[1-3]．

■参考文献
1) 大西 洋，平岡真寛，他．詳説体幹部定位放射線治療—ガイドラインの詳細と照射マニュアル．東京: 中外医学社; 2006.
2) Tsukagoshi S, Ota T, Fujii M, et al. Improvement of spatial resolution in the longitudinal direction for isotropic imaging in helical CT. Phys Med Biol. 2007; 52: 791-801.
3) 橘 昌幸．マルチスライス CT におけるスライス感度プロフィール形状の再現性について．日本放技学雑誌．2003; 59: 627-31.

〈橘　昌幸〉

Q70 基準位置の設定や金属マーカーの位置はどこに置くべきですか？

A 基準位置の設定および金属マーカーはできる限りアイソセンタ付近のほうがよいですが，それよりも再現性の悪い箇所は避けることが重要です．

解説 基準位置の設定および金属マーカーはできる限りアイソセンタ付近のほうが，CT座標上（体軸方向）の誤差が小さくなり望ましいです[1]．

しかし，皮膚のたるみが大きな場所，腕の挙げ下げや足の開き方でマーカー位置の再現性が悪い個所は避けるべきです．またアーチファクトを大きく生じるような金属マーカーの場合は，照射野内の画像にアーチファクトが入らないようにアイソセンタより離れた個所に設定すべきです．

体内の金属マーカーの場合，アーチファクトは避けられないので治療計画装置上でアーチファクトのあるPTV内のCT値を周囲組織と同じCT値や水のCT値に置き換えることも考慮すべきです[2]．

■参考文献
1) Polacin A, Kalender WA, Marchal G. Evaluation of section sensitivity profiles and image noise in spiral CT. Radiology. 1992; 185: 29-35.
2) Reft C, Alecu R, Das IJ, et al. Dosimetric considerations for patients with HIP prostheses undergoing pelvic irradiation. Report of the AAPM Radiation Therapy Committee Task Group 63. Med Phys. 2003; 30: 1162-82.

（橘　昌幸）

Q71 検証用ファントムの撮影の際に，注意することはありますか？

A 通常，検証用ファントムは均質であることから，特別な撮影に関する注意点はありませんが，詳細は参考文献1を参考にしてください．また，検証の際に使用する検出器をファントム内に挿入してCT撮影するか否かは実測による検討が必要です．

解説 検証用ファントムの撮影条件に関するポイントを以下にまとめます[1]．

①高分解能なスキャン方法の採用

Multi row detector CTによるヘリカルスキャンの場合は，撮影線量の許す限り検出器サイズを小さく（可能なら最小検出器サイズ），pitch factorも小さく（1未満）設定して撮影するのが望ましい．

Single detector CTによるヘリカルスキャンでも同じことが言えますが，機種によっては撮影線量の

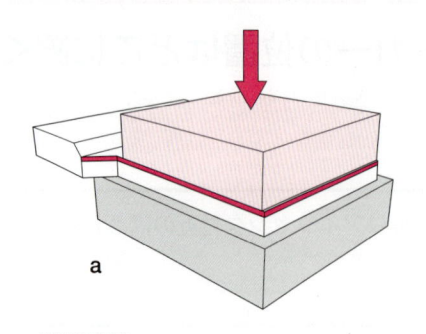

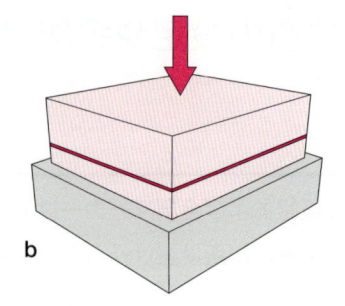

図 71-1 二次元検出器の CT 撮影法

問題で，小さな pitch factor を選べず鮮明な画像を得られない場合があります．このような場合は，ノンヘリカルスキャンで細かなスライス間隔で撮影する方法もあります．

②撮影条件（mAS 値）の増加

画像のノイズが低減し，CT 値の変化もありません．

③適切なスライス厚の選択

一般に，1〜3 mm 程度のスライス厚が選択されます．ガンマ解析を行うのであれば，DTA の判定基準（多くは 3 mm）の 1/3 以下の空間分解能が必要になります[2]．すなわち，1 mm 程度のスライス厚（計算グリッドサイズ）が推奨されます．

アーチファクトについては，図 71-1a のように二次元検出器などをファントムに挿入した状態で撮影すると発生することがあります．その場合は，図 71-1b のように二次元検出器を水等価ファントムに置き換えて撮影する方法や検出器の領域に CT 値を値付けする方法が考えられます．この場合，治療計画装置による不均質補正を含めた線量計算精度について検討する必要があります．なお，検証に利用するファントムの撮影には，高い設置精度が求められます．

■参考文献

1) 橘　昌幸．In: 大西　洋，他監修．詳説体幹部定位放射線治療—ガイドラインの詳細と照射マニュアル．東京: 中外医学社; 2006. p. 65-71.
2) Low DA, Dempsey JF. Evaluation of the gamma dose distribution comparison method. Med Phys. 2003; 30: 2455-64.

（三津谷正俊）

Q72 被曝線量を低減するための自動露出機構（auto exposure control），肩部のアーチファクトを低減する補正，ビームハードニング補正，量子フィルタなどの補正処理は使ってもよいですか？

A 使用前にその動作に異常がないことを確認し，またその特性を把握し，治療計画装置上での電子濃度変換に問題がなければ積極的に使うべきです．

解説 AEC（auto exposure control）は全てのスライスについてノイズ量の均一化を図れ，被曝低減を期待できるものです[1]．計画装置上での電子濃度変換のみならず，自動輪郭描出に対しても被写体の大きさに依存せず一定の精度を保てるというところが有利であると考えられます．

量子フィルタは画像の量子ノイズ成分を低減し，輪郭や境界などの高周波成分を残すフィルタで，マルチ周波数フィルタの一種と考えることができます[2]．量子フィルタも含めたマルチ周波数フィルタは画像に対する修飾となりますが，推奨される範囲のフィルタで大きな CT 値（→電子濃度）の変化はあまりおきません．図 72-1b，表 72-1b の例に示すように，適切なフィルタ使用下では画像のノイズを 10～20％程度低減することができ，結果的に撮影線量を低く設定することも可能です．ただし，使用の有無によって CT 画像に大きな違いがないことを確認しておく必要があります．

肩部など側方へ体厚が大きい箇所に生じるやすり状のアーチファクトを低減する補正法として，RASP 処理などがあります[3]．RASP 処理による CT 値の変化はほとんど見られず，鎖上や頸部食道な

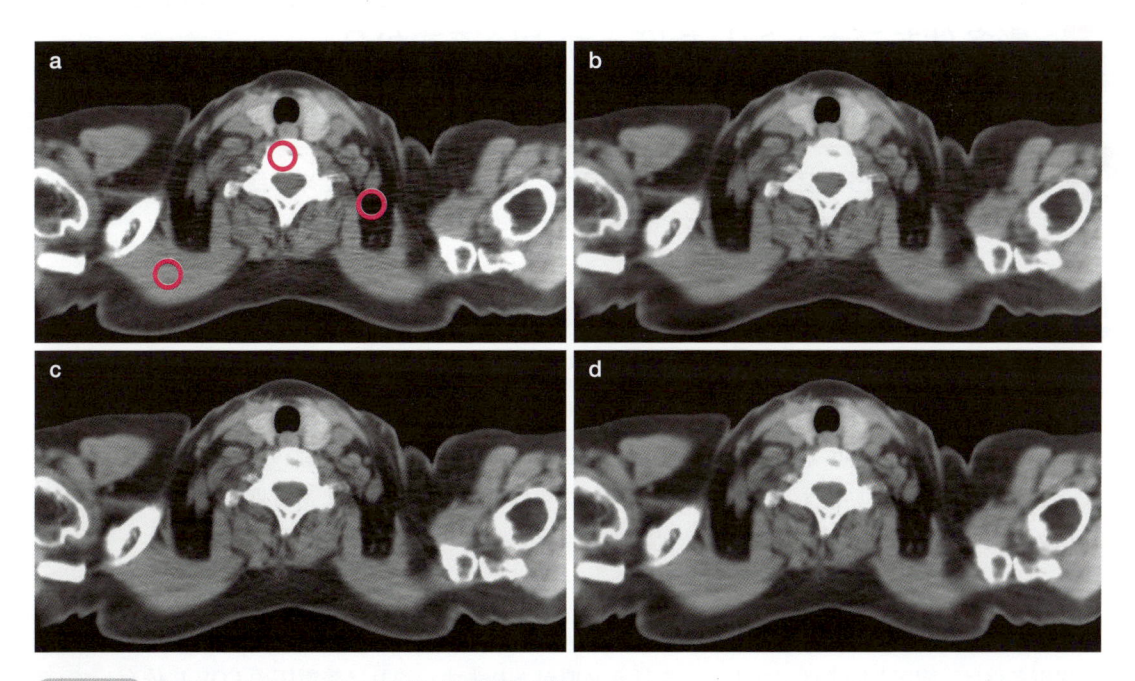

図 72-1 量子フィルタと RASP 処理による画像の変化
a: 標準，b: 量子フィルタ，c: RASP 処理，d: 量子フィルタ＋RASP 処理

表 72-1 量子フィルタと RASP 処理による CT 値の変化（図 72-1a の赤丸箇所）

	筋肉 CT 値 中央値	筋肉 CT 値 標準偏差	脂肪 CT 値 中央値	脂肪 CT 値 標準偏差	骨 CT 値 中央値	骨 CT 値 標準偏差
(a) 標準	44.8	11.1	−124.0	12.7	211.2	39.1
(b) 量子フィルタ	44.8	8.2	−123.8	8.1	211.6	35.6
(c) RASP 処理	44.4	10.3	−125.3	8.9	211.2	40.6
(d) 量子フィルタ＋RASP 処理	44.4	8.1	−125.1	6.3	211.7	36.9

どの輪郭描出能が改善されるため，有効な処理だと考えられます（図 72-1c，表 72-1c）．

■参考文献
1) Kalra MK, Maher MM, Toth TL, et al. Comparison of Z-axis automatic tube current modulation technique with fixed tube current CT scanning of abdomen and pelvis. Radiology. 2004; 78: 347-53.
2) Kalra MK, Maher MM, Sahani DV, et al. Low-dose CT of the abdomen: evaluation of image improvement with use of noise reduction filters-pilot study. Radiology. 2003; 228: 251-6.
3) 辻岡勝美．X 線 CT 装置の機器工学（6）―最先端の CT 技術―．JSRT．2002; 58: 904-8.

（木藤哲史）

Q73 CT 値-相対電子濃度変換テーブルは，どれくらいの種類，撮影条件をスキャンしたほうがよいですか？

A 多くの施設では電子濃度が既知である専用ファントムを用いているため，種類はそれによってほとんど決まります．撮影条件は臨床に使う条件でスキャンする必要があります．

解説 CT 値-相対電子濃度変換テーブルは，放射線治療計画において CT 値を相対電子濃度へ変換して人体の不均質補正計算を行うために必要なものです[1]．このため，いくつか基準となる人体等価物質を撮影して CT 値を求め，これらに対応する相対電子濃度から，変換テーブルを作成する必要があります．ICRU Report46[2]には，表 73-1 の 24 種類の成人における人体等価物質から電子濃度を算出するように推奨されています．ただし，多くの施設では電子濃度が既知である専用ファントムを用いているため，測定できるロッド（種類）に制限があります．

電子濃度を求める方法として，物質の化学式から求める方法や，物理表などに電子濃度が載っている物質を用いる方法などがあります．

撮影条件は，臨床と同条件でスキャンを行う必要があります．これは管電圧や FOV に依存して CT 値が変動するため，同条件での撮影が必要です．

表 73-1 24 種類の人体組織

Adipose tissue	Kidney	Skelton-cartilage
Blood (whole)	Liver	Skelton-cortical bone
Brain	Lung	Skelton-red marrow
Breast (mammary gland)	Lymph	Skelton-spongiosa
Cell nucleus	Muscle (skeletal)	Skelton-yellow marrow
Eye lens	Ovary	Spleen
GI tract	Pancreas	Testis
Heart	Skin	Thyroid

■参考文献
1) 医療安全のための放射線治療計画装置の運用マニュアル．東京: 日本放射線技師会出版会; 2007.
2) International Commission on Radiation Units and Measurements (ICRU) Report 46. Prescribing, Photon, Electron, Proton and Neutron interaction Data for Body Tissues. Bethesda: ICRU Publications; 1992.

（宮浦和徳）

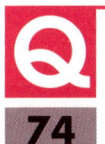

Q74 どれくらいの頻度でCT値-相対電子濃度変換テーブルを撮影するべきでしょうか？

A 年に1度もしくは，X線管の乗せ換えに伴う出力変化があった場合に，CT値-相対電子濃度変換テーブルの撮影が推奨されており，月に1度，4〜5つの物質を用いたCT値の変動を確認し，毎日水のCT値を確認するように推奨されています[1].

解説 年に1度もしくは，X線管の乗せ換えに伴う出力変化があった場合に，CT値-相対電子濃度変換テーブルの撮影が推奨されています[1].

さらに月に1度，4〜5つの物質を用いたCT値の変動を確認し，毎日水のCT値を確認するように推奨されています．水におけるCT値の変動は，0±5 HUで許容するように推奨されています[1]．それぞれのCT撮影機器ごとにその安定性を把握して，頻度を設定することが大切です．

■参考文献
1) Quality assurance for computed-tomography simulators and the computed-tomography-simulation process: Report of the AAPM Radiation Therapy Committee Task Group No. 66. Med Phy. 2003; 30: 2762-92.

（宮浦和徳）

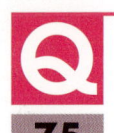

Q75 CT値-相対電子濃度変換テーブルを治療計画装置に登録する際に，低CT値領域や高CT値領域の補間方法など，注意点はありますか？

A 登録するCT値-相対電子濃度変換テーブルが，IMRTで使うCT装置とスキャン条件から得られたものであるかを確認する必要があります．また，治療計画装置の種類によって，登録できる電子濃度の下限値，上限値があり，それらに反すると計算エラーを起こすことがあります．ほとんどの治療計画装置はCT値-相対電子濃度変換テーブルのグラフ表示が可能であり，登録する前に視覚的に過去のデータと比較することをお勧めします．

解説 まず，登録するCT値-相対電子濃度変換テーブルが，IMRTで使うCT装置とスキャン条件から得られたものであるかを確認する必要があります．

また，IMRTに限ったことではありませんが，治療計画装置の種類ごとに登録できるCT値と電子濃度の下限値，上限値があります．例えば治療計画装置XiOではCT値から変換された相対電子濃度が0となるような気道やブラの線量分布表示が抜け落ちてしまう現象が報告されています．そのため，このような領域の計算エラーを低減させるためには，相対電子濃度0.01を下限値とするようにメーカは推奨しています[1]．また，PinnacleではCT値に負の値を登録することができないため，CT-相対電子濃度変換テーブルを登録するときには値が全て正になるように＋1,000（CT装置によってはCT値の負の最大値）したものを登録し，CT画像取り込みの際にもCT値を全て＋1,000する処理が必要になります[2]．

さらに義歯や金属骨頭などが挿入されている患者におけるCT画像の金属部，およびそのアーチファクトに対する考慮もCT値-相対電子濃度変換テーブルにおいて留意する必要があります．高濃度部のCT値はCT装置や撮像法にもよりますが，CT値の信頼性が低い領域です．高密度部の最大CT値の取り扱いもCT装置メーカによって異なっていることも鑑みると，CT値は1,000HUぐらいまでは信頼性があるように思えます．それ以上については，CT値2,000HUぐらいまでの使用が妥当であり（大抵のCT装置で最低2,000HUは計測されるため），変換される相対電子濃度が2.0程度までとなるようにしたほうが安全であると考えられます．

このように，CT装置と治療計画装置の組み合わせごとに注意点は異なっているので，必ずメーカと仕様の確認をしたうえで登録作業を進める必要があります[2,3]．

■参考文献
1) CMS Japan. XiO Inside―内部動作の詳細理解のために―. http://www.cms-japan.com
2) Philips. Pinnacle³ Planning REFERENCE GUIDE Release 8.0.
3) 医療安全のための放射線治療計画装置の運用マニュアル．東京: 日本放射線技師会出版会; 2007.

（橘　昌幸，小澤修一）

Q76 位置照合装置の QA/QC の頻度を教えてください．

A 位置照合装置は種々存在し，それらの QA/QC の頻度は，その照合装置の特性，使用頻度，および治療で求められる位置照合精度に依存します．QA/QC の項目と実施の頻度に関するガイドライン等を参考に，コミッショニング（受け入れ試験）時のデータを基準値と定め，自施設にあったプログラムを確立することが望ましいでしょう．

解説

TG104 の報告[1]するように，現在の放射線治療では，患者の位置照合を行う装置が数多く存在します．位置照合装置の QA/QC は大きく分けて，①基本動作・安全性の確認（衝突時のインターロックなど），②位置照合精度の確認，③画質の確認があります．治療への影響が少ない QA/QC 項目については月に一度，もしくは年一度の施行でよいですが，安全性の確認や位置照合精度にかかわる項目は高い頻度でチェックを行うことが推奨されます．具体的な QA/QC 項目と頻度については，Electronic Portal Imaging Device（EPID）では AAPM TG58[2]，Cone-beam CT では TG104[1]や文献 3 などで議論されており，さらに最近では治療方法に準拠した QA 項目を掲載した TG142[4]があります（表76-1）．TG142 では IMRT のためのリニアックの QA の頻度に関する推奨があり，TG66 では治療計画用 CT の QA の頻度に関する推奨[5]があります．撮影線量の評価については TG75[6]を参照してください．ただし，これらのガイドラインは目安として考え，適宜検証を行うなどして，各施設に合った実用的な頻度を設定してください．

■参考文献

1) AAPM. Report of Task Group 104: The role of in-room kV X-ray imaging for patient setup and target localization.
2) AAPM. Report of Task Group 58: Clinical use of electronic portal imaging.
3) Yoo S, Kim GY, et al. A quality assurance program for the on-board imagers. Med Phys. 2006; 33: 4431-47.
4) AAPM. Report of Task Group 142: Quality assurance of medical accelerators.
5) Quality assurance for computed-tomography simulators and the computed-tomography-simulation process: Report of the AAPM Radiation Therapy Committee Task Group No. 66. Med Phys. 2003; 30: 2762-92.
6) Murphy MJ, Balter J, Balter S, et al. The management of imaging dose during image-guided radiotherapy: report of the AAPM Task Group 75. Med Phys. 2007; 34: 4041-63.

表 76-1 位置照合装置 QA/QC の項目と許容値の一例[4]

基準値の項目については受け入れ試験の条件を参考にすることも可能である．

項　目	許容誤差
日ごと（もしくは，使用する日）	
kV 及び MV の 2 次元画像装置（EPID）	
衝突インターロック	動作確認
収納・引き出し時の位置再現性	≦ 2 mm
位置照合装置と照射装置の座標誤差（1 ガントリ角，例えば 0°のみ）	≦ 2 mm
kV 及び MV のコーンビーム CT	
衝突インターロック	動作確認
位置照合装置と照射装置の座標誤差	≦ 2 mm
収納・引き出し時の位置再現性	≦ 1 mm
月ごと	
MV の 2 次元画像装置（EPID）	
位置照合装置と照射装置の座標誤差（4 ガントリ角，0, 90, 180, 270°）	≦ 2 mm
通常使う SSD におけるスケールの誤差	≦ 2 mm
画像の分解能	基準値
画像のコントラスト	基準値
画像の均一性とノイズ	基準値
kV の 2 次元画像装置（透視及び静止画像）	
位置照合装置と照射装置の座標誤差（4 ガントリ角，0, 90, 180, 270°）	≦ 2 mm
通常使う SSD におけるスケールの誤差	≦ 2 mm
画像の分解能	基準値
画像のコントラスト	基準値
画像の均一性とノイズ	基準値
kV 及び MV のコーンビーム CT	
画像の歪み	≦ 2 mm
画像の分解能	基準値
画像のコントラスト	基準値
画像の CT ナンバー	基準値
画像の均一性とノイズ	基準値
年ごと	
MV の 2 次元画像装置（EPID）	
SDD（Source to Detector Distance）の実測値と指示値の誤差	± 5 mm
撮影線量[6]	基準値
kV の 2 次元画像装置（透視及び静止画像）	
ビームの線質・エネルギー	基準値
撮影線量[6]	基準値
kV 及び MV のコーンビーム CT	
撮影線量[6]	基準値

（小澤修一）

Q77 患者位置精度の検証はどのように実施すればよいですか？

A 標的形状と一致した線量分布が得られるIMRTには，脳定位照射および体幹部定位照射に準ずる照射精度が求められますので，それらに対応した検証手段[1]が必要になります．ただし，臓器移動が伴う部位については，検証法の即時性および定量性の観点から，EPIDその他のIGRT機器を用いて患者位置精度を検証することが望まれます．

解説 患者位置精度を高めるためには，固定具の選択や作成法，CT撮影法，ポジショニング法などの初期段階から精度を追求する必要があります．患者位置精度の検証のための関心領域（照合対象）には骨構造や軟部組織などの周囲臓器，腫瘍そのもの，腫瘍内埋め込みのマーカーなどがあり，使用する装置，手技，治療部位によって選択されます．検証による変位量算出の方法は，治療部位に応じて（特殊な症例では患者個別に）変位の少ない関心領域や検証手順を決定して，検証者によってバラツキが出ないように施設内で細かくルール化する必要があります．特に，リニアックグラフィを用いた検証法は定量性に欠けるため，複数の関心ポイントを設定して実測により数値化して総合的に判断する必要があります．

患者位置精度の検証結果は，治療精度を保証する証拠として記録・保管することが求められます[1]．この記録はファイル形式で保存することが望ましく，最終的な治療位置精度の統計的評価や固定法・部位ごとのマージン算出の重要なデータとなります．検証の頻度については，治療に伴う危険度，求められる位置精度，被曝線量を勘案して決定されますが，治療ごとに行うことが基本となります．

■参考文献
1) 佐野尚樹，大山正哉．In: 大西 洋，他監修．詳説体幹部定位放射線治療―ガイドラインの詳細と照射マニュアル．東京：中外医学社; 2006. p.94-104.

（三津谷正俊）

Q78 被曝線量の評価はどのようにすればよいですか？

A 治療計画のためのCT撮影は画像診断部門のCT被曝線量基準（CTDIやDLPなど）が参考になります．治療中の位置照合装置による撮影は，kVベースの画像照合の場合は画像診断部門の基準を，MVベース画像照合の場合は，可能ならば治療計画装置による線量評価が理想的です．

解説 治療計画時のCT撮影による被曝は診断部門と同じCTDIやDLPなどの指標を用いることで，相対的な被曝の評価が可能と考えられます[1-3]．治療期間中の位置照合の場合，撮影エネルギーがkVベースかMVベースかの違いもあるため，各施設の評価法は統一されていません．kVベースの場合，やはり診断部門と同じ方法を用いることが多いようです．特にkV-Cone beam CT撮影はその評価法が診断部門でも確立されておらず，今後の課題です．一方，MVベース（MV-Cone beam CTも含む）の場合，治療計画装置を用いて撮影時の被曝の線量分布をシミュレーションすることができます．これを利用して治療線量に撮影線量を加味することで，より確実な線量評価を行える可能性があります．kV撮影でも線量分布をシミュレーションすることは可能ですが，それが治療線量へと結びつくかどうかという議論があり，MV撮影と同じように扱うことには，現時点では問題があると思われます．どの程度の被曝線量があるかは，Q144を参照してください．

■参考文献
1) AAPM. Report No. 31, Standardized Methods for Measuring Diagnostic X-ray Exposures. New York: American Institute of Physics; 1990.
2) Murphy MJ, Balter J, Balter S et al. The management of imaging dose during image-guided radiotherapy: Report of the AAPM Task Group 75. Med Phys. 2007; 34: 4041-63.
3) Mutic S, Palta JR, Butker EK, et al. Quality assurance for computed-tomography simulators and the computed-tomography-simulation process: Report of the AAPM Radiation Therapy Committee Task Group No. 66. Med Phys. 2003; 30: 2762-92.

〈木藤哲史〉

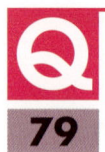

Q79 CT撮影中，患者の体動や呼吸性移動が無視できない場合，どのように対処すればよいですか？

A 患者の体動や呼吸性移動に伴う動きを把握できるようなCT撮影を行う必要があります．そして，体動や呼吸性移動を含んだ適切なマージンを治療計画時に設定する必要があります．

解説 日本国内では，大きな体動や呼吸性移動が生じる部位へのIMRT照射法は確立しておりません．しかし，患者の体動や呼吸性移動に伴う動きを把握しマージン設定を行うことは重要です．照射体積の設定に関しては，ICRU Report62[1]の中でPTV（planning target volume）内に包括されるIM（internal margin）として定義されています．このIMが的確に評価されていないと，標的が照射野から逸脱し再発などの局所制御率の低下につながる可能性があります．Internal organ motionは，呼吸運動・心臓や血管の拍動・嚥下運動・蠕動運動・筋肉運動などがあります．この中で，呼吸運動に伴う動きは呼吸指導や腹部圧迫などを行うことで抑制できる可能性があります[2]．さらに呼吸性移動に対応するCT撮影方法として，AAPM TG76[3]の中にいくつか提案されています．その概要を表79-1に示します．撮影方法により，呼吸管理方法は異なります．またslow CT scanning法は，移動位置を

表79-1 呼吸性移動に対応するCT撮影方法

	Slow CT scanning	Inhale & exhale breath-hold CT	4DCT
呼吸状態	自由呼吸気	息止め	自由呼吸気
空間分解能	低	高	高
位相データ	＋（塊とした全位相）	＋＋（吸気・呼気）	＋＋＋（各位相再構成可）

一塊として描出するため，モーションアーチファクトのように空間分解能が低下し，位相ごとの再構成は行えません．息止めCT法は，吸気と呼気における位相となり，中間の位相画像を得ることはできません．4DCTは，任意の位相画像を再構成することができ，internal organ motionを適切に把握することが可能です．

呼吸性移動に伴う動きは，輪郭描出や線量計算，DVH解析などに不確かさを与える要因となる可能性があるため，注意が必要です[4]．

■参考文献
1) International Commission on Radiation Units and Measurements (ICRU) Report 62. Prescribing, Recording and Reporting Photon Beam Therapy. Bethesda: ICRU Publications; 1999.
2) 詳説体幹部定位放射線治療ガイドラインの詳細と照射マニュアル．東京: 中外医学社; 2006.
3) The management of respiratory motion in radiation oncology; Report of the AAPM Radiation Therapy Committee Task Group 76. Med Phys. 2006; 33: 3874-900.
4) Rietzel E, et al. Four-dimensional image-based treatment planning: Target volume segmentation and dose calculation in the presence of respiratory motion. Int J Radiat Oncol Biol Phys. 2005; 61: 1535-50.

（宮浦和徳）

Q80 4DCTは治療計画に使用してもよいでしょうか？ また，撮影で注意する点はありますか？

A 日本におけるIMRTでは，呼吸性移動に対応する照射は確立していませんが，4DCTの特徴を理解したうえで使用することは有用です．撮影の際には十分な呼吸管理下で撮影する必要があります．

解説 4DCTは，呼吸性移動など周期的に動く物体に対し，各位相で再構成が可能で時間成分を含んだ撮影が行えるため，特徴を理解したうえで使用することが望ましいでしょう．4DCTはorgan motionなどの把握が可能な撮影法[1]であり，ITVの設定において用いることができます．また撮影に関しては，装置の再構成条件や，患者の呼吸に変動がないよう呼吸管理下で使用したほうがよいでしょう[2]．

4DCTでは，呼吸信号とスキャンデータをリンクさせ画像再構成を行っています．このため，4DCTの時間分解能を超えるような条件の撮影は，再構成画像の形が変形して描出される[3]場合や，CT値が均一な物体が不均一に描出されるなどの問題が生じる可能性があります．このため，十分な呼吸管理下で撮影する必要があります．

4DCTは，特殊性の高い撮影方法であり，各施設で検証および精度の確認を行う必要があります．

■参考文献
1) Rietzel E, et al. Four-dimensional image-based treatment planning: Target volume segmentation and dose calculation in the presence of respiratory motion. Int J Radiat Oncol Biol Phys. 2005; 61: 1535-50.
2) The management of respiratory motion in radiation oncology; Report of the AAPM Radiation Therapy Committee Task Group 76. Med Phys. 2006; 33: 3874-900.
3) Nakamura M, et al. Impact of motion velocity on four-dimensional target volumes: a phantom study. Med Phys. 2009; 36: 1610-7.

〈宮浦和徳〉

Q 81⋯▸87

臨床導入

Q81 リハーサルはなぜ必要ですか？ 治療部位が変わるたびにリハーサルは必要ですか？ リハーサルにおいて許容値を超えた場合の対処法を教えてください．

A リハーサルは臨床のプランをする前に，全工程を問題なく進行することができるかを確認するための重要な過程です．固定具，治療計画および線量検証などにおける情報を事前に確認し問題点を総点検することでスムーズな臨床導入の準備ができます．また，治療計画から治療に至る過程における不足する物品などを確認できます．さらに，リハーサルは患者が存在しないため，繰り返し線量検証が可能で治療計画の習熟や短縮化を図ることに貢献します．

また，治療部位が変わるごとに，治療計画条件や標的やリスク臓器などのROI設定は異なります．従って，IMRTビームも異なり，線量検証条件も変化する可能性があります．新たな部位を治療する場合，習熟度がある施設でもいきなり患者で試すのではなくリハーサルは行うべきです．

実際のリハーサルにおいて，線量検証結果が許容値を超えた場合は原因を究明する必要があります．治療計画の章，線量検証の章を再度確認してください．

解説 IMRTにおけるリハーサルは治療計画の章，線量検証の章と関連します．IMRTの開始に向けてCT，治療装置および治療計画装置のコミッショニングが実施されます．線量あるいは位置精度は各過程のコミッショニングにおいて許容誤差が含まれ，不確定度が複合されます．臨床開始前，リハーサルは治療計画装置における治療計画をモデリングおよび実際に治療装置にデータを転送し線量照合検証を実施することで一連の過程を確認します．これらの総合した作業の中で，各過程の不確定度が複合され実際の治療における許容誤差内に収まるかどうかを判断する必要があります．実際には，治療計画装置において前立腺や頭頸部などのデモプランを作成し相対線量分布や絶対線量検証を実施する必要があります．

特に治療計画の習熟が大きな課題であり，治療計画における制約条件やROIの入力設定などには十分な準備をする必要があります．関連する参考文献や各種のガイドラインを事前に確認した上でのエビデンスに基づく導入が望まれます．また，適切な固定具や照射時のビーム干渉，固定具の吸収補正など新たなワークシートの作成などの準備もしておく必要があります．

許容値を超える原因としては，加速器の出力の異常，MLC等の不具合，線量測定上のエラー，計画時線量計算の計算エラーおよび解析時のエラーなど多くの原因が考えられます．実際に患者の治療時にも出現する可能性があります．リハーサルは事前に上述の問題を把握し対応することが可能です．原因究明が十分でないと考えられる場合は導入時期を検討する場合も考えられます．具体的な対応方法は他項と重複するため，治療計画の章，線量検証の章を参考にしてください．

■参考文献
1) Palta JR, Mackie TR, editors. Intensity-modulated radiation therapy. The state of the art. Madison: Medical Physics Publishing; 2003. p. 51-75, 449-514.

〈矢野慎輔，舘岡邦彦，成田雄一郎，小澤修一〉

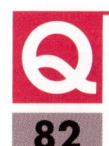

Q82 通常の外部照射と比較して，治療開始時期をどのくらい長くする必要がありますか？

A 治療部位あるいは症例ごとに準備日数や早期開始の必要性に差があります．通常の外部照射と比較して，治療計画や治療準備に時間を要します．さらに線量検証・確認作業の時間を考慮に入れる必要もあります．一般的には計画 CT から 5〜14 日程度で治療開始を行っている施設が多いです．

解説

通常の治療計画と比較して，IMRT の治療計画は標的やリスク臓器などの ROI 設定，制約条件を決定します．次に，最適な線量分布を作成するために各 ROI の制約条件の変更を適時行い，いくつかの治療計画を作成します．従って，これらの作業に時間を要します．計画に不慣れな施設では 2, 3 日を要する場合もあります．計画後の線量検証は絶対線量と相対線量分布の評価にそれぞれ 4, 5 時間を要します．線量検証の結果によっては再検証，再計画が必要な場合もあります．

また，治療計画や線量検証は計画装置，治療装置を長い時間占有するため，いつでも時間が取れるとは限らず，装置の空き時間とスタッフの時間がうまくかみ合う時間に限定されます．通常は日中に臨床が行われ，その後に検証されるのが一般的です．これらを総合的に考えて通常治療と比較してスムーズにいって 4, 5 日は追加する必要があります．時間が必要な治療であるのと裏腹に，部位によっては早期開始が望まれる場合があります．臨床上の要求であったり，頭頸部では急速に局所の増大があったりすると，開始時にはシェルが入らなくなる場合もあるため最小限の日数に留めたいものです．それに対して前立腺などでは急速な増大は臨床上考えにくいため 2 週間程度を確保している施設もあります．

IMRT を開始して経験が少ない施設や十分に慣れた施設でも新しい部位に IMRT を適応する場合は，通常より準備に時間がかかる可能性があります．臨床条件が変更された場合には，ひととおりのプロセスを検証し安全な治療ができるように予定を立案する必要があります．

■参考文献
1) Palta JR, Mackie TR, editors. Intensity-modulated radiation therapy. The state of the art. Madison: Medical Physics Publishing; 2003. p. 115-97.

（矢野慎輔，舘岡邦彦，成田雄一郎，小澤修一）

Q83 QAワークシート，カルテ記載事項としては何が必要ですか？

A 患者ごとに，IMRT の治療計画および線量検証結果は治療行為の記録として残す必要があります．また，これらは将来的な治療効果判定や有害事象が発生した場合，治療計画，線量配分などについて再現する場合もあります．従って，計画時情報，線量計算結果，線量検証結果，再現性確認記録などを残すことが求められ，保険適応条件やガイドラインにも明記されています．

解説 IMRT の照射は通常の外部照射と比較して，個々の患者において同じプランは存在しません．計画時の最適化条件や繰り返し計算回数により変化します．従って，治療計画における最適化の条件，計算方法および腫瘍（標的部位）や周辺臓器の線量の関係を記録しておく必要があります．記録方法はワークシート，レポート形式，DVH グラフなどがあります．線量検証は検証結果を絶対線量および相対線量分布を総合的に評価し計画線量に対する相違などを記録します．その際には，担当あるいは確認した医師，技師，物理士等のサインなどで責任を明確に残すことが重要です．これらの記録は患者治療情報です．カルテと同様に管理され，永久保存されることが義務付けられています．個々の患者の検証記録や計画情報は施設基準等の保険適応条件でもあります．医療監査時に記録の開示を求められることもあります．

■参考文献
1) Palta JR, Mackie TR, editors. Intensity-modulated radiation therapy. The state of the art. Madison: Medical Physics Publishing; 2003. p. 449-591.

（矢野慎輔，舘岡邦彦，成田雄一郎，小澤修一）

Q84 スタッフ（診断，治療計画および治療）の連携・責任の重要性を教えてください．

A 治療計画から治療に及ぶまでに複雑なプロセスが組み合わさっているため，安全確認および責任を明確にし，工程や確認作業の抜け落ちがないようにする必要があります．

解説 通常の放射線治療と IMRT における物理的 QA に大きな相違はありません．しかしながら，個々の患者において投与線量，放射線ビーム方向，腫瘍の形状やその周辺のリスク臓器などの有無により変調される放射線ビームが任意に変化します．従って，個々の症例における IMRT ビームを用いた線量照合が必要となります（線量検証の章参照）．同時に，物理 QA に関する QA ワークシート（Q83, Q132 参照）を作成し，すべてのスタッフが共通視するための（電子）カルテの記載も必要と考えられます．

実際に治療を行うスタッフの教育も必要となります．放射線腫瘍医はCTやMRIなどの画像情報から適切に標的やリスク臓器を決定しなくてはなりません．治療計画を立案するスタッフは臨床的および物理的な側面から実施可能な治療計画を立案する必要があります．線量照合などの物理QAを行うスタッフは臨床的な線量制約や線量測定精度を考慮したうえで，線量照合における現実的な許容値を決定する必要があります．また，実際に治療を行うスタッフは治療計画の結果を正確に投与するために上述の内容および治療位置照合（位置照合の章参照）に関する知識を有する必要があります．

（矢野慎輔，舘岡邦彦，成田雄一郎，小澤修一）

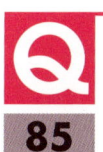

Q85 個々の症例において線量検証結果が許容値を超える場合の対処法を教えてください．

A 許容値を超える場合は，検証系（治療計画，線量測定）に問題がないか，または検証や手段を変えて検証します．しかし，それでも同様に許容値を超える場合には臨床的な判断が必要となります．絶対線量の相違やDTAを個別に判断し臨床的な許容限界を判断する必要があります．

解説 本ガイドライン等を参考に，臨床的な許容線量や線量測定誤差を踏まえたうえで，施設ごとに線量評価における許容値を設定する必要があります．その値から逸脱する場合には，最終的には医師が治療をするかどうかを判断しますが，判断材料となる検証結果，問題解析，いくつかの方法比較などの情報提示は技師や物理士の責務です．許容値を超える量と位置と線量分布の大きさから総合的に判断し，該当部分がどこにあるのか，臓器耐容線量と比較して線量補正の必要性，そのまま採用，再計画，中止を行うべきです．その際にどのような判断をしたか，後に理解できるように記録を残しておくことが重要です．

■参考文献
1) Palta JR, Mackie TR, editors. Intensity-modulated radiation therapy. The state of the art. Madison: Medical Physics Publishing; 2003. p. 415-37.

（矢野慎輔，舘岡邦彦，成田雄一郎，小澤修一）

Q86 治療計画装置からの治療情報（Dicom-Plan）が治療装置において展開できない場合の対処法を教えてください．

A 原因として，治療計画装置のDicom-Planのファイルが正常に作成されていない，治療装置のコ

ンピュータが未対応などの問題が考えられます．これらの治療情報の転送に関しては事前にリハーサル等により動作確認をする必要があります．

解説 　IMRTのような複雑な治療情報を含む場合，通常とは異なったエラーが発生することが想定されます．このような通信系のトラブルには多くの理由が挙げられます．計画装置と治療装置間でバージョンが変更されていたり，IMRTの場合にはファイル数や制約条件を超える計画である可能性が考えられます．これらのトラブルはリハーサルや線量検証時に事前に確認される場合があり，準備を念入りにしておくことが必要です．

（矢野慎輔，舘岡邦彦，成田雄一郎，小澤修一）

Q87 治療装置の故障の場合の対処法を教えてください．また，MLCの故障に備えた準備には何が必要ですか？

A　IMRTの治療中に治療装置が故障した場合，すでに投与された線量やIMRTセグメントの実施状況（DMLCはDynaLogファイル，SMLCはセグメントの照射状況）を詳細に記録する必要があります．患者の安全を確保したうえで，装置を復旧できるようであれば，継続して同じ位置から照射できるようMU設定およびリーフ位置制御をする必要があります．

解説　治療中の場合に，すでに照射された治療情報を記録し，どの時点（MU値，MLCセグメント）で停止したのか記録し，再現が可能なように記録を残す必要があります．続行可能な場合は，途中まで照射されたMLC位置からの再現がなされるように中断開始用のモードを使用する必要があります．特にDMLCの場合は線量とファイルシーケンス，ガントリ位置などが複雑に関係するために記録，再現に注意を払う必要があります．いったん中断し修理が必要となった場合には，再現性がよい場合でも全く同じ位置精度，蓄尿状態などを再現するのは不可能であり，できる限り同じセットアップが行えるように，シェルやマーキングに注意をしておく必要があります．

　その場合でも，臨床的な意味合い，解剖学的な意味合いで再開までにできる限り短時間で照射を開始することが望まれます．MLCのモーターや通信系のエラーで日常的に多く想定される故障については，各自で交換作業ができるようにトレーニングを受けたり，メーカーへの電話対応ができるように連絡体制を整えておくことが必要です．これらを未然に防ぐには定期的な点検や品質管理が必要です．

■参考文献
1) Palta JR, Mackie TR, editors. Intensity-modulated radiation therapy. The state of the art. Madison: Medical Physics Publishing; 2003. p. 285-371.

（矢野慎輔，舘岡邦彦，成田雄一郎，小澤修一）

Q 88⋯→107

治療計画

Q88 IMRTに使用する固定具・補助具にはどのようなものがありますか？

A 頭頸部，体幹部（胸腹部，骨盤部）用固定具や補助具の多くが市販されています．高価ですが，シェルなどはディスポーザブルであり，吸引式マットも経時変化があり定期的に交換しなければなりません．頭頸部領域以外は診療報酬として固定具加算を請求することができません．また，固定具の組み合わせによっては，固定精度や使い勝手に一長一短があるため，購入は十分に検討することが望ましいでしょう．

解説 表88-1に，各部位の市販されている固定具（頭頸部，体幹部）の代表的なものを示します．

表88-1 市販されている固定具

	製品名	製造元	販売元	種類
頭頸部	EFFICAST	ベルギー ORFIT	ユーロメディテック	スロット装着型シェル
	UON/DUON	ベルギー ORFIT	ユーロメディテック	Uフレーム型シェル
	エスフォーム 頭部・頸部肩用	エンジニアリングシステム	エンジニアリングシステム	ピン穴固定式シェル
	エスフォーム 全方位頭部用	エンジニアリングシステム	エンジニアリングシステム	ピン穴固定式シェル
	Type-S	米国 CIVCO	東洋メディック	Uフレーム型シェル
	Uni-frame	米国 CIVCO	東洋メディック	Uフレーム型シェル
	KLARITY	中国 KM & E	村中医療器	Uフレーム型シェル
	HeadFIX	ドイツ Medical Inteligence	エレクタ	バイト/クッション式
体幹部	BodyFIX	ドイツ Medical Inteligence	エレクタ	持続バキューム固定式・横隔膜コントローラ
	AIO SOLUTION	ベルギー ORFIT	ユーロメディテック	シェル/クッション固定
	ESFORM ボディ・サポート	エンジニアリングシステム	エンジニアリングシステム	シェル/クッション固定・横隔膜コントローラ
	ESFORM 体幹部固定システム（SN式）	エンジニアリングシステム	エンジニアリングシステム	シェル/クッション固定
	ディスポ NBボード	エンジニアリングシステム	エンジニアリングシステム	シェル/クッション固定
	Body Pro-Lok System	米国 CIVCO	東洋メディック	シェル固定・横隔膜コントローラ
骨盤部	PELVICAST	ベルギー ORFIT	ユーロメディテック	シェル固定
	HipFix	米国 CIVCO	東洋メディック	シェル固定

表88-1 つづき

	製品名	製造元	販売元	種類
骨盤部	Vac-Lok	米国　CIVCO	東洋メディック	バキューム式クッション
	エスフォーム体幹部用固定プレート	エンジニアリングシステム	エンジニアリングシステム	シェル固定
	エスフォーム吸引式固定バッグ	エンジニアリングシステム	エンジニアリングシステム	バキューム式クッション
	Blue BAG	ドイツ　Medical Inteligence	エレクタ	バキューム式クッション

(奥村雅彦)

Q89 固定具の吸収補正は，どのように行えばよいですか？

A 固定具による減弱を避けるガントリ角度を選択することが重要です．患者固定具を線量計算領域に含めて計算する方法もありますが，その計算精度を必ず確認する必要があります．

解説 IMRT は治療時間が通常より長いため，固定具等を利用し，患者固定精度の向上を図ります．しかし，患者固定具は線量の吸収があるため注意が必要です．IMRT の場合，ビーム入射方向から見た固定具の形状と照射野サイズの関係から，1 つの強度変調マップ内にかかる固定具の吸収が一様でない可能性があるので，1 つの係数を用いた吸収補正は困難な場合があります．よって，固定具による減弱を避けるガントリ角度を選択することが重要です．患者固定具を線量計算領域に含めて計算する方法もありますが，その計算精度を必ず確認する必要があります．

IMAT や VMAT などでは，治療計画装置上で仮想の治療寝台を設定することで吸収補正が可能な場合があります．仮想治療寝台の形状や CT 値の妥当性を確認する必要があります．

(奥村雅彦)

Q90 シェルによる皮膚表面の線量増加はどの程度でしょうか？

A シェル材はタイプや厚みが異なるため，X線エネルギー毎に使用するシェルによる皮膚表面の線量増加（ビルドアップ効果）や吸収率の測定を実施することが望ましく，特に頭頸部領域でのIMRTでは皮膚付近に線量が集中する場合，注意が必要です．

解説

図90-1に，MED-TEC社製のシェル材で頭頸部用のメッシュタイプで2.4 mm厚のMT-APSD-2.4（以下，2.4 mmメッシュ）と2.4 mm厚でシートタイプMT-HF-1822-2.4s（以下，2.4 mmシート）の4，6，10 MV X線のビルドアップ領域を含む深部線量結果を示します（資料提供: 近畿大学）．5 cm深における各シェルの吸収率は，2.4 mmメッシュが0.5〜0.61%，2.4 mmシートは0.59〜0.88%でした．測定には，直線加速器CLINAC600CとCLINAC21EXを使用し，平行平板形電離箱

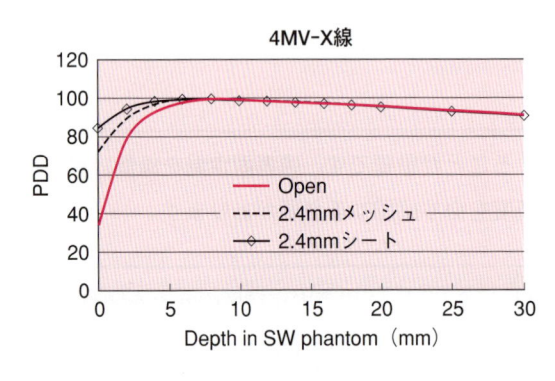

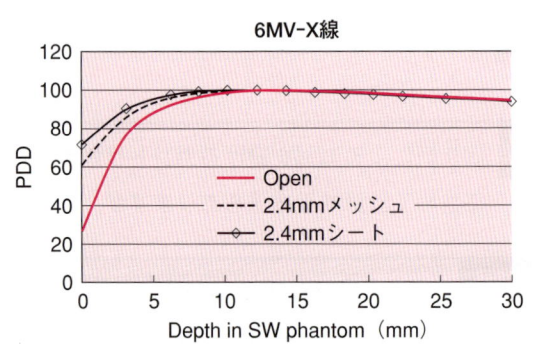

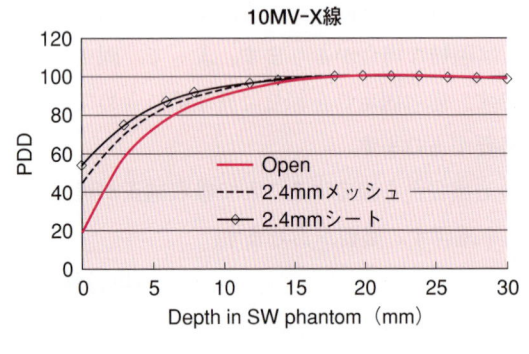

図90-1　4，6および10 MV X線の各PDD曲線

表90-1　シェルの有無による表面の相対線量値
最大線量深で正規化した場合の表面線量をパーセントで表示．

公称エネルギー (MV)	open	2.4 mmシェル メッシュタイプ	2.4 mmシェル シートタイプ
4	34.3	72.8	84.5
6	26.1	60.8	71.9
10	18.4	44.3	53.6

（Markus）と Solid water ファントムを用いて行いました．シェルは未使用のものを用いて測定を行ったため，実際の使用時よりもビルドアップおよび吸収率は高値を示しました（表 90-1）．

(奥村雅彦)

Q91 患者位置再現性向上のための固定具，補助具の使用について注意すべきことを教えてください．

A 放射線治療における固定具，補助具の作成，装着における注意事項を，項目ごとに分類して示しました．下記の内容を参考に施設毎に位置再現性のよい患者固定法を検討してください．

解説　一般的注意事項

①治療体位の決定，枕，肘や膝などの補助などを含め，患者の状態に応じた体位を決定することが重要で，患者への十分な説明を行うとともに力を抜いて安静に努めてもらう．

②IMRT の照射時間は 15〜30 分/回と通常治療と比較し長時間となるため，無理な体位をとらず，体勢を維持できる体位で固定する．

固定具作成時の注意事項

①シェルを用いた固定具作成は，2 人以上で行い，特に頭頸部は隙間を作らないように注意する．また，シェルを冷める前に取り外すと変形する可能性があるため十分に冷え，固まったのち固定具を外す．

②皮膚と接するマット等は，再現性のポイントとなる数カ所にマーキングを行う．

③固定具作成後は，一度固定具を外して一度体を起こして，再度固定具を装着し各マーキングを行うと，CT 撮影時や治療時の再現性精度が向上する．

④シェルは，熱可塑性樹脂でメッシュ状あるいはシート状のものであるが，多少縮小する傾向があるため，固定具作成は治療計画用 CT 撮影日の前日までに作成する．

毎回の治療時における固定具装着における注意事項

①毎回のシェル等固定具の付け方，セットアップ用マーカーの合わせ方の順番を統一する．

②固定具は治療台に取り付ける位置を一定にしておき，毎回の治療台の三次元座標を確認し再現性の参考にする．

③シェルの変形や変質を確認すると共に，吸引式枕やマットは変形や真空度の劣化があるので注意する．

④治療中の体重の増減による固定精度の変化にも注意する．

頭頸部

①体位を決定する時，頸部の伸展度や肩を下方に牽引するなどを含めて可能な範囲で検討する．

②時間とともに苦痛を訴えることがあるため，枕や吸引式枕の形状による状態を患者に確認する．

③シェルを用いた固定具作成中は，患者に声をかけて，肩部や胸部の力を抜くように指導する．
④シェルを作成した後シェルを一度外し，寝直しして再度シェルを装着し，固定状態を確認する．
⑤治療中は，脱毛や体重減少によって固定精度が低下する可能性があるので，定期的な照合による確認を行うとともに，程度によっては固定具の再作成と再治療計画も検討する．
⑥咳や嘔吐に注意し，緊急時の対応を決めておく．
⑦頭頸部用のマウスピースやバイトブロックやその他創傷などによるシェルの汚れに注意し，清潔を保つ．

骨盤部
①前立腺 IMRT の場合は，仰臥位，腹臥位によって，前立腺，直腸，膀胱の位置関係が異なるため[1]，体位の決定において，スタッフ間で十分な打ち合わせを行い決定する．
②CT 撮影，毎回の治療の蓄尿または排尿，排便の処置も決めておく．
③患者の状態（体形，呼吸，疾病）によっても固定方法は異なるので，スタッフ間で取り決める．
④骨盤部の固定精度は，臀部の状態を一定に保つことが重要であり，固定作成時および毎回の治療時に力が入ってないか確認する．
⑤膝部や足首の位置も位置精度に影響を与えるため，固定具との位置関係を一定に保つための補助具を使用し，必要な箇所にマーキングを行うなど工夫する．
⑥骨盤部から大腿部と接触する固定具（例えば吸引式バッグ）との位置関係が一定になるような工夫（例えば吸引式バッグと接する箇所の皮膚にラインを書くなど）を行い，皮膚の状態を常に一定に保つ．

体幹部，その他の部位
　体幹部領域におけるシェルや吸引式バッグを用いる場合の注意事項は，頭頸部や骨盤部領域の固定に関する内容を参考にしていただきたい．体幹部領域に特化した項目は，呼吸性移動に伴う呼吸抑制に関する内容になるが，これに関しては大西らの報告を参照していただきたい[2]．

■参考文献
1) 加藤貴弘, 小幡康範, 不和信和, 他. 前立腺癌外部放射線治療における照射体位の違いがリスク臓器線量に及ぼす影響—異なる臨床標的体積での検討—. J Jpn Soc Ther Radiol Oncol. 2009; 21: 71-6.
2) 大西　洋, 平岡眞寛, 監修. 詳説体幹部定位放射線治療. 東京: 中外医学社; 2006.

（奥村雅彦）

Q92 前立腺・頭頸部の放射線治療において描出する輪郭と，参考になる文献はどのようなものがありますか？

A　前立腺がん[1-3]においては，前立腺，精嚢腺，膀胱，直腸，大腿骨頭になりますが，場合によっては小腸の輪郭が必要となることもあります．また，大腿骨頭は治療計画に慣れてきて，安全な線

量での治療計画が行えるようになれば不要となる場合もあります．頭頸部腫瘍では，より複雑になります．原発巣およびリンパ節，正常組織として，脳幹，脊髄，視神経，視交叉，内耳，耳下腺，下顎骨，口腔，喉頭，甲状腺，咽頭収縮筋などが最低限必要となります[4]．

解説 前立腺がんでは，リスク分類によって，皮膜外浸潤，精嚢浸潤の程度が異なるので，患者個々の進行度により GTV，CTV の設定が異なります．一般には，前立腺を GTV とし，精嚢を含めた領域を CTV としています．低リスク群においては，前立腺のみでよいとする報告もありますが，施設によっては精嚢基部を含めていることもあります．これは施設ごとの判断によるでしょう．文献 1 に詳しく述べられていますので，これを参考にされるとよいでしょう．中リスク，高リスク群では，精嚢を含めることになりますが，切除標本の病理組織学的検索結果から，中リスク群においては 1 cm まで，高リスク群では 2 cm まで含めるべきとされています．膀胱は全ての輪郭を描画し，直腸は通常，PTV に対して上下 15 mm 程度のマージンを取って輪郭描画を行います．

頭頸部腫瘍では，GTV，CTV，OAR が複雑な位置関係にあり，輪郭描画には慣れが必要です．また，解剖学的な理解が重要です[5-8]．IMRT においては輪郭をとっていない部位に関しては，その部位への線量は考慮されませんので，細かな輪郭描画が必要となります．また，上縦隔が照射野に含まれる場合には，肺の輪郭も必要となります．このように，必要に応じて，OAR を適時追加して正常組織に不必要な線量を照射しないように注意することが重要です．この際，後頸部の軟部組織をダミーの OAR として輪郭描画し，OAR の線量のバランスをとることもあります．

■参考文献

1) Boehmer D, et al. Guidelines for primary radiotherapy of patients with prostate cancer. Radiother Oncol. 2006; 79: 259-69.
2) Lawton CA. RTOG GU Radiation oncology specialists reach consensus on pelvic lymph node volumes for high-risk prostate cancer. Int J Radiat Oncol Biol Phys. 2009; 74: 383-7.
3) Michalski JM. Development of RTOG consensus guidelines for the definition of the clinical target volume for postoperative conformal radiation therapy for prostate cancer. Int J radiat Oncol Biol Phys. 2010; 76: 361-8.
4) Nangia S, et al. Selective irradiation for head and neck cancer using intensity-modulated radiotherapy: application of RTOG consensus guidelines in routine clinical practice. Int J Radiat Oncol Biol Phys. 2010; 76: 146-53.
5) Gregoire V, et al. CT-based delineation of lymph node levels and related CTVs in the node-negative neck: DAHANCA, EORTC, GORTEC, NCIC, RTOG consensus guidelines. Radiother Oncol. 2003; 69: 227-36.
6) Chao KSC, et al. Intensity Modulated Radiation Therapy for Head and Neck Cancer. Baltimore: Lippincott Williams & Wilkins; 2003.
7) Levendag PC, et al. Dysphagia dosorders in patients with cancer of the oropharynx are significantly affected by the radiation therapy dose to the superior and middle constrictor muscle: a dose-effect relationship. Radiother Oncol. 2007; 85: 64-73.
8) Caudell JJ, et al. Margin on gross tumor volume and risk of local recurrence in head and neck cancer. Int J Raidiat Oncol Biol Phys. 2010; 76: 164-8.
9) Eisbruch A, et al. Intensity-modulated radiation therapy for head and neck cancer: Emphasis on the selection and delineation of the targets. Semin Radiat Oncol. 2002; 12: 238-49.

〔幡野和男〕

Q93 その他の部位の放射線治療で描出する輪郭と，参考になる文献はどのようなものがありますか？

A 全ての限局性の固形悪性腫瘍に対して保険対象となったために，様々な部位が考えられます．主として，肺がん[1]，子宮がん[2,3]，膵がん[4]，肛門がん[5]などが考えられます．いずれの部位においてもGTV，CTVおよびOARの描画が必要です．しかし，これらの部位はまだ標準的な輪郭描画については示されていませんので，参考文献のみ示しておきます．呼吸性移動等を伴うため，慎重な適応が求められます．種々の部位におけるリンパ節領域の輪郭描画については文献8，9が参考となります．

解説 子宮がんにおいては，いくつかのガイドラインが示されています．文献4が最も新しいガイドラインであり，詳細はRTOG atlasとしてhttp://www.rtog.org/atlases/gynatlas/main.htmlからダウンロード可能です．ただし，リンパ節領域の輪郭については，問題もあり，文献5を参考とした方がよいでしょう．子宮頸がんにおける根治照射を目的とした輪郭描画についても，RTOG atlasでは不都合な点がいくつかあり，今後の日本からのガイドラインを待つ方がよいかもしれません．膵がん，肛門がんなども，慎重に進めるべきでしょう．

■参考文献

1) Weiss E, et al. Comparison of intensity-modulated radiotherapy planning based on manual and automatically generated contours using deformable image registration in four-dimensional computed tomography of lung cancer patients. Int J Radiat Oncol Biol Phys. 2008; 70: 572-81.
2) Mundt AJ, et al. Intensity-modulated whole pelvic radiotherapy in women with gynecologic malignacies. Int J Radiat Ocnol Biol Phys. 2002; 52: 1330-7.
3) Van de Bunt L, et al. Motion and deformation of the target volumes during IMRT for cervical cancer: what margins do we need? Radiother Oncol. 2008; 88: 233-40.
4) Lim K, et al. Consensus guidelines for delineation of clinical target volume for intensity-modulated pelvic radiotherapy for the definitive treatment of cervix cancer. Int J Radiat Oncol Biol Phys. May 2010 Epub ahead of print.
5) Toita T, et al. A Consensus-based guideline defining the clinial target volume for pelvic lymphnodes in external beam radiotherapy for uterine cervical cancer. Jpn J Clin Oncol. 2010; 40: 456-63.
6) Landry JC, et al. Treatment of pancreatic cancer tumors with intensity-modulated radiation therapy (IMRT) using the volume at risk approach (VARA): employing dose-volume histogram (DVH) and normal tissue complication probability (NTCP) to evaluate small bowel toxicity. Med Dosim. 2002; 27: 121-9.
7) Myerson MJ, et al. Elective clinical target volumes for conformal therapy in anorectal cancer: a radiation therapy oncology group consensus panel contouring atlas. Int J Radiat Oncol Biol Phys. 2009; 74: 824-30.
8) Cefaro GA, et al. A guide for Delineation of Lymph Nodal Clinical Target Volume in Radiation Therapy. Berlin: Springer; 2006.
9) Gregoire V, et al. Clinical Target Volume in Conformal and Intensity Modulated Radiation Therapy. Berlin: Springer; 2002.

（幡野和男）

Q94 治療計画で使用する CT 画像において発生したアーチファクトはどのように対処すべきですか？

A アーチファクトの影響が大きい場合は，強制的に CT 値や相対電子濃度を割り当てたり，不均質補正を行わず均質な水として計算する方法があります．また，なるべくアーチファクトの少ないビーム角度を選択することなどがアーチファクトの線量計算への影響を小さくする対処法として考えられます．

解説

　義歯や人工股関節などに用いられる金属は，ビームハードニングやアーチファクトにより CT 値を正確に把握できません．そのため CT 値-相対電子濃度変換テーブルにより正確な相対電子濃度を得ることはできません．つまり，どんなに高精度の線量計算アルゴリズムを使用しても正確な線量計算結果は得られません．よって，CT 値や相対電子濃度を強制的に割り当てることが考えられます．例えば，使用されている金属が，既知の材質ならば強制的に CT 値や電子濃度を割り当て，金属周囲の人体組織は水として置き換えることによって線量計算の不確かさを小さくすることができます．また，金属周辺の組織に対してもアーチファクトの影響が大きい場合には，あえて不均質補正を行わず均質な水として計算する場合もあります．

　しかし，使用されている金属に相対電子濃度を割り当てたとしても，superposition 法ではモンテカルロ法に比べて線量計算精度が低く，正確な線量分布を再現できないこともあります．Spirydovich[1] らは superposition 法では金属前面のビルドアップや金属通過後の線量低下を再現できていないと報告しています．金属前面の相違は主に後方散乱の影響であり，金属通過後の線量低下は金属によるビームの減弱によるものです．よって金属周辺の正常組織は高線量になっている可能性があり，また金属通過後の線量低下は標的への線量低下となっている可能性があるため注意が必要です．このように高密度の金属物質に対しては，臨床現場に普及している線量計算アルゴリズムの中で最も高度なアルゴリズムである superposition 法でも線量計算精度が保たれないことを認識する必要があります．

　その他の対処法として，AAPM TG63[2] でも述べられているように，アーチファクトの影響が少ないビーム角度を設定することも有効です．上記に述べた対処法では，あくまでもアーチファクトの線量計算への影響を小さくする方法であって，正確に線量計算を行うものではありません．

■参考文献

1) Spirydovich S, et al. High density dental materials and radiotherapy planning: Comparison of the dose predictions using superposition algorithm and fluence map Monte Carlo method with radiochromic film measurement. Radiother Oncol. 2006; 81: 309-14.
2) Reft Ch, et al. Dosimetric considerations for patients with HIP prostheses undergoing pelvic irradiation. Report of the AAPM Radiation Therapy Committee Task Group 63. Med Phys. 2003; 30: 1162-82.

〈熊崎　祐〉

Q95 PTVマージンはどのように設定すればよいのですか？

A IMRTでは通常の照射方法と比較して，同じ処方線量でも正常組織への線量が抑えられることが最大の長所ですが，これは，正しいPTVマージンが設定されることで実現されます．このマージンが過大な場合，正常組織への線量を抑えることは難しく，過小なマージン設定の場合，標的への線量が低下する可能性があります．ICRUレポート62[1]および83[2]では，CTV＋IM＋SM＝PTVと設定されおり，PTVマージン＝IM＋SMとなります．治療中のCTVの動きを正しく評価し，IMを求めるには，金属マーカーを利用した治療中のリアルタイム画像や，治療計画CTによる4D画像の解析が必要となり，実施できる施設が限定されます．よって，治療前後の照合画像を利用した患者位置変位を治療中の動きとして評価する方法や，参考文献等[3]を参考にします．ここではSMを考慮する方法を主に解説します．

各施設で正しいPTVマージンを設定するには，EPIDやCBCTなどによるセットアップ補正のデータを蓄積し，それらを解析し，SMを正しく設定する必要があります．通常の照射方法においてもPTVマージンの設定は重要ですので，患者位置補正の数値を記録しておき，必要なセットアップ誤差を求めるのがよいでしょう．SMは，患者固定方法，位置照合のモダリティや位置照合方法（骨合わせ，軟部組織合わせ等）だけでなく，位置照合の頻度によっても変わります．IMRTを開始する際には，患者固定方法や位置確認方法が類似している経験が豊富な施設のアドバイスを受けるとよいでしょう．

解説 セットアップマージンを計算する前に，まずはEPIDなどによるセットアップ補正値から系統誤差と偶発誤差を求める必要があります（表95-1）[4]．各患者のデータから平均値を算出し，全ての患者の平均値から，全体の平均と標準偏差（SD）を求めます．この時の各患者データの平均値のSDが系統誤差（Σ）となります．SDの2乗平均の平方根（RMS: root mean square）が偶発誤差（σ）と

表95-1 系統誤差と偶発誤差の求め方[4]

各患者のデータから平均値を算出し，全ての患者の平均値から，全体の平均と標準偏差（SD）を求める．この時のSDが系統誤差（Σ）．各患者のデータのSDの2乗平均の平方根（RMS）が偶発誤差（σ）となる．

	patient 1	Patient 2	patient 3	Patient 4	
Day 1	2	4	1	3	
Day 2	1	−2	−1	−3	
day 3	1	2	2	−2	
day 4	1	0	2	1	
Mean	1.25	1	1	−0.25	Mean＝M＝0.75 SD＝Σ＝0.68
SD	0.50	2.58	1.41	2.75	RMS＝σ＝2.03

表 95-2 セットアップマージン算出方法の一覧[4]

代表的なものに赤下線を引いてある.

Author	Application	Recipe	Assumptions
Bel et al, 1996b	Target	0.7σ	Random errors only (linear approximation) Monte Carlo
Antolak and Rosen, 1999	Target	1.65σ	Random errors only, block margin?
Stroom et al, 1999	Target	$2\Sigma + 0.7\sigma$	95% dose to on average 99% of CTV tested in realistic plans
van Herk et al, 2000	Target	$2.5\Sigma + 0.7\sigma$ or (more correct): $2.5\Sigma + 1.64(\sigma - \sigma_p)$	Minimum dose to CTV is 95% for 90% of patients. Analytical solution for perfect conformation
McKenzie et al, 2000	Target	$2.5\Sigma + \beta(\sigma - \sigma_p)$	Extension of van Herk et al for fringe dose due to limited number of beams
Parker et al, 2002	Target	$\Sigma + \sqrt{(\sigma^2 + \Sigma^2)}$	95% minimum dose and 100% dose for 95% of volume. Probability levels not specified
van Herk et al, 2002	Target	$2.5\Sigma + 0.7\sigma - 3$ mm or (more correct): $\sqrt{2.7^2\Sigma^2 + 1.6^2\sigma^2} - 2.8$ mm	Monte Carlo based test of 1% TCP loss due to geometrical errors for prostate patients
van Herk et al, 2003	Target	$M - 2$ mm $M - 5$ mm	Correction for nonuniform cell density
Ten Haken et al, 1997 and Engelsman et al, 2001	Respiration (liver and lung)	0 A	No margin for respiration but compensation by dose escalation to iso-NTCP, reducing target dose homogeneity constraints
McKenzie et al, 2000	Respiration	A	Margin for respiration on top of other margins when respiration dominates other errors
van Herk et al, 2003	Respiration (lung)	0.25 A (caudally) 0.45 A (cranially)	Margin for (random) respiration combined with 3 mm random SD, when respiration dominates other errors (A>1 cm)
McKenzie et al, 2002	OAR	$1.3\Sigma +/- 0.5\sigma$	Margins for small and/or serial organs at risk in low (+) or high (-) dose region

Σ: SD of systematic errors, σ: SD of random errors, σ_p: describes width of beam penumbra fitted to a Gauss function, A: peak-peak amplitude of respiration, M: margin before adjustment for described effect.

なります.これらの数値からセットアップマージンを算出するわけですが,計算式も多数提案されています(表 95-2 参照)[4],代表的な方法としては,Stroom[5] と van Herk[6] の方法が挙げられます(表 95-2 に下線を付けました).

■参考文献

1) International Commission on Radiation Units and Measurements. Prescribing, recording, and reporting photon beam therapy. (International Commission on Radiation Units and Measurements, Bethesda, 1999).
2) International Commission on Radiation Units and Measurements. Prescribing, recording, and reporting

photon-beam intensity-modulated radiation therapy (IMRT). (International Commission on Radiation Units and Measurements, Bethesda, 2010).

3) Kitamura K, Shirato H, Seppenwoolde Y, et al. Int J Radiat Oncol Biol Phys. 2002; 53: 1117-23.
4) van Herk M. Semin Radiat Oncol. 2004; 14: 52-64.
5) Stroom JC, de Boer HC, Huizenga H, et al. Int J Radiat Oncol Biol Phys. 1999; 43: 905-19.
6) van Herk M, Remeijer P, Rasch C, et al. Int J Radiat Oncol Biol Phys. 2000; 47: 1121-35.

〈小澤修一〉

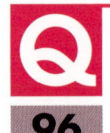

Q96 体表面近傍の標的の場合，どのようなことに注意すべきですか？

A 皮膚線量の増加の影響で，皮膚障害の発生が増加することが考えられるので，皮膚表面に接するPTVを表面から数mmカットしたり，皮膚表面をリスク臓器として線量制限をかけるなどの治療計画の工夫が必要となることがあります．またボーラス効果を避けるため，シェルが必要以上に照射領域を覆わないように努めることも必要です．

解説 通常，MVエネルギー領域の放射線を使用した放射線治療では，皮膚表面でのビルドアップの影響による皮膚保護効果（skin sparing effect）が働くため，重篤な皮膚障害が発生することは稀です．しかしIMRTの場合，特に皮膚表面まで標的が存在するような症例では，多数のビームが皮膚表面を接線方向に通過するため，皮膚表面の線量が上昇することが考えられます．また，標的領域がシェルで覆われている場合，シェルによるボーラス効果によっても皮膚線量が上昇します．

皮膚線量上昇による皮膚障害発生への対策として，Lee[1]やElantholi[2]らは皮膚表面に接するPTVを皮膚表面から数mmカットする，皮膚表面をOARとして輪郭描出して線量制限を設定するといった，治療計画時の工夫によって標的線量を落とすことなく，皮膚線量を減少することができると報告しています．またLeeら[1]の報告では，シェルが標的領域を覆わないよう工夫することで，更なる皮膚線量の減少が望めるとしています．

しかし，皮膚線量を気にしすぎるあまり，肝心の標的線量の考慮が軽視されてはいけません．治療に必要な標的線量と，皮膚線量の両者のバランスを十分に考慮して治療計画を立案する必要がありま

表96-1 TLDによる測定結果（標的線量60 Gy処方のプランにて比較）

	PTVを皮膚表面まで描出	PTVを皮膚表面から5 mmカット	
		皮膚の線量制限なし	皮膚に55 Gyの制限
シェル有	60.1±4.3 Gy	50.2±5.3 Gy	47.5±4.0 Gy
シェル無	54.8±5.0 Gy	41.3±5.6 Gy	38.6±3.3 Gy

す．シェルについても同様で，十分な固定精度を保つことを第一とし，可能な範囲で，シェルをカットするなどの検討を行ってください．

参考資料　Lee ら[1]による頭頸部 IMRT における皮膚線量減少への対策

表 96-1 から，シェルが標的領域を覆った状態での比較で，PTV を皮膚表面から 5 mm カットすることで大幅に皮膚表面線量が減少しています（約 20％）．皮膚表面に線量制限をかけることで，更に 6％程度表面線量が減少しています．いずれの場合も，シェルが標的領域を覆わないようにすることで，皮膚表面線量の減少が生じています．

■参考文献
1) Lee N, et al. Skin toxicity due to intensity-modulated radiotherapy for head and neck carcinoma. Int J Radiat Oncol Biol Phys. 2002; 53: 630-7.
2) Elantholi PS, et al. Skin-sparing radiation using intensity-modulated radiotherapy after conservative surgery in early-stage breast cancer: a planning study. Int J Radiat Oncol Biol Phys. 2008; 70: 485-91.

〈黒岡将彦〉

Q97 治療計画に用いるダミー輪郭はどのように使用しますか？

A　ダミー輪郭とは，患者の解剖学的構造に関係なく，作成する擬似的な輪郭を言います．目的は，最適化計算でダミー輪郭に線量制約を行うことで，線量分布を改善させることです．作成方法は，治療計画装置，治療部位，エネルギーや入射方向などで異なります．自施設で最適な方法を検討してください．

解説　最適化計算は，計画者の指定したパラメータのみ考慮します．言い換えれば，計画者が指定していないものに対しては，全く考慮しないということです．計画者の意図する計算結果を得るために，解剖学的な構造とは別に擬似的な輪郭（ダミー輪郭またはダミー ROI，optimized ROI などとも呼ばれます）を作成し，そこに線量制約を行うことが必要な場合があります．ダミー輪郭の使用例を以下に示します．

1．標的でもリスク臓器でもない，その他の正常組織（unspecified tissue）の線量低減

図 97-1 に頭頸部の IMRT で，ダミー輪郭への線量制約の有無による線量分布が改善した例を示します．a は，ダミー輪郭を使用せずに最適化計算を行った結果です．脊椎後方に高線量域（矢印）が広がっていることがわかります．後頸部はリスク臓器ではありませんが，正常組織のため線量を低減させたい領域です．そこで，b のように脊椎後方にダミー輪郭（青色）を作成し，線量制約を行った結果が c です．後頸部の線量を大幅に低減できていることがわかります．

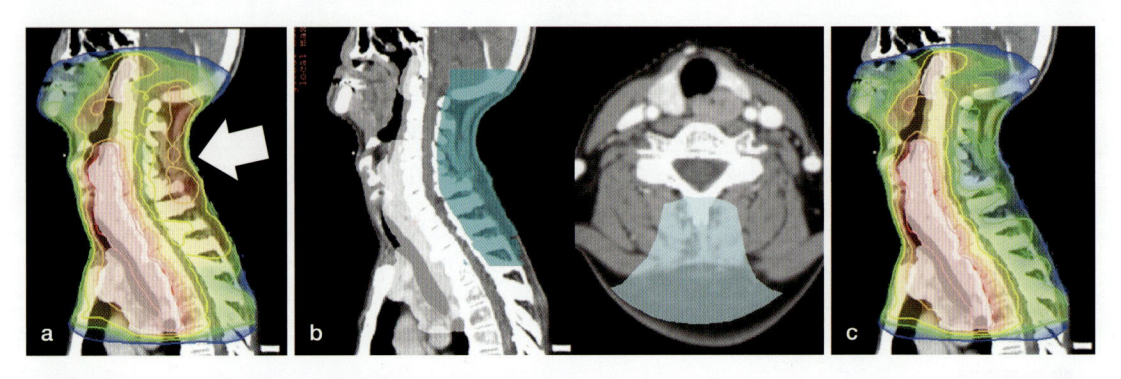

図 97-1　ダミー輪郭による正常組織の線量低減例
a: ダミー輪郭への線量制約なしの線量分布，b: 後頸部に作成したダミー輪郭（青色），c: ダミー輪郭への線量制約を行った線量分布．

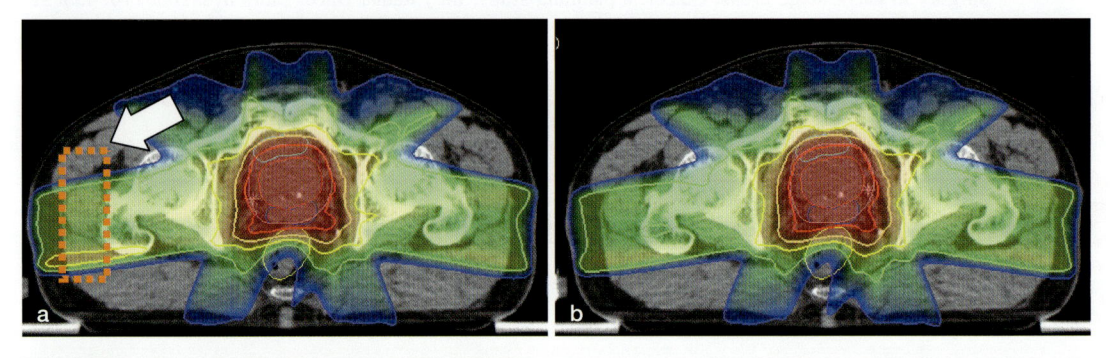

図 97-2　ダミー輪郭による線量ウェイトの調整例
a: ダミー輪郭への線量制約なし，b: 線量制約あり．

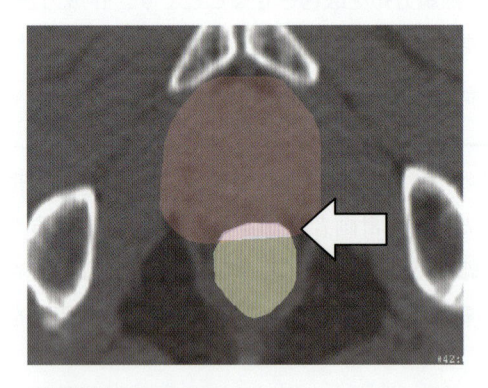

図 97-3　前立腺 IMRT で PTV（赤）と直腸（黄）の重複部分にダミー輪郭（白塗）を作成した例

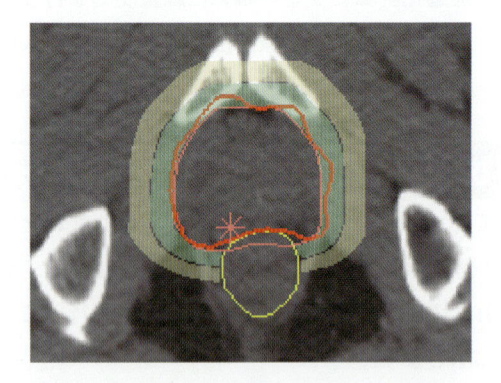

図 97-4　前立腺 IMRT で PTV の線量集中性の向上のためのリング状の輪郭を作成した例

　図 97-2 は，前立腺 IMRT で入射ビームの線量ウェイトを調整した例です．a では，患者右側の大腿骨外側に hot spot が生じています．そこで，ビームの入射面全体が覆われるようにダミー輪郭（橙色の点線）を作成し，線量を低減するように最適化計算を行った結果が b です．入射する線量（MU 値）

を調節することができるため，hot spotが消失していることがわかります．

2．2つ以上の輪郭が重複する領域に線量制約を行うため

図97-3は，2つの輪郭の重複部位（矢印）にダミー輪郭（白塗）を作成した例です．ダミー輪郭に元の2つの輪郭とは異なる線量制約を行いたい場合に使用します．赤色半透明がPTVで，黄色が直腸です．「重複部位はPTV内であり，線量の大幅な低下は避けたいが，OAR内でもあるため最大線量は低下させたい」場合，ダミー輪郭を使用することで，線量の調整が可能となります．

3．その他，線量分布の集中性の向上やhot/cold spotの防止など

図97-4はPTV（朱色）の線量分布集中性を向上させるために，PTVを囲むようにリング状の輪郭を作成した例です．赤線がPTVに投与したい等線量曲線で，PTV形状に一致することが理想です．しかし，PTVの外側にまで等線量曲線が拡大しています．この例ではPTV外側の線量を低減させるため，PTVの外側にリング状の輪郭を作成し，線量制約を行っています．またリング状の輪郭を2重に作成し，外側により低い線量の制約を行い，PTVから正常組織への線量勾配を急峻にさせようとしています．

また，つねに同じ位置にhot/cold spotが生じ，最適化計算で改善できない場合があります．Hot/cold spotを消すために，その位置に輪郭を描出し，線量制約を掛けることも有効であると考えます．

（小島　徹）

Q98 照射方向はどのような点に注意して設定しますか？　また，どのようなガントリ角度が使用されますか？

A IMRTの治療計画の立案では，一般に5～9門の等間隔で非対向のガントリ角度が利用されます．しかし，標的が体の中心から変位しているほど，ガントリ角度の選択は重要となります．また，治療寝台・固定具による線量減弱の回避，リスク臓器の線量低減のために，ガントリ角度，コリメータ角度，カウチ角度を調整することで，より良好な治療計画を作成することが可能な場合があります．特にリスク臓器と標的の位置関係によっては，ノンコプラナーな照射角度を含めることで，リスク臓器の線量低減が可能な場合があります．

解説 IMRTで使用する照射方向は，治療計画担当者が決定します．一般に，5～9門の等間隔・非対向なガントリ角度の配置が使用されます．通常，照射門数が多い治療計画ほど良好な線量分布を作成することができますが，SMLC IMRTの場合，セグメント当たりのMU値が小さくなり，DMLC IMRTの場合，MLCの動作が激しくなることで照射条件が厳しくなり，線量誤差を増加させる危険性があります．また，照射時間の延長による，患者負担・標的移動の不確かさの増加が懸念されます．

表98-1 固定多門照射のIMRTで使用されるガントリ角度の例

前立腺IMRTのガントリ角度の例	頭頸部IMRTのガントリ角度の例
5門: 0, 75, 140, 220, 285 (deg)	7門: 0, 55, 105, 155, 205, 255, 305 (deg)
5門: 45, 105, 180, 255, 315 (deg)	7門: 55, 110, 150, 180, 210, 255, 305 (deg)
7門: 0, 55, 100, 155, 205, 260, 305 (deg)	7門: 60, 105, 145, 180, 215, 255, 300 (deg)
7門: 0, 50, 100, 155, 205, 260, 310 (deg)	7門: 65, 100, 140, 180, 220, 260, 295 (deg)
7門: 0, 51, 100, 145, 215, 260, 309 (deg)	9門: 0, 40, 80, 120, 160, 200, 240, 280, 320 (deg)
7門: 0, 51, 102, 154, 205, 258, 309 (deg)	9門: 20, 60, 100, 140, 180, 220, 260, 300, 340 (deg)

このように照射方向の決定は，IMRT全体の質を左右する重要なパラメータであり，十分に検討する必要があります．

以下に照射方向を設定する上で，考慮する項目を列挙します．

- 標的とリスク臓器の重なりが少ない照射角度を選択する
- 治療寝台，固定具による線量減弱の少ない照射角度を選択する
- 標的が体の中心から変位している場合，皮膚表面から標的までの距離が長い角度は，皮膚近傍にホットスポットが生じやすいため避ける
- 眼球や視神経近傍の腫瘍の場合，ノンコプラナーな照射角度は，線量分布を改善できる場合がある．
- 義歯のある場合は，義歯を通過して標的に線量を投与するような照射角度を避ける
- リスク臓器の線量を低減したい場合，リスク臓器がコリメータに遮蔽されるコリメータ角度を選択する

参考資料として，固定多門照射のIMRTで使用されるガントリ角度の例を表98-1に示します．

(遠山尚紀)

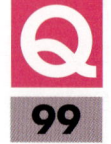

Q99 線量計算アルゴリズムを選択する際の注意点について教えてください．

A IMRT治療計画では，強度変調フルエンスの最適化過程と最終的な線量分布計算の2つの場面で線量計算アルゴリズムの特性が反映されます．Monte Carlo法やSuperposition法に代表される第四世代の線量計算アルゴリズムは特に空気層などの低密度領域やビルドアップ領域での線量計算精度が向上しており，正確な線量分布の作成には必要と思いますが，PTV内に空気層が含まれていたり，義歯によるメタルアーチファクトを含んでいるような頭頸部に対するIMRT治療計画の最適化過程でこのアルゴリズムを選択するのは慎重に行われなければなりません．

解説 第四世代アルゴリズムである Monte Carlo 法や Superposition 法などは，入射 X 線と物質との相互作用を三次元的に考慮し，かつ不均質領域における補正を入射 1 次 X 線，散乱 X 線のみならず，二次電子にまで拡張していることにより，体内あるいは物質内での吸収線量分布の計算精度が向上しています．

　頭頸部に対する IMRT 治療計画では，標的が鼻腔あるいは咽頭腔に接していたり，予防照射対象である頸部リンパ節に対する CTV が皮膚直下まで達することがあります．そのため，いずれの場合も PTV は空気層を含んだり体表に達するなどして物理的に線量が低下する状況が発生します．旧世代の線量計算アルゴリズムでは，この領域の線量を内部の高線量と同等のように計算し低下が起こらないように計算する場合がほとんどですが，第四世代アルゴリズムは実際の物理現象を忠実に再現し線量低下が見られます．最適化過程で第四世代アルゴリズムが選択されると，最適化パラメータに従って物理的要因による線量低下領域の線量を確保しようと，強度変調フルエンスの該当箇所のフルエンスを高めるような効果につながります．PTV が体表の外にはみ出ている場合などは，本来真空と同等の扱いで線量が入らない領域の線量を確保するために過剰なフルエンスとなることがあります．

　最適化過程で選択する線量計算アルゴリズムは，単に最適化のために設定したパラメータの達成にしか寄与しません．立案計画の物理的線量分布の精度には，線量分布の最終計算に用いたアルゴリズムの物理的特性が反映され，最適化で選択したアルゴリズムはこの精度には寄与しません．

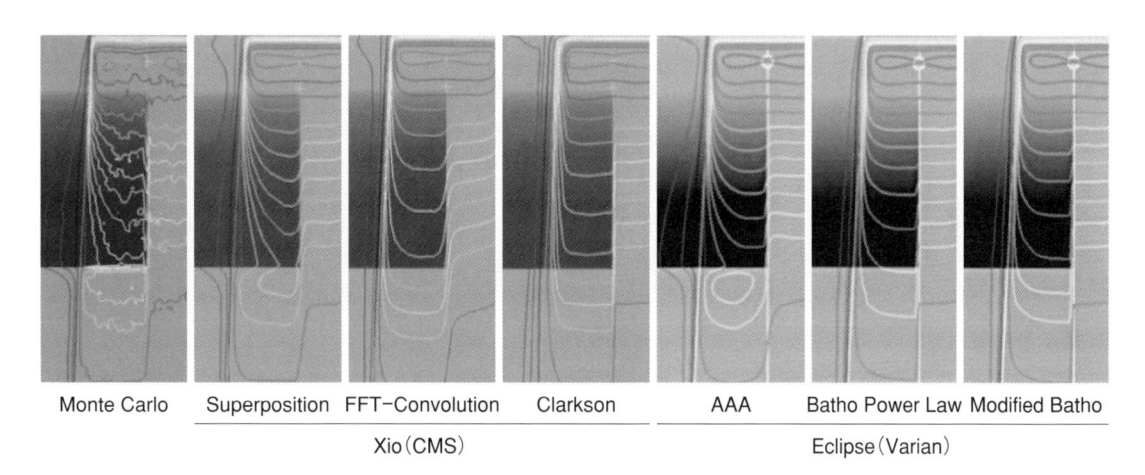

図 99-1 不均質領域における種々の線量計算アルゴリズムによる線量分布の違い
水媒体中の左半分は深さ 5〜20 cm まで段階的に CT 値が −850 HU に変化．X 線のエネルギーは公称 10 MV である．

（成田雄一郎）

Q100 適切な線量計算グリッドの大きさを教えてください．

A グリッドサイズは線量計算，DVHの計算に影響するため，小さいグリッドサイズ（2mm以下）を選択することが望ましいです[1]．

解説 IMRTに限らず，グリッドサイズは線量計算，DVHの計算に影響します．グリッドサイズの違いが大きく影響するのは密度が異なる境界面や線量勾配が大きい領域です．グリッドサイズが大きくなるにつれて，ビルドダウンやリビルドアップなどを忠実に再現できないために，線量が過大/過小評価されてしまいます．ビルドダウンやリビルドアップなどは照射野サイズが小さいほど顕著に現れます．特にIMRTビームでは1セグメントあたりの照射野サイズが小さいため，この影響は大きいと思われます．またグリッドサイズは深さ方向だけでなく，深さ方向に垂直な方向（側方）のプロファイルにも影響を与えます．グリッドサイズが大きくなるにつれて半影（ビームプロファイルの80% doseと20% doseまでの距離）や，ビームフリンジ（ビームプロファイルの90% doseと50% doseまでの距離）が大きくなります．つまり，グリッドサイズが大きくなるにつれて，高線量領域が狭く，低線量領域が広がったような分布となってしまうということです．このことはRose[2]らも同様に報告しています．特にIMRTビームでは線量分布がセグメント毎の線量の総和で，半影領域の線量の合算が通常治療より多いため，半影領域の計算精度は非常に重要であり，グリッドサイズの影響は大きいです．また，グリッドサイズの影響は，照射野だけでなくエネルギーにも依存し，高エネルギーのほうが大きくなります．更に処方線量に関しても影響を与え，特にD_{95}処方をする場合には，グリッドサイズの影響が大きくなります．計算時間などを考慮した上で，なるべく小さいグリッドサイズを選択するのが望ましいです．

■参考文献
1) Chang H, et al. Dose variations with varying calculation grid size in head and neck IMRT. Phys Med Biol. 2006; 51: 4841-56.
2) Rose M, et al. Dose reconstruction in deforming lung anatomy: Dose gird size effects and clinical implications. Med Phys. 2005; 32: 2487-95.

（熊崎　祐）

Q 101 放射線治療計画を判断する際の線量指標を治療計画時の最適化パラメータとすべきでしょうか？

A IMRT治療計画における最適化過程で設定する最適化パラメータと，立案された計画が臨床施行可能かどうかを判断する各線量指標とは別なものとして考える必要があります．最適化過程では，計画者が設定する各標的あるいはリスク臓器に対するDVH上での複数の線量制約とそれらの優先順位からなる最適化パラメータに従い数学的な最適解を導いてくるに過ぎません．それが臨床上の最適解ではありません．

解説 今のところ，IMRT治療計画における最適化過程で設定すべき最適化パラメータの設定方法に統一した解は存在しません．最適化の際に線量制約を設定する対象輪郭も様々で，PTVそのものに対して設定する場合や，PTVがリスク臓器あるいはPRVとオーバーラップしている場合には，オーバーラップしているPTV領域（主にリスク臓器に配慮して）とそうでない領域（主に標的に重きをおいて）に別の線量制約を設定する場合もあります．リスク臓器に対しても，PRVを描きそれに線量制約を設ける場合や，直腸などでは，直腸外輪郭と直腸壁を別々に描出し，線量制約は直腸外輪郭に設定するが線量分布の評価は直腸壁を対象に行う場合もあります．また，並列臓器のリスク臓器に対しては，PTVとオーバーラップしていない領域を別に抽出し，そこに線量低下のための線量制約点を設定する場合もあります．頭頸部IMRTにおける耳下腺などで用いられる方法の一つです．

ただし，いずれの方法においても，最終的に立案された計画が臨床上施行可能かどうかの判断は，標的はPTVあるいはCTVに対して，リスク臓器はそれそのものかPRVに対して行われるべきあり，それらはICRU Report 62[1]に準拠して設定した体積である必要があります．また，その判断に用いられる線量指標は，標的に対しては，平均線量，最大線量，D_{95}（95％の容積をカバーできた線量），V_{90}（90％線量でカバーできた容積）などの指標が，リスク臓器に対しては，平均線量，最大線量，$V_{20}Gy$，$V_{60}Gy$などの指標が用いられたりしますが，ここにも統一した方法は今のところないと思います．また，多くの施設では最終判断に用いる線量指標の対象臓器の輪郭描出方法を統一しているのが一般的で，例えば直腸壁などは，頭尾方向の長さや壁の厚さを全ての患者で同じになるようにしています．裏を返すと，既にIMRTを実施している施設の線量指標を参考にする場合，少なくともPTVの設定方法やリスク臓器の輪郭描出は同じにしなければいけません．ただし，PTVマージンなどは，本来施設毎に，患者固定方法やセットアップ方法により決定されるべきものであるため，参考にするにしても慎重な対応が求められます．

繰り返しになりますが，立案計画の評価に用いる臓器毎の線量指標の数値を最適化パラメータとして設定したからといって，臨床上の最適な計画が計算されてくる保証はどこにもありません[2]．

■参考文献
1) ICRU Report 62. Prescribing, Recording and Reporting Photon Beam Therapy (Supplement to ICRU Report 50). Washington D. C.: ICRU; 1999.
2) Ezzell GA, Galvin JM, et al. Guidance documentation on delivery, treatment planning, and clinical

implementation of IMRT: Report of the IMRT subcommittee of the AAPM radiation therapy committee. Med Phys. 2003; 30: 2089-115.

(成田雄一郎)

Q102 IMRT治療計画の最適化過程の繰り返し回数の最適数はありますか？

A 最適化過程の繰り返し計算回数の設定方法は放射線治療計画装置毎に異なります．残念ながら繰り返し計算回数に最適数があるとはいいきれません．繰り返し計算回数を増やした場合の影響として何があるのかを理解し，立案計画の臨床的目標の達成度とのバランスでIMRTに関わる全てのスタッフ間で協議して決定することをお勧めします．

解説 最適化過程の繰り返し計算回数の増加は，IMRTの臨床的目標である線量分布の強弱がより強調され，立案計画の善し悪しを判断する標的，リスク臓器の各線量指標の達成度が向上することに寄与します．実際には，繰り返し計算回数だけがこれらに寄与するわけではなく，最適化パラメータ設定も関わってきます．より強弱がついた線量分布は，各ビームのフルエンスにより強い強度変調が施される結果実現されます．MLCを用いたIMRTでは，強度変調フルエンスから実際のMLC動作パターンが計算されますが，強度変調がより強いフルエンスからは，より複雑化したMLC動作パターンが計算されてくるのが一般的です．複雑化したMLC動作パターンは，①極小MLCセグメントの形成，②MLCセグメント数の増加，③tongue and groove効果の出現の増加，④MU値の増加などを生じます．いずれも照射フルエンスに誤差を誘発しかねないもので，線量検証にまで影響が及びます．物理的に許容できる立案計画であるかの判断を線量の実測で判断する線量検証そのものの信憑性を脅かすことにも繋がりかねません．また，最適化の繰り返し計算回数を低く抑えることで正常臓器内に出現する高線量を低減するといった報告もあります[1]．

そのため，IMRTの臨床開始に向けた準備段階では，複数症例を用いて，最適化過程の繰り返し計算回数と標的，リスク臓器の各線量指標の変化を評価し，また同計画を用いた線量検証を実施し，安定した線量検証が実施可能かどうかを体験することを強く勧めます．その際，治療計画を担当するもの，線量検証を担当するものを含めた全スタッフで協議をして，それぞれの過程での問題点と解決策の共通した認識を初期の段階でもつことが必要と思います．

■参考文献
1) Reddy NM, Mazur AK, Sampath S, et al. The potential for dose dumping in normal tissues with IMRT for pelvic and H & N cancers. Med Dosim. 2008; 33: 55-61.

(成田雄一郎)

Q 103 治療計画の評価はどのような点に注意すべきですか？

A 標的やリスク臓器に対して，DVH 上の線量指標（平均線量，最大線量，D_{95} など）が目標値を達成しているかを確認します．しかし，DVH だけでは hot spot/cold spot の場所まで評価することは困難ですので，必ず線量分布全体を確認しなければなりません．また，あまりに厳しい線量制約で治療計画を行うと，線量分布を再現することが物理的に困難なことがありますので，臨床面と物理面から総合的に治療計画を評価しなければなりません．

解説 DVH 上の線量指標はあくまでも描いた輪郭内の情報しか得られません．描いた輪郭以外の場所に hot spot が生じることがありますので，線量分布全体の確認は必要です．また，標的の D_{95} や平均線量が目標値を満たしていたとしても，標的内に hot spot/cold spot が生じて最小線量が低い，または最大線量が高いことがありますので，1 つの線量制約のパラメータで評価することは避けるべきです．Das[1]らは施設間の膨大な IMRT プランをレトロスペクティブに解析し，"全体の 46％の患者が処方線量より 10％以上の最大線量を照射されていた．また全体の 63％の患者が処方線量より 10％以上低い最小線量で照射されていた."と報告しており，施設間の治療計画のばらつきが大きいと言えます．さらに彼らは，線量処方方法が統一されていない状態では，多施設間の臨床結果の比較が困難であるため，国内外での処方線量に関するガイドラインの必要性を唱えています．現状では，我が国におけるそのようなガイドラインは存在しないため，まずは自施設での線量指標プロトコルを決めることが重要です．他施設の線量指標を参考とする場合は，処方線量と分割回数だけでなく輪郭の描き方（範囲）や線量処方方法（D_{95} 処方，平均線量処方，アイソセンタなどのポイント処方），線量制約まで揃えなければ同等な線量指標の治療計画とは言えませんので注意する必要があります．また，臨床治療結果と線量を関連付けるために，評価だけでなく標的の処方線量，D_{95}，D_{100}，V_{100}，平均線量，最大線量やリスク臓器の最大線量，平均線量などを記録していくことも重要です[2]．

しかし，目標とする線量指標があったとしても，必ずその線量指標を満たすことができるとは限りません．例えば，皮膚表面近傍腫瘍では，X 線のビルドアップのために目標線量を満足させることは物理的に困難です．また，副鼻腔領域でも，空気層によってビルドダウン・リビルドアップが生じるため，標的の線量カバーが悪くなります．また，DVH 上の線量指標を満たすために，あまりに厳しい線量制約で治療計画を行うと，線量分布を再現することが物理的に困難であることがあります．例えば，MLC の gap 幅が小さく，極小照射野ができやすくなり MLC の位置精度が線量に与える影響が大きくなります．また複雑な MLC 形状のために 1 つのリーフの上面と下面の両方使用した照射野が多くなるため，治療計画装置の線量計算で考慮されていない tongue and groove 効果の影響が大きくなります．また，セグメントサイズが小さくなりすぎて，出力係数（OPF）などのビームデータの不確かさが増加し，さらに低 MU 値に対する加速器の出力精度も問題となります．あらかじめ，臨床面のプロトコル同様に，施設毎に線量精度を担保できる最小セグメントサイズ，最小 MU などの物理面のプロトコルも決定しておくことが重要です．したがって，IMRT 治療計画の評価は臨床面と物理面から総

合的に評価しなければなりません．

■参考文献
1) Das IJ, et al. Intensity-modulated radiation therapy dose prescription, recording, and delivery: Patterns of variability among institutions and treatment planning systems. J Natl Cancer Inst. 2008; 100: 300-7.
2) IMRT documentation working group. American society of radiation oncology recommendations for documenting intensity-modulated radiation therapy treatments. Int J Radiat Oncol Biol Phys. 2009; 74: 1311-8.

〈熊崎　祐〉

Q104 鼻腔内や肺気腫の症例で線量分布中に全く線量が付与されない領域があり，線量分布の改善が図れないのですが，原因は何ですか？

A CT値-相対電子濃度変換テーブルにおいて，最小CT値に対する相対電子濃度がゼロになっていることが原因と考えられます．

解説 放射線治療計画装置では，線量計算をする際にCT値を相対電子濃度に変換して計算が行われます．最小CT値に対する相対電子濃度がゼロになっている場合，この領域は真空と同等の扱いになります．鼻腔，咽頭腔あるいは肺気腫のある患者の気胞内，さらにはメタルアーチファクトの周辺にこのような真空領域が出現することがあります．第四世代の線量計算アルゴリズムでみられる現象ですが，真空領域では吸収線量が入らず，ブラックホールのように線量分布が抜けてしまうことが確認されております．物理的には正しいのですが，問題なのは体内に真空は存在しないということです．よって，最小CT値に対する相対電子濃度にはゼロではなく，乾燥空気に対する密度（物質密度）である $0.0013\,g/cm^3$ に相当する値か，入力しうる最小の値を設定することで問題を回避することができます．

　開口している場合で，体輪郭が口腔内に入り込んでいる咽頭がん，舌がんなどのケースがあります．PTVを設定すると体輪郭の外にまで膨らむ場合がありますが，このような場合，体輪郭外は線量計算領域外となり，線量が入らない場合があります．IMRT治療計画では，PTV内に真空領域あるいは計算領域外が入ると，必然的に線量が計算されない（ゼロ）にも関わらず，最適化で線量を確保するパラメータがあるために無理に線量を入れようとして強度変調フルエンスに異常を来すことがあります．この場合は，擬似的に口唇を閉じるような体輪郭を設定することで回避することができます．

■参考文献
1) XiO Inside—内部動作の詳細理解のために—．シー・エム・エス・ジャパン株式会社制作（PH_INSIDE_002）; 2009.

〈成田雄一郎〉

Q 105　IMRT治療計画の最終評価では各線量指標全てを満たさなければ治療を施行できないのですか？

A 臨床上施行可能かどうかを判断する標的，リスク臓器毎の線量指標を満たすことは施設毎の治療計画統一化のための一つの手段ではありますが，個々に異なる臨床上のIMRT適応目的に応じた判断が必要と思われます．また，線量指標は，臨床上の標的あるいはリスク臓器の形状の複雑さや位置関係によってもその達成度は異なりますし，線量計算に用いるアルゴリズムの違いによっても異なる場合があります．

解説　IMRT治療計画においては，立案計画が臨床上施行可能な計画かどうかの判断に困る場合があります．線量分布，ホット/コールドスポットの有無，各線量指標の達成度，MU値/MLC照射野の最小化といった効率面，全てを満たして治療に移れるケースは決して多くはないというのが現状です．特に各線量指標の達成度を見ることは，簡便にIMRT計画の善し悪しを数値化して評価できる方法として多くの施設で行っていると思いますが，これだけにとらわれる必要はありません．そもそも，これらの線量指標は，対象となる標的あるいはリスク臓器の輪郭描出が変われば簡単に変化しうる数値です．また，線量計算アルゴリズムの選択によっては，特に空気層を含む場合のPTVでは簡単に線量低下が起こるなど，線量計算アルゴリズムの物理的特性の影響を受けやすい指標であることを知っておかなければいけません．

　GTVやCTVでの線量不足はなるべく避けるべきでしょうが，PTVにおいて改善不能な線量不足がある場合には，臨床上の要件と照らし合わせ総合的に判断し，治療プランとして採択に踏み切ることも必要になります．その際は，治療計画者，主治医等を含めたチーム内で検討し，治療プランとして採択に至った経緯を記録しておくことが必要です．

〈成田雄一郎〉

Q 106　頭頸部IMRTでPTVが鼻腔や咽頭腔に広がることの影響はありますか？

A 鼻腔，咽頭腔あるいは口腔内の空気層がPTVに含まれる場合，Monte Carlo法やSuperposition法を線量計算アルゴリズムとして選択すると，その領域での線量が低下する場合があります．物理的に正しい分布となるのですが，そのことを理解した上で，立案計画を評価しなければいけません．

解説 第四世代の線量計算アルゴリズムは，肺野内や鼻腔，咽頭腔，口腔内の空気層を含む低密度領域，骨などでの高密度領域における線量計算精度が向上しています．低密度領域においては，線量の低下がみられますが，物理的には正しい結果であるといえます．単に正しいだけでなく，吸収線量の付与に直接寄与する2次電子の低密度領域での飛程の延長を含めた物理過程の算定精度が向上しているため，低線量分布が広範に分布する様子も正しく計算されます（図 106-1，106-2）．

　IMRT 治療計画では，最適化過程と最終的な線量分布計算の2カ所で線量計算アルゴリズムが関わってきます．PTV 内に物理的に線量が低下する可能性がある空気層を含む場合，最適化過程で Su-

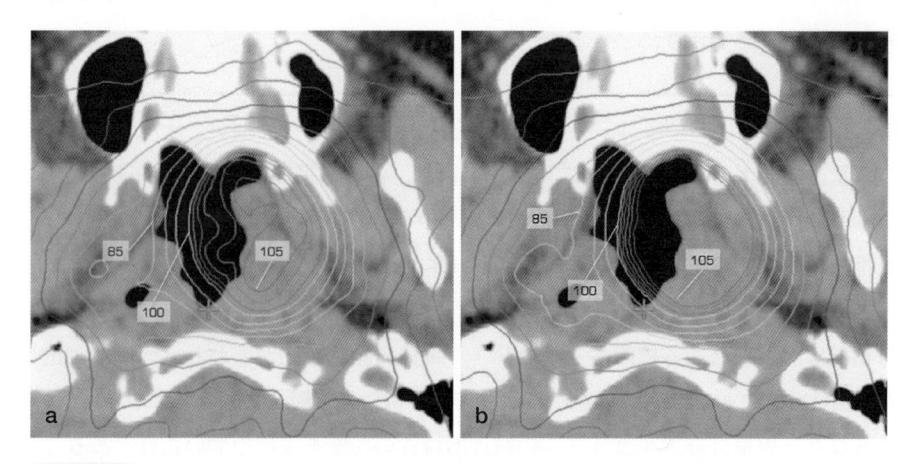

図 106-1 上咽頭癌に対する IMRT 治療計画で，GTV 付近の空気層が介在する領域における線量計算アルゴリズムの違いによる線量分布の相違
線量計算アルゴリズムは，Varian 社製 Eclipse に搭載の AAA 法（a），Pencil Beam（Modified Batho）法（b）で，いずれも同一 MU 値に対する結果である．

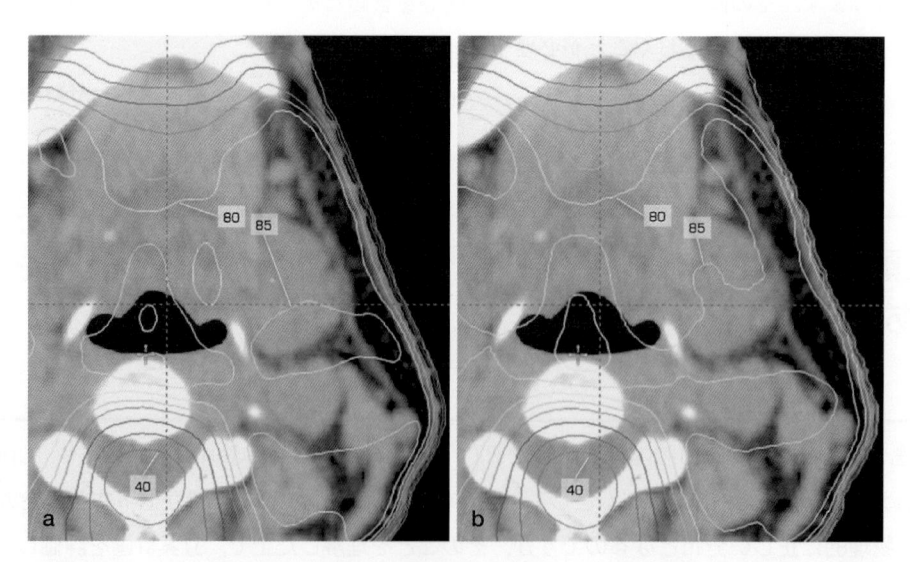

図 106-2 上咽頭癌に対する IMRT 治療計画で，頸部リンパ節領域で体表面直下における線量計算アルゴリズムの違いによる線量分布の相違
線量計算アルゴリズムは，Varian 社製 Eclipse に搭載の AAA 法（a），Pencil Beam（Modified Batho）法（b）で，いずれも同一 MU 値に対する結果である．

perposition 法を選択すると，自らが算定した空気層領域の線量低下を補うために，それに該当するフルエンス強度を高めることが予想されます．これによる臨床上の影響としては，予測不能なホットスポットを誘発することが懸念されます．

最終的な線量計算アルゴリズムで第四世代のアルゴリズムが選択されている場合には，該当する領域で線量の低下が見られることがあります．その線量低下は，臨床上実施可能かどうかの判断で用いられる線量指標（D_{95}，V_{90} など）を満たさない原因となることもありますが，その物理特性を理解した上で柔軟な判断が求められる場合もあります．PTV 内で線量が低下している領域に，実際に組織が移動してくると，低下していたとされる線量が増加する場合があります．

（成田雄一郎）

Q107 立案した照射プランの転送，登録，確認時に注意すべきことを教えてください．

A 医師のプラン承認後の転送作業等において，注意すべき点を表 107-1 にまとめました．基本的にはコンベンショナルな照射プラン同様ですが，IMRT では照射中に MLC が駆動し，多くのセグメントを作りますので，特に MLC のデータに関して注意が必要でしょう．転送・登録業務は，安全に放射線治療を実施する上で非常に重要ですので，これらの作業後は必ず，転送・登録を行った者以外で，放射線治療の品質管理を専従で行っている者（医学物理士や放射線治療品質管理士）がダブルチェックできる体制を整えるべきでしょう．

解説 治療計画装置で複数のテストプランがある際には，転送すべきプランを取り違える可能性がありますので，プラン ID やビーム ID については，施設ごとに間違いが起こりにくい名前を付ける等のルール設定が必要になります．ルール設定だけでなく，このルールを全ての職種間で周知徹底させることが大切です．確認項目を記載したチェックリストなどを作成するのも効果的でしょう．

2010 年 1 月にはニューヨークタイムズに放射線治療の事故について報道され話題となりましたが，その中では，MLC のデータがきちんと転送されていなかったのが事故の原因となった事例も含まれています[1]．IMRT では治療開始前に実際に治療で使用するビームによってファントム測定による QA を実施しますので，MLC データが転送されていなければその時点で間違いを正せますが，その後の誤操作等により，MLC のデータの消失・変更の可能性もゼロではありませんので，治療開始後数日以内に実施されている治療が，医師の承認を得て，ファントム QA を行った時点のビームと同様のものであるのか確認するとさらに安全性が増すと思われます．

また，VMAT では，指定されたガントリ角度ごとにコントロールポイントが置かれ，MLC の形状や MU 値が決められていますので，ビームデータの確認には注意を要します．

表 107-1 立案した照射プランの転送，登録などで必要な確認作業

手順	内容
〔プラン転送時〕	
転送患者に間違いはないか	患者氏名，ID，生年月日，顔写真等により，患者カルテを参照して確認.
転送プランに間違いはないか	医師の承認が出たプランであるか．プラン ID 及びビーム ID に問題ないか．治療計画装置上で MLC を駆動させて視覚的に MLC の動きを確認．ガントリ・コリメータ角度，MU 値，セグメント数，リーフ速度（DMLC の場合），平均 MLC 開口面積等，理に適った数値であるか確認.
処方に間違いはないか	1 回線量，回数，総線量，治療部位など，患者カルテを参照して確認.
〔RIS や R & V システムへの治療登録時〕	
患者に間違いはないか	プラン転送時同様の確認を行う.
処方，部位	部位（左右などについても）が間違っていないか患者カルテを参照しながら確認.
開始日，終了日に間違いはないか	ブースト開始日等に問題はないか，変更 CT 撮影はあるのか等.
転送されたプランに間違いはないか	転送時同様，ビーム ID を確認，可能であれば，セグメント数，リーフの動きに問題がないか視覚的に確認し，MU 値や照射野サイズなども治療計画装置との整合性を確認.
〔IMRT QA レポートのチェック〕	
結果に問題はないか	パスレートや結果の確認だけでなく，比較条件を変更するなどして，視覚的にフェイルするポイントの場所を確認するなどして異常がないか確認．絶対線量測定時に使用した機器，計算の際に使用した係数，気温や気圧が理に適った数値になっているかなども確認.
〔治療開始数日以内〕	
開始された治療に間違いはないか	IMRT QA 後にビームデータが変更されていないか，開始された治療に間違いがないか確認.

■参考文献

1) http://www.nytimes.com/2010/01/24/health/24radiation.html?pagewanted=3

〈小澤修一〉

Q 108⋯▶141

線量検証

Q108 IMRT の線量検証の手順はどのような流れで行われますか？

A IMRT の線量検証は評価点線量検証と線量分布検証に大別されます．これらは水，または水等価ファントム（以下固体ファントムと称す）を使用して行われるため，ファントム中での線量計算値や線量分布が必要です．

解説 以下に各検証手順の概要を示します．

検証の準備
①評価点線量および線量分布検証に使用する固体ファントムはあらかじめ CT 撮影を行い，治療計画装置に取り込む（Q111 参照）

評価点線量の検証
①患者治療用に計画された照射データ（MLC，モニタ設定値，照射野，ガントリ角度，コリメータ角度，等）と同一条件，あるいは準じた条件を患者から固体ファントムに置き換えて線量の再計算を行う（Q112, 114 参照）

②固体ファントム内でアイソセンタまたは線量測定器の挿入可能な場所に評価点を設定して計画線量を求める（Q115 参照）

③線量測定器を固体ファントムに挿入して治療ビームの照射を行い，絶対線量を求める（Q113, 116 参照）

線量分布の検証（フィルム法）
①評価点線量の検証同様，患者治療用に計画された照射データと同一条件，あるいは準じた条件を患者から固体ファントムに置き換えて線量の再計算を行う

②線量評価面の分布情報を検証ソフトウェアに転送する

③フィルム黒化度と線量の関係を求めるため，ある一定の照射野に対してモニタ設定値のみを順次変化させてフィルムに照射する

④固体ファントム内において，②で計算した線量分布と同一面にフィルムを挿入して治療ビームの照射を行う

⑤照射したフィルムを同時に現像後，スキャナー等で検証ソフトウェアに取り込む

⑥検証ソフトウェアにてフィルム黒化度を線量に変換する特性曲線を作成する

⑦線量評価面の計算値と線量変換された測定値の重ね合わせを行う

線量分布の検証（その他）
①線量分布の検証には上記のフィルム法と多次元検出器を用いる方法がある（Q118 参照）

②各施設で保有するシステムの特性を十分理解して使用する必要がある（Q119, 123, 127 参照）

線量検証の評価
①評価点線量あるいは線量分布の検証において誤差が許容範囲内であることを確認する（Q133, 134 参照）

②許容誤差を超える測定結果を得た場合には検証過程の再検討を行う（Q135〜138参照）
③検証結果を保存して，治療施行の承認，修正等についてカルテに記載する（Q132参照）

■参考文献
1) 日本放射線腫瘍学会 QA 委員会．多分割コリメータによる強度変調放射線治療の機器的精度確保に関するガイドライン（Ver. 1）．2004.

（山田誠一）

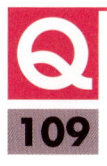

Q109 線量検証項目の分類とそれぞれの長所・短所について教えてください．また，それぞれの検証項目はすべて行うべきでしょうか？

A IMRT 線量検証は，評価点線量検証と線量分布検証に分類され，それぞれの検証は全門検証と各門検証に分けられます．それぞれの線量検証は長所・短所を有しており，IMRT が安全に施行できることを確認するためには，すべての項目について検証を行うことが望まれます．しかし，作業の効率化や，フィルムレス化による検出器の変更などを考えると，安全性が担保される場合に限り，各施設の責任のもとで検証項目を省略することも許容されます．

解説 評価点線量検証は，照射領域内に設定した評価点（アイソセンターやリスク臓器など）において，測定と計画，それぞれで得られた吸収線量の線量差を求め評価することです．この方法は，水吸収線量で評価を行うため，投与線量の直接の評価が可能となります．しかし，この方法は照射野内のある点の評価となります．一方，線量分布検証は相対線量分布の測定・比較であり，治療計画装置上では存在しないホットスポットやコールドスポットの有無や，線量の均一性や高線量勾配部分の計算および照射精度の確認が可能となります．しかし，線量分布検証は基本的に相対線量の評価となります．

評価点線量検証と線量分布検証はそれぞれ，各門検証と全門検証に分けられます[1]．各門検証では，臨床プランのビーム配置を全てガントリ角度 0° として再計算および測定を実施し，門毎の治療計画装置の計算精度や治療機の照射精度の検証を行います．そのため，どの門でどのような誤差が生じたか明確になりますが，ガントリ角度をすべて 0° とするため，ガントリ角度をつけた際の重力などによる MLC の位置誤差などは考慮することができません．一方，全門検証は患者への照射と同条件にて測定を行うため，ガントリや MLC の幾何学的位置誤差を含んだ検証となります．また，目的部位やリスク臓器の総合的な線量の評価が可能であり，そのプランを施行することで重大な問題が生じないか確認できます．しかし，全門検証は総合的な評価のみを行うため，誤差が生じた際の原因の特定が困難です．

このように，各門検証と全門検証はそれぞれ利点・欠点があるため，IMRT を導入する際は最初からどちらかの検証のみを行うのでは十分な安全性を保証できているとは言い難いです．しかし，各門検証と全門検証の両方を行うことにより検証時間は長くなるため，マンパワーが不足している本邦において検証作業の増加は切実な問題となります．そのため，全門のみの検証や各門のみの検証になる施設も多くなることが考えられますが，まず IMRT 導入時は各門・全門検証の両方を行うことにより治療計画装置のコミッショニングの精度や，治療機の照射精度を十分に検討し，どちらかの検証だけでも安全に治療が行える保証を得た上で，各施設の責任の元で移行するといった流れが必要であると考えます．

■参考文献
1) ESTRO Booklet No. 9. Guidelines for the Verification of IMRT. Brussels: ESTRO; 2008.

〈橋本慎平〉

Q110 治療計画と線量検証で照射条件（線量率，MU 等）を統一する必要はありますか？

A 治療計画と線量検証で照射条件（線量率，MU 等）は同じにすることが望ましいですが，MU を調整して検証を行うこともあります．

解説　SMLC-IMRT の場合，1 セグメントあたり 10 MU 以下の照射が多くなりますが，そのような低 MU 照射では線量直線性，線量再現性，プロファイル対称性が通常照射とは異なることがあります[1,2]．そのため，大きな照射 MU でコミッショニングされている治療計画装置の線量計算と，治療機での照射を一致させるには，低 MU における照射精度を保つ必要があり，線量検証においてもそれらを確認する必要があります．
　また，SMLC-IMRT の場合，MLC コントローラとビームコントローラ間での control time delay に依存した overshoot 現象も起こることから[1-4]，照射 MU や線量率の違いによって，投与される線量が異なる場合もあります．
　DMLC-IMRT においても，ビーム出力と MLC 動作との同期を取る上で，線量率の安定性が非常に重要な役割を果たすため，臨床プランで使用される線量率と MU による照射精度の確認が必要です．
　以上のように，IMRT の照射精度は照射 MU や線量率に依存するため，実際の治療で用いる線量率と MU で検証を行うことが望ましいです．しかし，測定器は適切な測定線量レンジを有しており，臨床で使用されるプランの投与線量がその測定レンジから外れてしまう場合もあります．例えば，EDR2 フィルムの測定レンジは 0.1〜5.0 Gy であり[1,5]，1 回線量が 10 Gy のプランの検証などで使用すると測定レンジから外れてしまいます．また，各門検証では照射される線量が低く，測定レンジから

外れる場合もあります．このように，施設が有する測定器の測定レンジに適さないプランの検証を行う場合は，照射 MU を少なくしたり，複数回照射を行うなどの方法をとり，適正なレンジでの測定が必要な場合もあります．

■参考文献
1) 河内　徹, 遠山尚紀, 小島　徹, 他. 強度変調放射線治療の線量検証法. 医学物理. 2010; In press.
2) 黒岡将彦. Linac・RTPS の QA/QC（コミッショニング）. 38th JSRT 秋季学術大会放射線治療分科会シンポジウム「ゼロから始める IMRT」資料. 日本放射線技術学会　放射線治療分科会誌. 2008; 22: 8.
3) Ezzell, GA, Chungbin S. The overshoot phenomenon in step-and-shoot IMRT delivery. J Appl Clin Med Phys. 2001; 2: 138-48.
4) Xia P, Chuang CF, Verhey LJ. Communication and sampling rate limitations in IMRT delivery with a dynamic multileaf collimator system. Med Phys. 2002; 29: 412-23.
5) Pai S, Das IJ, Dempsey JF, et al. TG-69: Radiographic film for megavoltage beam dosimetry. Med Phys. 2007; 34: 2228-58.

〈橋本慎平〉

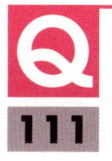

Q111 固体ファントムを CT 撮影して検証に利用する時の注意点について教えてください．

A 通常の治療計画の手順のように，線量検証に利用する固体ファントムを CT 撮影し，治療計画装置に取り込み，検証するプランを移しこみ，CT 値-相対電子濃度変換テーブルを用いて不均質補正を施し，算出した計算結果は，「誤った計算結果を算出する」場合があります．これは，固体ファントムの治療用エネルギー（MV）領域における水等価性と CT 撮影用エネルギー（100 kV 付近）領域の水等価性の相違により影響されます．固体ファントムを使用して測定結果に疑問を感じた場合は，すみやかに水を用いた線量測定の実施を推奨します．

　ファントムを CT 撮影する時は一般に通常使用する管電圧を使用して撮影します．電離箱を挿入する場合は，詳細に描出するために電離箱電離空洞の領域は薄いスライスで撮影します．場合によっては FOV を小さくすることでより詳細に描出可能となる場合もありますが，FOV によって CT 値-相対電子濃度変換テーブルが変わる CT 装置があるなど，注意が必要です．また最終的な線量計算における計算間隔は 1〜2 mm が一般的に使用されるため，描出能を向上しても計算間隔による限界も存在します．

解説　一般に，放射線治療における線量検証のために利用される固体ファントムは相対電子濃度（単位体積当たりの電子数の水との比）が 1.000 に近くなるように調整された固体ファントムが利用されます．これは，数 MV のエネルギー領域における光子と物質の相互作用の多くはコンプトン効果によ

るものであり，この効果の単位体積当たりの起こる確率が水と同程度になるように調整するためです[1]．

しかし，これら固体ファントムの全てが CT 撮影で利用する 100 kV 付近のエネルギーにおいても水等価性が担保されているとは限りません．この影響は，光電効果に対する実効原子番号[1]を考えることで評価することができます．

実務的には，固体ファントムを CT 撮影し，CT 値-相対電子濃度変換テーブルを用いて算出した固体ファントムの相対電子濃度が，実際の固体ファントムの相対電子濃度と一致するか確認することで判断できます[2]．両者が許容内の場合は，CT 撮影した固体ファントムに CT 値-相対電子濃度変換テーブルを使用し，計算値を算出することが可能ですが，一致しない場合は，CT 撮影した画像は形状の取得のために利用し，ファントム内は，実際の固体ファントムの相対電子濃度で上書きして利用することになります．

■参考文献
1) 日本医学物理学会, 編. 外部放射線治療における吸収線量の標準測定法（標準測定法 01）. 東京: 通商産業研究社; 2005.
2) 河内　徹, 遠山尚紀, 小島　徹, 他. 強度変調放射線治療の線量検証法. 医学物理. 2010; In press.

（遠山尚紀）

Q112 検証プランの計算値を算出する時に注意することについて教えてください．

A 検証プランの計算値の算出は，①評価点計算線量の算出，②計算線量分布の算出の 2 つに分けられます．①は，「電離体積内の体積平均線量を用いる方法」，「点の計算値を用いる方法」の 2 種類があります[1]．②は，一般的にフィルム法を用いて測定された測定線量分布と比較するため，通常 1～2 mm 程度の計算間隔による計算値を出力して使用されます．

解説　①評価点計算線量の算出

a）電離体積内の体積平均線量を用いる方法[2-5]

電離容積が計算グリッドより大きい Farmer 形電離箱などを使用する場合は，その電離容積の領域に相当する複数点の計算値の平均値を計算線量として利用する方法です．平均線量の算出では，電離空洞を ROI として登録後，平均線量を DVH から算出し，評価点計算線量として使用します．電離空洞内は，水〔一般的に相対電子濃度 1.000，密度 1.000（g/cm^3），CT 値 0（HU）〕として登録します．

b）点の計算値を用いる方法[5]

電離容積の小さい micro 型電離箱を使用する場合，治療計画装置上の点線量を計算値として検証に

用います．使用する電離箱の有感体積が計算グリッドとほぼ同等の大きさの場合，この方法を適用できます．

どちらの方法も，一般的に治療計画では 2 mm 以下の計算グリッドが使用されます．DVH から計算線量を取得する場合，線量計算グリッドとは別に DVH の計算グリッドの設定がある治療計画装置もあるので確認が必要です．

②線量分布計算線量の算出

線量分布検証のための計算値の算出は，検証する 2 次元断面を適切に設定し，計算値を細かい計算グリッドで計算・出力することが重要となります．線量計算グリッドと，計算結果の出力グリッドは，治療計画装置によって異なるため，確認が必要です．一般的に計算値は 1〜2 mm 以下のグリッドで計算し出力されます．複数断面にフィルムを挿入して検証を行う場合，フィルム厚の影響を受けるため，計算断面を設定する際に，フィルム厚分，計算値算出面を変位して出力する必要があります．フィルム解析ソフトは一般的に出力した計算線量分布の中心をアイソセンタとして取り扱うため，計算領域の中心をアイソセンタと一致させて計算値を出力することが必要になる場合もあります．

評価点計算線量の算出，線量分布計算線量の算出どちらの場合であっても，治療計画装置の計算値桁数の表示限界・出力限界によって，十分な桁数を確保できず，解析時に大きな誤差を生じる場合があります．そのような場合は，MU 値を 10 倍するなど調整することによって計算桁数を確保して出力し，その後，解析ソフト側で 1/10 に調整する手法が有用な場合もあります．

■参考文献

1) 河内　徹, 遠山尚紀, 小島　徹, 他. 強度変調放射線治療の線量検証法. 医学物理. 2010; In press.
2) 川守田龍, 岩井啓介, 竹内　康, 他. Intensity modulated radiation therapy（IMRT）治療計画における線量検証の検討―電離箱体積平均線量検証法を用いて―. Jpn J Radiol Technol. 2002; 58: 783-92.
3) 小島　徹, 河内　徹, 遠山尚紀, 他. 電離箱線量計サイズによる IMRT 線量検証への影響. 医学物理. 2009; 29 Suppl 2: 250-1.
4) European Society for Therapeutic Radiology and Oncology. ESTRO booklet No. 9. Guideline for the verification of IMRT. Brussels; ESTRO: 2008.
5) Ezzell GA, Burmeister JW, Dogan N, et al. IMRT commissioning: Multiple institution planning and dosimetry comparisons, a report from AAPM Task Group 119. Med Phys. 2009; 36: 5359-73.

〈遠山尚紀〉

Q113 使用する固体ファントムの物理特性の計測方法と補正方法を教えてください．

A 吸収線量評価のファントム媒質に固体ファントムを選択する場合，深さスケーリングによる光子フルエンスの変化に対する補正を行う必要があります．深さスケーリングには相対電子濃度または実効線減弱係数比による方法があります[1]．相対電子濃度はファントムの構成元素とその重量比から算出でき，実効線減弱係数比は測定したTPR曲線の傾き（実効線減弱係数）から算出できます．また，固体ファントム内で電離箱線量計を使用する場合は，フルエンススケーリングによる電子フルエンスの変化に対する補正を行う必要があります．フルエンススケーリング係数（または電離量変換係数）は水中での電離量と固体ファントム中の水等価深での電離量の比で定義されます[2]．

解説 深さスケーリング係数は，すべての相互作用による影響を考慮した実効線減弱係数比による方法が最良です．しかし，測定による不確かさが存在するため，相対電子濃度との比較を行い，その妥当性を評価して使用することが望ましいです．

　フルエンススケーリング係数は固体ファントムの密度及び組成は製造上の不確かさの影響を受けるので，使用する固体ファントムと電離箱線量計の組み合わせ毎に測定して決定することが望ましいです．しかし，深さスケーリング係数と同様に，測定によって算出されたフルエンススケーリング係数にも不確かさが存在します．したがって，理論計算で求められた値[2-4]が報告されている電離箱と固体ファントムの組み合わせでは，計算値と比較することによってその妥当性を評価して使用することが望ましいです．

　ファントム媒質に固体ファントムを使用し線量評価を行う場合には，スケーリング係数の不確かさが大きいために使用前にはファントム媒質を水とした時の測定線量との比較を行い，これらのスケーリング係数の値の妥当性を十分検証することが望ましいです．深さスケーリング係数及びフルエンススケーリング係数を正確に評価できない場合は，測定線量の不確かさが大きくなるためにファントム媒質には水を用いることを推奨します．

■参考文献
1) 齋藤秀敏, 明上山温, 他. 光子ビーム線量測定のための固体ファントムの減弱特性. 医用標準線量. 2005; 10: 19-28.
2) Seuntjens J, et al. Absorbed dose to water reference dosimetry using solid phantoms in the context of absorbed-dose protocols. Med Phys. 2005; 32: 2945-53.
3) 荒木不次男, 羽生裕二, 奥村雅彦, 他. 光子ビームにおける水等価固体ファントムを用いた水吸収線量の評価. 日放腫会誌. 2007; 19: 99-107.
4) 荒木不次男. 水等価固体ファントムによる吸収線量測定に必要な物理データの算出. 医用標準線量. 2009; 14: 19-24.

（藤田幸男）

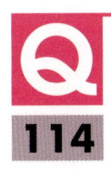

Q114 固体ファントムを使用する前に確認することについて教えてください.

A 固体ファントムはその製造上の不確かさが存在するため, 使用する前に固体ファントムの厚さ及び密度, 均一性等をユーザーの責任で確認することが必須です. また治療計画装置内で, 固体ファントムに対してCT値-相対電子濃度変換テーブルによりスケーリングを行う場合には, 使用前に撮影した固体ファントムのCT値と公称相対電子濃度（または検証した相対電子濃度）が一致していることを確認することが必要です.

解説 ファントムの厚さ及び密度, 均一性は深さスケーリング係数の誤差要因となります. したがって, これらの項目は固体ファントムを使用する前の確認が必須です. 具体的な各項目の検証方法例は以下のとおりです. ファントム厚は, マイクロメータやノギス等で確認ができます. ファントムの密度は, ファントム厚及び幅から算出した体積と質量を測定することによって実際の密度を算出できます. 最後にファントムの均一性は, ファントムをCTで撮影し, その取得画像を解析することで評価することができます.

特にIMRT専用ファントムを使用する場合, 実効線減弱係数比による深さスケーリング係数の決定が困難な場合があります. その場合は, 相対電子濃度による方法を用いることを検討しますが, 固体ファントムの製造上の不確かさにより, 電子濃度が公称値と異なる可能性があります. したがって, 使用するファントムが公称値と一致しているかを上記の方法によって確認してから使用することが必須となります. 場合によっては, 公称値との違いを相対電子濃度に対して補正する必要があります.

また, 患者に対する治療計画と同様にCT値-相対電子濃度変換テーブルを用いた深さスケーリングを行う場合, 誤った計算値を算出する場合があります. これは, 放射線治療で利用するエネルギー領域では水等価になるように調整された固体ファントムであっても, CT撮影で用いる100 keV近傍のエネルギー領域において, 水等価になるように調整されていないためです. したがって使用前にファントムをCT撮影し, 撮影した固体ファントムのCT値と公称相対電子濃度（または検証した相対電子濃度）がCT値-相対電子濃度変換テーブル上にあるかどうか確認してからこの方法を適用すべきです.

〈藤田幸男〉

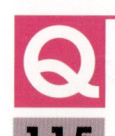

Q115 評価点線量検証とは何ですか？

A 評価点線量検証とは，評価点の水吸収線量の絶対量について治療計画装置の計算値と測定値を比較し，許容できる範囲で一致することを確認することです．

解説 評価点線量検証の手順は，立案された患者治療計画の患者をファントムに置き換えて検証用の計画を作成し，再び線量計算を行って水吸収線量の計算値を取得します．実測では同じ計測条件でファントム内に電離箱線量計を配置して水吸収線量を測定します（図 115-1）．

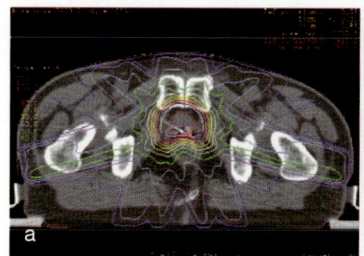

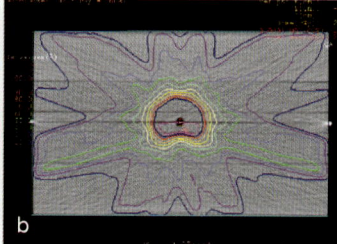

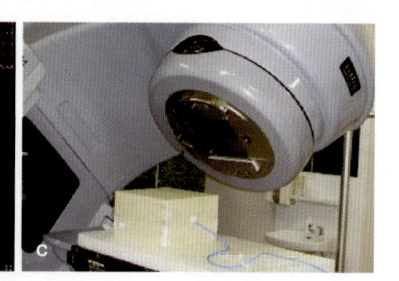

図 115-1 評価点線量検証における患者治療計画（a），検証用の計画（b）および実測の概観（c）

線量検証における評価の基準は，治療計画装置のコミッショニングを目的とする場合と治療開始後に患者毎の治療計画の検証を目的とする場合で異なります．コミッショニングにおける評価の基準は測定値であるため，検証で得られる相対差 $\delta_{\text{plan,meas}}$ は次式で表されます．

$$\delta_{\text{plan,meas}} = \frac{D_{\text{plan}} - D_{\text{meas}}}{D_{\text{meas}}} \times 100 \ [\%] \quad (1)$$

ここで，D_{plan} と D_{meas} はそれぞれ計算と測定で得た水吸収線量を示します．一方で，患者毎の治療計画の検証では処方線量（計算値）に対し実際の投与線量（測定値）が許容できる範囲内で一致するか否かを確認するため，評価の基準は計算値となります．患者毎の治療計画の検証で得られる相対差 $\delta_{\text{meas,plan}}$ は次式で表されます．

$$\delta_{\text{meas,plan}} = \frac{D_{\text{meas}} - D_{\text{plan}}}{D_{\text{plan}}} \times 100 \ [\%] \quad (2)$$

ただし，式（1）および式（2）を低線量領域に適用する場合は注意が必要です．

（河内 徹）

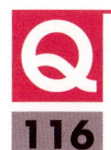

Q116 どの大きさの電離箱線量計を使用すればよいでしょうか？

A 電離箱線量計は電離体積によってFarmer形（約0.6 cm³），Mini型（約0.1 cm³）およびMicro型（約0.01 cm³）に分類され，それぞれ利点と欠点があります．IMRTビームの線量検証では，それぞれの特性を理解することでどの大きさの電離箱線量計も使用可能ですが，総合的にMini型が適しています．

解説

電離箱線量計の測定値は電離空洞内で生じた電離電荷を収集して得られているため，測定の最小空間分解能は電離空洞の体積です．Micro型は電離空洞が小さいため，IMRTビームにおいても計測した水吸収線量を電離空洞の幾何学中心の点線量とみなすことができます．ただし，計測される電離電荷が非常に小さいため極性効果とイオン収集効果に注意し，あらかじめ補正係数の不確かさを評価する必要があります[1]．

Mini型およびFarmer形は測定値が安定している点で絶対線量評価に適しています．しかし，IMRTビームでは点線量を評価するために必要な線量平坦性を確保できないことが多く，体積平均効果によって点線量評価における不確かさは非常に大きくなります．このため，Mini型やFarmer形を用いた検証では計算値と測定値を点線量ではなく体積平均線量として扱う必要があります[2]．

治療計画装置の計算値を体積平均線量として求める方法は，(1) 電離空洞を関心領域として登録し，(2) 電離空洞の幾何学中心を評価点に配置し，(3) DVH解析の機能を用いて電離空洞の平均線量を取得する，の手順で行います．一方で，測定値を体積平均線量として測定する際の注意点はQ117に示します．ただし，その方法は従来の標準測定法に従った電離電荷から水吸収線量への変換法と同じです．

■参考文献
1) Leybovich LB, Sethi A, Dogan N. Comparison of ionization chambers of various volumes for IMRT absolute dose verification. Med Phys. 2003; 30: 119-23.
2) Bouchard H, Seuntjens J, Carrier JF, et al. Ionization chamber gradient effects in nonstandard beam configurations. Med Phys. 2009; 36: 4654-62.

〈河内　徹〉

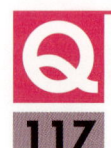

Q117 IMRTビームでは標準測定法の補正係数を使用できますか？

A 測定条件を正しく選択すれば，標準測定法の補正方法を採用できます．ただし，不確かさが増大していることに注意が必要です．

解説

まず，温度気圧補正係数 k_{TP}，極性効果補正係数 k_{pol}，イオン再結合補正係数 k_s および電位計校正定数 k_{elec} は正しい測定値（電離電荷）を得るための補正係数であるため，基本的には全ての測定で考慮されなければなりません．また，これらは IMRT ビームにおいても標準測定法 01[1] に示された補正方法が適用できます．しかし，全ての検証でこれらの補正係数を得ることは多大な労力を要するため現実的ではありません．このため，予め各補正係数がどの程度変化するか複数のテストパターンから評価し，検証ではその平均値を補正係数として，標準偏差を測定値が持つ不確かさとして考慮する方法が現実的です．

水吸収線量校正定数 $N_{D,w}$ は，$^{60}Co\gamma$ 線場において測定電荷（nC）を水吸収線量（Gy）に変換するための補正係数です．よって IMRT ビームなどユーザの測定条件における線質とは無関係な係数であるため，校正で与えられた $N_{D,w}$ をそのまま採用できます．

線質変換係数 k_Q は IMRT ビームで変化することがありますが，現時点ではこの変化を補正するための方法が確立されていません．よって，IMRT ビームの測定においても標準測定法に示されている基準条件の k_Q を代用します．よって，検証では k_Q が変化しない測定条件を選択することが重要です．

基準条件と比較して IMRT ビームでは光子および電子のエネルギースペクトルが僅かに変化しますが，この変化から生じる電離箱線量計の応答の変化は無視できる程度です．しかし，線質変換係数は電離空洞内に急峻な線量勾配が存在する場合に大きく変化し，測定条件によっては5%を超える変化を示すことがあります．よって，検証では線量が平坦な領域に評価点を設定し，電離空洞内の線量がほぼ均一となる場合に基準条件の線質変換係数を代用することができます．さらに，これは体積平均線量の測定においても同様であり，線量が平坦な領域に評価点を設定することで基準条件の線質変換係数を代用することができます．これら IMRT ビームの線質変換係数に関する提案は Bouchard らの報告に基づいています[2]．

■参考文献
1) 日本医学物理学会, 編. 外部放射線治療における吸収線量の標準測定法（標準測定法01）. 通商産業研究社; 2002.
2) Bouchard H, Seuntjens J, Carrier JF, et al. Ionization chamber gradient effects in nonstandard beam configurations. Med Phys. 2009; 36: 4654-62.

〈河内　徹〉

Q 118 線量分布の検証の種類とその欠点・利点を教えてください．

A 線量分布の検証として全門検証と各門検証に分けることができます．その手法としてはフィルムを用いる方法，多次元検出器を用いる方法，三次元ジェルを用いる方法が挙げられます[1]．

解説 全門検証では任意の断面において全門一連の照射を行います[1]．利点として実際の線量分布を評価できることが挙げられますが，欠点として大きな線量分布の変化を引き起こす原因（例：マルチリーフの動作不具合）の特定は難しいことが挙げられます．各門検証では，ガントリ角度を0°にしてcoronal断面にて一門ごとの照射を確認します．利点として大きな線量の変化を引き起こす原因の特定をしやすいことが挙げられますが，欠点として照射回数が多く解析が大変なことが挙げられます．回転強度変調放射線治療では一門ごとの検証はできないので，全体での分布検証のみとなります[2,3]．

フィルムを用いる方法は取り掛かりやすいうえに分解能が高く，ノウハウが蓄積されているので，線量分布評価として最も利用されています．現像を必要とするラジオグラフィックフィルム（RGF）と現像を必要としないラジオクロミックフィルム（RCF）があります．

多次元検出器を用いる方法は線量の評価と分布計算が一度で行えるので今後普及の可能性のある手法です．検出器付属のソフトウェアによっては細かい解析も可能です．しかし検出器の特性として空間分解能の問題や検出器自身による光子線の吸収の問題，入射角度依存性や，線量率依存性などがあるので注意が必要です[4]．

三次元ジェルを用いる方法は，水吸収線量を求める状態に近く全門検証をする際に有用です．しかし，その特性曲線の不確定度はフィルム法より低く，粗悪な使用状態による再現性の低下も考えられるため取り扱いに注意が必要です．

最近ではフィルムレスの環境の病院が増えてきました．フィルムを用いる検証が難しい施設も存在し，今後は多次元検出器を用いる検証が主流となると思われます．しかし，多次元検出器の特性を理解するためにも，最初は電離箱線量計による評価点線量の検証とフィルムによる線量分布検証を標準としてデータを取得し，これらと比較するなど，十分な多次元検出器のコミッショニングを行い問題がないことを確認しておくことを推奨します．

■参考文献
1) European Society for Therapeutic Radiology and Oncology. ESTRO booklet No. 9. Guideline for the verification of IMRT. Brussels: ESTRO; 2008.
2) Palta JR, Liu C, Li JG. Quality assurance of intensity-modulated radiation therapy. Int J Radiat Oncol Biol Phys. 2008; 71 Suppl: S108-12.
3) Venencia CD, Besa P. Commissioning and quality assurance for intensity modulated radiotherapy with dynamic multileaf collimator: experience of the Pontificia Universidad Católica de Chile. J Appl Clin Med Phys. 2004; 5: 37-54.
4) Li JG, Yan G, Liu C. Comparison of two commercial detector arrays for IMRT quality assurance. J Appl Clin Med Phys. 2009; 10: 2942.

〈林 直樹〉

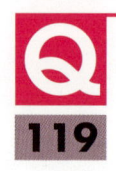

Q119 フィルムを用いた線量検証は一平面のみで問題がありますか？ どのようなポイントでノーマライズすればよいでしょうか？

A 一平面のみでは評価が不十分な場合があります．必ず標的領域とリスク臓器領域の比較を行える断面は評価してください．ノーマライズは評価点線量検証の測定点で行う場合と，標的辺縁線量で行う場合があります．

解説 フィルムは，coronal 面，sagittal 面，axial 面に設置することができますが，各断面それぞれの評価目的と精度が異なります[1,2]．

Coronal 面に設置する場合はファントム間にフィルムを圧着しやすいため，空気層発生のリスクは小さくなります．また，MLC の駆動由来の線量誤差の検出をしやすいという利点があります．反面，前立腺 IMRT のように腹背方向に標的領域とリスク臓器領域が並ぶ場合の線量比較はできず，線量集中性の評価は不十分です[3,4]．

Axial 面や sagittal 面に設置する場合は，線量集中性の評価を容易に行えますが，フィルムの圧着不十分となる可能性があることや，ビームがフィルムに平行入射されることによって評価精度が低下することが考えられます．各フィルムの特性に関しては，日本医学物理学会河内班によって示されています[5]．

線量分布評価では多くはノーマライズという作業を行いますが，どの領域でノーマライズを行うかで検証の結果に大きく影響を与えます．ノーマライズは評価点（アイソセンタ，高線量低線量勾配の点など）で行う場合と任意の標的辺縁線量で行う場合があります．多くの IMRT 検証では前者の手法で行う場合が多く，後者の手法は評価点での線量が安定していない場合や SIB (simultanous integrated boost)-IMRT での検証で用いられます[6]．

評価点のノーマライズでは，評価点が高線量領域に設定されているのならば，線量分布の解析では高線量領域で一致しやすく，概ね許容誤差範囲以内に収まります．しかし，用いるフィルムのダイナミックレンジや特性曲線の精度にも依存しますが，この場合は低線量領域での一致は難しくなります．また，仮に任意評価点でのフィルムの濃度が著しく異なる場合は，その他の領域での解析は全く異なる評価をすることになるので注意が必要です．

辺縁領域の線量でノーマライズする場合は，線量分布の一致性は高くなりますが，評価点線量の評価はできません．フィルムによる検証において線量分布の評価を重視するのであれば適した方法ですが，ノーマライズ後の評価点線量域や低線量領域の評価の精度は低下します．従って PTV 領域とリスク臓器領域の線量を正しく評価するために，評価点線量検証を慎重に行う必要があります．

■参考文献
1) Palta JR, Liu C, Li JG. Quality assurance of intensity-modulated radiation therapy. Int J Radiat Oncol Biol Phys. 2008; 71 Suppl: S108-12.
2) Jacob V, Kneschaurek P. A method for improved verification of entire IMRT plans by film dosimetry.

Strahlenther Onkol. 2009; 185: 34-40.
3) European Society for Therapeutic Radiology and Oncology. ESTRO booklet No. 9. Guideline for the verification of IMRT. Brussels: ESTRO; 2008.
4) Pai S, Das IJ, Dempsey JF, et al. TG-69; radiographic film for megavoltage beam dosimetry. Med Phys. 2007; 34: 2228-58.
5) 河内 徹, 遠山尚紀, 小島 徹, 他. 強度変調放射線治療の線量検証法. 医学物理. 2010; In press.
6) Oldhan M, Sakhalkar H, Guo P, et al. An investigation of the accuracy of an IMRT dose distribution using two- and three-dimensional dosimetry. Med Phys. 2008; 35: 2072-80.

(林 直樹)

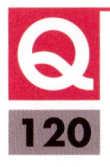

Q120 フィルムによる線量分布の検証は，絶対線量・相対線量のどちらで評価できますか？

A 基本的に相対線量と考えてください．

解説 絶対線量を評価するならば電離量を水吸収線量に変換する電離箱線量計が基本的な考え方です[1]．取得した特性曲線を利用して解析をする場合，それはあくまでフィルムの線量応答を変換した数値であり，絶対量ではありません．また，線量分布検証時に多くはノーマライズを行います．その時点でノーマライズする評価点を中心とした相対量に変換されます．この際，ノーマライズする点に関しては絶対線量に近い評価とみなせますが，それ以外の点（例えば低線量領域）での評価は正しい線量ではないことを留意しなくてはいけません．以上の理由からフィルムによる線量分布検証の手順は相対線量の評価と考えるのが一般的です[2]．

フィルムで絶対線量を評価するならば，電離箱線量計の校正値の背景で不確定度が見積もられることと同様に，フィルムドジメトリの手順における不確定度を見積もり，何％の精度の中で一定の信頼水準を得ているのかを把握しておき，濃度を精度高く吸収線量に変換できるような係数が必要ではないかと考えます[3]．

参考資料

フィルムの線量応答を吸収線量に変換するモデル式は以下のようになります．

$$D_{med}(Q) = f(Q) k_{bq}(Q) k_{dr}(Q, \dot{D}) k_{tT}(T, t, D) k_{pos}(x, y) k_{nu}(x, y)$$
$$\times k_l(M_{det}(D)) \left[\frac{D_{med}(D_0, Q_0)}{\{M_{det}(D_0, Q_0) - M_{det(0)}\}} \right] (M_{det}^{raw}(Q) - M_{det(0)})$$

ここで，$f(Q)$：吸収線量に対するエネルギー依存係数，$k_{bq}(Q)$：フィルム固有のエネルギー依存係数，$k_{dr}(Q, \dot{D})$：線量率依存性への補正係数，$k_{tT}(T, t, D)$：時間と気温に対する依存への補正係数，

$k_{pos}(x, y)$：フィルムの不均質補正係数，$k_{nu}(x, y)$：フィルム読み取り位置依存の補正係数，

$k_l(M_{\det}(D))\left[\dfrac{D_{med}(D_0, Q_0)}{\{M_{\det}(D_0, Q_0)-M_{\det(0)}\}}\right]$：基準線質（$Q_0$）に対する特性曲線取得の正確性，

$(M_{\det}^{raw}(Q)-M_{\det(0)})$：ある線質（$Q$）で照射したある線量に対する正味の濃度値

■参考文献
1) Soares CG, Trichter S, Devic S. Radiochromic film. AAPM summer school 2009 textbook. 2009. p. 759-813.
2) Sasnkar A, Ayyangar KM, Nehru RM, et al. Comparison of Kodak EDR2 and Gafchromic EBT film for intensity-modulated radiation therapy dose distribution verification. Med Dosim. 2006; 31: 273-82.
3) Devic S, Seuntjens J, Sham E, et al. Precise radiochromic film dosimetry using a flat-bed document scanner. Med Phys. 2005; 32: 2245-53.

（林　直樹）

Q121 どのラジオグラフィックフィルムを利用すればよいでしょうか？

A 放射線治療で広く利用されているフィルムは，Kodak®XV2 と Kodak®EDR2（Eastman Kodak Company）です．エネルギー依存性と測定可能な線量域を考慮し，検証を行う最大線量が 70 cGy 以下であれば XV2，それ以上であれば EDR2 の使用を推奨します．

解説　XV2 と EDR2 はそれぞれ測定可能な最大線量が異なるため，フィルムの選択には十分な注意が必要です．表 121-1[1] にその特徴を，図 121-1 に特性曲線の相違を示します．表 121-1 から総線量が 1 Gy を超えるような検証では，XV2 ではフィルム濃度が飽和値に達するため，EDR2 を使用しなければなりません．一方，数 10 cGy 程度の検証で EDR2 を使用するとフィルム濃度が過小となり，濃度分解能の低いスキャナとの組み合わせでは，十分な SN 比が得られない可能性があります[2,3]．よって，各門検証では，XV2 の使用を推奨します．MU 値を調整することで，フィルムの測定可能な濃度範囲に線量を変更する方法は，MU 値を増加させると出力直線性や対称性など，低 MU 値の出力特性による線量誤差を看過する可能性があり，避けた方がよいでしょう．

XV2 と EDR2 はともに，乳剤面に高原子番号物質であるハロゲン化銀を使用しています．しかし，その結晶サイズと密度は異なります．XV2 はハロゲン化銀結晶が大きくかつ密度も高いためフィルム濃度の光子エネルギー依存性が大きくなります．また，照射野サイズや測定深によるフィルム濃度依存性も，低エネルギー光子数の増減によってフィルム濃度への影響が生じると考えられているため，EDR2 より XV2 で，その影響は大きくなります[4]．

以上より，エネルギー依存性と測定可能な線量域を考慮し，検証を行う最大線量が 70 cGy 以下であ

表 121-1 ラジオグラフィックフィルム XV2 と EDR2 の特性の比較[1]

	XV2	EDR2
結晶構造	AgBr と AgI	AgBr
銀密度（g/cm^2）	4.2	2.3
実効厚（μm）	0.43	0.24
結晶サイズ	さまざまな形と大きさ	均一な立方体
ダイナミックレンジ	0.05〜0.80 Gy	0.1〜5.0 Gy
OD 1 当たりの線量（Gy）	0.4	2.0
推奨最大線量	0.8 Gy	5.0 Gy

OD: optical density

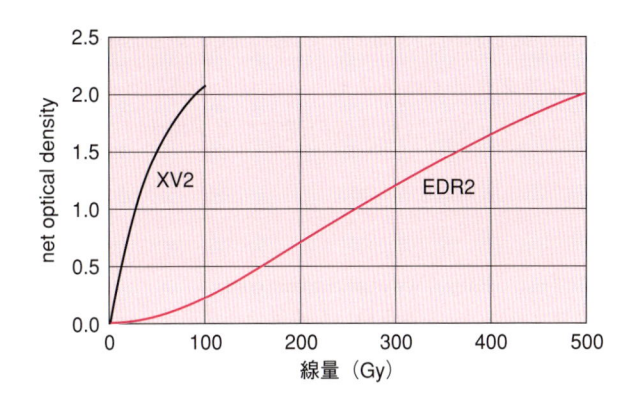

図 121-1 Kodak® XV2 と EDR2 の特性曲線の比較

ればXV2，それ以上であればEDR2の使用を推奨します．

また，EDR2は，照射後1時間までは急峻に，その後は徐々に濃度が増加し，照射直後に現像すると濃度のばらつきが大きいことが報告されています[5]．EDR2は，照射後は最低1時間，できれば3時間程度経過させ，濃度が安定した後に現像を行うとよいでしょう．一方，XV2ではそのような傾向はみられません．

■参考文献

1) Pai S, Das IJ, Dempsey JF, et al. TG-69: Radiographic film for megavoltage beam dosimetry. Med Phys. 2007; 34: 2228-58.
2) Low DA, Mutic S, Dempsey JF, et al. Quantitative dosimetric verification of an IMRT planning and delivery system. Radiother Oncol. 1998; 49: 305-16.
3) Peter W, Brigitte Z, Helmuth G, et al. Performance analysis of a film dosimetric quality assurance procedure for IMRT with regard to the employment of quantitative evaluation methods. Phys Med Biol. 2005; 50: 643-54.
4) Palm A, Kirov AS, LoSasso T. Predicting energy response of radiographic film in a 6 MV x-ray beam using Monte Carlo calculated fluence spectra and absorbed dose. Med Phys. 2004; 31: 3168-78.
5) Childress NL, Rosen II. Effect of processing time delay on the dose response of Kodak EDR2 film. Med Phys. 2004; 31: 2284-8.

〈小島　徹〉

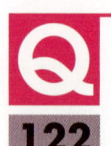

Q122 どのラジオクロミックフィルムを利用すればよいでしょうか？

A GAFCHROMIC® EBT2 フィルムもしくは RTQA2 フィルムです．定量的で精密な計測では GAFCHROMIC® EBT2 フィルムをお奨めします．

解説 日本で入手できる治療用のラジオクロミックフィルムは米国 International Specialty Product 社（ISP）の GAFCHROMIC® EBT2 フィルムと GAFCHROMIC® RTQA2 フィルムです．EBT2 は透過型のフィルムで IMRT 検証のような精密な解析，RTQA2 は反射型のフィルムで恒常的な機器の QA に使用することを想定して作成されています[1,2]．ともに keV から MeV レンジまで使用が可能であり，エネルギー依存性はラジオグラフィックフィルムよりも小さいとされています[3,4]．

他のモデルのガフクロミックフィルムは粒子線の測定やガンマナイフの線量測定などに利用されています．

■参考文献
1) 米国 ISP 社ホームページ　http://www.gafchromic.com/
2) 宮沢和則．ガフクロミックフィルムを用いた線量分布測定法．日本放射線技術学会雑誌．2006; 62: 1428-36.
3) 河内　徹，遠山尚紀，小島　徹，他．強度変調放射線治療の線量検証法．医学物理．2010; In press.
4) Soares CG. Trichter S, Devic S. Radiochromic Film. AAPM Summer school text Chapter 23. 2009. p. 759-813.

（林　直樹）

Q123 多次元検出器使用時に注意することは何ですか？

A 多次元検出器の注意すべき物理特性としては，例えば半導体素子では線量率依存性と温度依存性[1,2]，電離箱素子では体積平均効果が挙げられます[3,4]．共通の問題点としては，素子の方向依存性が挙げられます．また多次元検出器の素子間の距離は 1 cm が一般的であり，得られる分布はフィルムのように高分解能ではなく離散的であります．したがって，素子が存在しない領域においては，MLC の位置誤差による線量の相違を効果的に検出できない場合があります[5]．

解説 多次元検出器は，再現性や線量率依存性などの検出素子の物理特性の精度向上によりポイントでの線量が正確に測定できるようになり，素子の小型化により比較的高分解能の 2 次元線量分布の

取得が可能になりました．しかし実際は上記のような課題が残されています．臨床開始前に行うべきことは，再現性，直線性，線量率依存性，出力係数，温度依存性，方向依存性，体積平均効果などが挙げられます．いずれも測定の詳細が文献[1-4,6-8]にまとめられています．

■参考文献

1) Letourrneau D, et al. Evaluation of a 2D diode array for IMRT quality assurance. Radiother Oncol. 2004; 70: 199-206.
2) Jursinic PA, et al. A 2-D diode array and analysis software for verification of intensity modulated radiation therapy delivery. Med Phys. 2003; 30: 870-9.
3) Spezi E, et al. Characterization of a 2D ion chamber array for the verification of radiotherapy treatments. Phys Med Biol. 2005; 50: 3361-73.
4) Amerio S, et al. Dosimetric characterization of a large area pixel-segmented ionization chamber. Med Phys. 2004; 31; 414-20.
5) 河内　徹，遠山尚紀，小島　徹，他．強度変調放射線治療の線量検証法．医学物理．2010; In press.
6) Nilsson G. Delta4—A new IMRT QA device. Med Phys. 2007; 34: 2432.
7) Poppe B, et al. DAVID—a translucent multi-wire transmission ionization chamber for in vivo verification of IMRT and conformal irradiation techniques. Phys Med Biol. 2006; 51: 1237-48.
8) Poppe B, et al. Two-dimensional ionization chamber arrays for IMRT plan verification. Med Phys. 2006; 33: 1005-15.

（岡本裕之）

Q124 多次元検出器があればフィルム法による線量分布検証は不要ですか？

A 現在の多次元検出器の素子間の距離は1cmが一般的であるため，素子が存在しない領域ではMLCの位置誤差を効果的に検出することはできません．自動現像機が使用できる環境であればフィルム法による線量検証を並行して実施し，多次元検出器の単独検証は避ける必要があります．

解説　図124-1は頭頸部IMRT field（dynamic MLC）において，ある1つのリーフ（左サイド）のみを人為的に位置誤差を持たせて照射したときの，2D-ARRAYのある素子の出力の変化を示した結果です[1]．リーフの位置誤差は照射開始から照射終わりまで一律に｜0.2mm, 0.5mm, 1.0mm, 2.0mm, 5.0mm, 10.0mm｜とし，計画のリーフ位置から左側方向に人為的に変位させて照射を行っています．その結果，位置誤差を持たせたリーフの真下にある素子の出力の変化が最も大きく，シフト量が大きいほど計画線量との相違は大きくなります．図中では，その真下にある素子の結果を「素子1」，1cm上に位置する素子と1cm下に位置する素子をそれぞれ「素子2」，「素子3」で示しています．横軸はleafのシフト量，縦軸は計画線量との相違です．図に示す通り，素子1が最も出力の変化が大きく，それ以外の素子では出力の変化がほとんど生じていないのがわかります．つまり素子間の距離1cmに

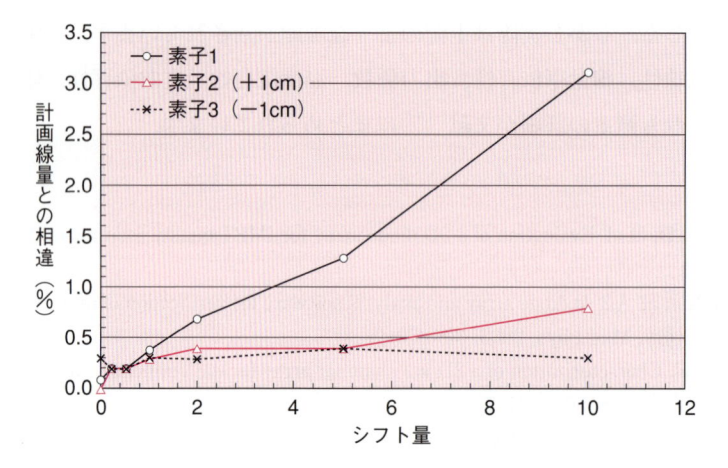

図124-1 2D-ARRAYにおけるMLCに位置誤差を持たせた場合の素子の出力の変化

おいて，素子が存在しない領域を考慮すると，MLCの位置誤差を効果的に検出するには限界があることがわかります．

■参考文献
1) 岡本裕之．2次元検出器を用いたIMRT検証—2次元検出器への移行期に考えるべきこと Part 1—．医学物理．2009; 29 Suppl 1: 39-47.

（岡本裕之）

Q125 多次元検出器で絶対線量の評価は可能ですか？　またビーム毎ではなく，全ビーム合算（composite）で評価しても問題はありませんか？

A ユーザ責任の下，クロスキャリブレーションを行うことにより絶対線量の評価が可能です．また全ビーム合算の評価についてですが，一般的に2次元検出器はガントリ0°の照射条件で設計されているため，それ以外の方向からの照射に対しては想定されておりません．特に水平方向からのビームに対しては検出器内部にある空気層や金属物の影響を大きく受けますので注意が必要です．

解説 現在の多次元線量計の多くはクロスキャリブレーションを行い絶対線量での評価が可能です．そのためには，予めFarmer形線量計で基準条件の吸収線量を取得する必要があります．またクロスキャリブレーションは検出器の中心付近の素子に対して行われるため，これらの素子の基本的な物理特性が担保されていることを確認する必要があります．素子が正常に働いていない場合は全体の

線量分布に影響を与えるため注意が必要です．米国で行われた IMRT 線量検証に関するアンケート調査によると，相対線量での評価よりも絶対線量での評価が最も多いことが報告されています[1]．線量検証の目的から考えても相対線量での評価は避けるべきです．

出力の方向依存性は素子の形状と検出器内部の構造物からの影響に分別できます．前者に関しては，素子の形状が円盤型である場合，ビームと素子の入射角を横軸，出力を縦軸にとると，その出力は正弦波に近い形になります．一方形状が球の場合はどの方向からビームが入射しても出力は一定となります．後者に関しては検出器内部の空気層や金属物，半導体素子の減弱などが影響します．臨床導入前には，素子の形状を把握する必要があります．さらに CT 撮影などを用いて検出器の内部構造を把握し，空気層や金属物がどの程度存在しているのかを把握しておく必要があります．方向依存性の例として，SUN NUCLEAR 社が 2D-ARRAY，MapCHECK，I'mRT MatriXX，ガフクロミック EBT のビーム入射角度を変えた場合のプロファイルの変化について調査した結果を示します[2]．ガントリ角

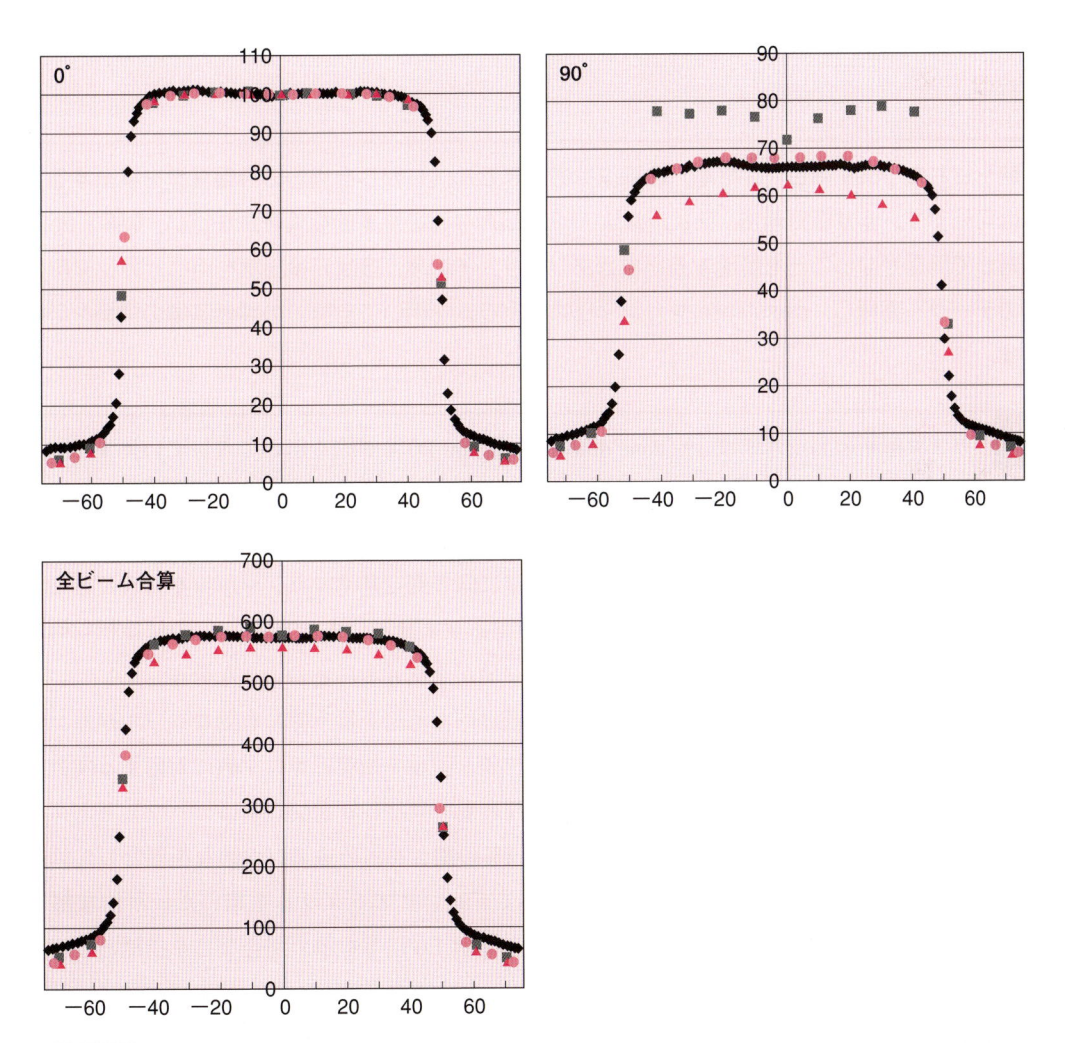

図 125-1 2D-ARRAY（▲），MapCHECK（■），I'mRT MatriXX（●），ガフクロミック EBT（◆）のビーム入射角度を変えた場合のプロファイルの変化

横軸は位置（単位 mm），縦軸は線量（単位 cGy）を表す．

度は 0°, 60°, 80°, 85°, 90°, 95°, 120°, 150°で, 10×10 cm^2 で照射し, 図 125-1 は 0°, 90°, 全ビーム合算の Y 軸のプロファイルです. 0°のプロファイルにおいて全ての測定データはよく一致していますが, 検出器に対して 90°においては, それぞれの検出器で異なる結果を示しています.

■参考文献
1) Nelms BE, Simon JA. A survey on planar IMRT QA analysis. J Appl Clin Med Phys. 2007; 8: 2448.
2) MapCHECK™ for Rotational Dosimetry, MCRDW010908, SUN NUCLEAR corporation. http://www.sunnuclear.com

（岡本裕之）

Q126 Pass rate などの評価基準はどの程度満たせばよいでしょうか？

A 統一された pass rate（合格率）の基準はありません. しかし自施設の評価基準を構築することは可能です. まず電離箱法, フィルム法, MLC QA などの基本的な検証法を行い, IMRT field に対して問題がないことを証明する必要があります. その後, 多次元検出器を用いたガンマ解析[1,2]のデータを蓄積し, pass rate やガンマヒストグラムを用いて自施設の評価基準の構築を行います.

解説 ガンマ解析の判定基準は 3% dose difference/3 mm DTA が広く用いてられていますが, 本来なら施設毎に判定基準を設定することが望ましいと言えます. しかし, 実際は, 論理立てて施設毎の判定基準を構築することは困難であり, 一般的な 3% dose difference/3 mm DTA が広く用いられています. そのような場合, IMRT 検証で重要な点は, 常に同じ判定基準でガンマ解析を行うことです. Pass rate の悪さから判定基準を安易に緩くすべきではありません. また Pass rate の値は相対的な情報であります. より正確に評価するためには, ガンマ値が 2 次元上にどのような分布を示しているのか把握する必要があります. またガンマ値に対して統計的な解析を行う際に有効なツールがガンマヒストグラムです. ガンマヒストグラムは横軸をガンマ値, 縦軸を横軸のガンマ値に対応する度数で表わし, 統計的な解析を基に, より詳細な情報が得られます. 例として Stock[3] らはガンマヒストグラムを用いて平均のガンマ値, 最大のガンマ値, 全体の 1% の割合を占めるガンマ値を指標として算出しています. McDermott[4] らも EPID dosimetry を用いてガンマヒストグラムを用いた統計的な解析を行っており, 平均のガンマ値, 最大のガンマ値, ガンマ値 1.0 以下を示す割合などを指標として算出しています.

■参考文献
1) Low DA, et al. Evaluation of the gamma dose distribution comparison method. Med Phys. 2003; 30: 2455-64.

2) Low DA, et al. A technique for the quantitative evaluation of dose distributions. Med Phys. 1998; 25: 656-61.
3) Stock M, et al. Interpretation and evaluation of the γ index and the γ index angle for the verification of IMRT hybrid plans. Phys Med Biol. 2005; 50: 399-411.
4) McDermott L, et al. Replacing pretreatment verification with in vivo EPID dosimetry for prostate IMRT. Int J Radiat Oncol Biol Phys. 2007; 67: 1568-77.

(岡本裕之)

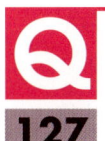

Q127 EPID dosimetry 使用時に注意することは何ですか？

A 他の2次元検出器と異なるEPID固有の使用時における注意点を述べます．まずEPIDで取得した画像は取得フレームの平均または積算画像として出力されるため，取得フレーム数の直線性が重要となります．また，照射後にディテクタにシグナルが残ってしまう残像効果があるので，照射間隔を空けて使用することが望ましいです．さらに，EPIDは設置位置をマニュアルで微調整できないため，オートポジションでのディテクタの中心精度が重要であり，特にガントリ角度が0°以外の時が問題となります．EPID dosimetryでは，ガントリ0°以外でもBEV（beams eye view）でのIMRTフィールドのフルエンス分布検証を容易に行うことができますが，治療時と同じガントリ角度でIMRTフィールドのフルエンス検証を行うためには，ディテクタの幾何学的精度が担保されていなければなりません．

解説 国内で治療計画装置（RTPS）とlinacが一体型でIMRTフィールドのEPID dosimetryを行えるのはVarian社のみであるため，Varian社のPortal Dosimetry（以下PD）について述べます．PDとはEPIDを利用したIMRTフィールドのフルエンス分布を検証するシステムです．

通常，EPIDで取得した画像は(1)式に示したように平均フレーム画像として得られますが，IMRTフィールドの線量検証時にはIntegrated imageモードで測定するため1フレーム毎の画像を加算した積算画像として出力されます．

$$I(x,y) = \frac{1}{N}\sum_{j=1}^{N} I_j(x,y) \quad (1)$$

現状のEPID（aS1000）では，線量率を100〜600 cGy/minに変化させても，線量直線性，取得フレームの直線性は優れていますが，以前のPortal Vision（ver. 6.1.03）ではCPUにbuffer（メモリ）を移すために64フレーム毎にリセットしていたので，0.28 sの不感時間が生じていました[1]．その結果，64フレームを超える場合は出力が低下していました．McDermott[2]らはPortal Vision（ver. 6.1.11）から不感時間はないと報告していますが，使用前には線量直線性，取得フレームの直線性を確かめることが望ましいです．

残像は ghosting，または memory effect と呼ばれ，照射後にディテクタにシグナルが残ってしまうことをいいます．この影響は前後の照射時間に依存するため，大きな MU を照射した後に小さな MU を照射したときに顕著に表れます[3]．Ann[4]らは残像の線量プロファイルへの影響を検証し，5×5 cm^2 で 500 MU 照射後に，15×15 cm^2 で 10 MU 照射した場合に 1% 程度の影響があると報告しています．よって，PD を行う時はどれくらいの線量を照射したときに，照射後何秒でどの程度の線量誤差を生じるかを把握しておく必要があります．

また，ガントリ 0° 以外での EPID dosimetry ではディテクタの幾何学的精度が重力の影響を受けるために，測定したフルエンス分布の変位が MLC の変位なのか，ディテクタの変位なのか区別するのが困難です．PD において，治療時と同じガントリ角度で IMRT の QA を行う意義は，おもに重力を加味した MLC の動きの確認ですので，重要なことは PD で何を検証するかを明確にすることです．ただビーム毎のフルエンス分布を検証するとなれば，ディテクタの中心精度が保たれないガントリ角度ではなく，ガントリ角度 0° で行うほうが不確定さを小さくできます．

■参考文献
1) Peter BG, Camen CP. Dosimetric properties of an amorphous silicon electronic portal imaging device for verification of dynamic intensity modulated radiation therapy. Med Phys. 2003; 30: 1618-27.
2) McDermott LN, Nijsten SMJJG, Sonke JJ, et al. Comparison of ghosting effects for three commercial a-Si EPIDs. Med Phys. 2006; 33: 2448-51.
3) 河内　徹，遠山尚紀，小島　徹，他．強度変調放射線治療の線量検証法．医学物理．2010; In press.
4) Ann VE, Tom D, Dominique PH. The use of an aSi-based EPID for routine absolute dosimetric pre-treatment verification of dynamic IMRT fields. Radiother Oncol. 2004; 71: 223-34.

(熊崎　祐)

Q128 EPID dosimetry があれば，評価点吸収線量測定やフィルム法による線量分布検証は不要ですか？

A Portal Dosimetry（以下 PD）を利用した EPID dosimetry では，治療計画装置で計算された EPID 上での予想されたフルエンス分布（predicted image）と照射時の EPID で取得したフルエンス分布（measured image）の比較を行います．つまり，フィルム検証のように固体ファントム中の線量計算を含む線量分布検証とは異なり，あくまでもフルエンス分布を検証するものであり，評価点吸収線量測定やフィルム法による線量分布の両者の測定を十分に補っているとは言えません．そのため PD を利用した EPID dosimetry への移行時には，PD だけの IMRT 線量検証ではなく，電離箱での絶対線量検証のような他の検証方法と組み合わせて利用することによって，効率的かつ有効的に IMRT 線量検証を行うことができると思います．

解説 PD では predicted image と measured image のフルエンス分布の絶対値比較（分布の規格化なし）を行うことができるように，線量がキャリブレーションされています．EPID dosimetry での線量単位は Gy 単位ではなく calibration unit（CU）と呼ばれる単位であり，照射野 10×10 cm で 100 MU 照射したときに 1CU＝100 MU となるように線量がキャリブレーションされています[1]．よって，他の 2 次元検出器が線量分布の絶対値比較が行えるのと同様に，EPID dosimetry でもフルエンス分布の絶対値比較が行えます．また，EPID は高分解能であるために，フィルム検証のようにデータ補間を行うことなく測定したデータをそのまま用いてフルエンス分布の比較を行うことができ，データ補間による不確かさがありません．しかし，EPID dosimetry では CT で撮影した固体ファントムに治療計画を映しこむわけではないため，ファントム中の線量計算を含みません．よって，線量分布検証とは言い難く，あくまでもフルエンス分布検証を行っていると認識するべきです．また，他の 2 次元検出器より，ディテクタの出力は比較的変動しやすいため，上記に述べた線量キャリブレーションを定期的に行わなければフルエンス分布の絶対値比較はできません．また画質も劣化してくるため，定期的な画質評価も行い品質を保たなければなりません[2]．

■参考文献
1) Vision Reference Guide Portal Vision™ & Dosimetry 6.5. Varian Medical Systems.
2) Michael GH, James MB, David AJ, et al. Clinical use of electronic portal imaging: Report of Radiation Therapy Committee Task Group 58. Med Phys. 2001; 28: 712-37.

（熊崎　祐）

Q129 IMRT の測定以外の吸収線量検証方法にはどのようなものがありますか？

A 治療計画装置が計算した線量や MU について，それとは別個の，独立した線量の計算システムを用いて治療計画装置の線量や MU を検証する方法があります．また，その中の一つとして Monte Carlo 法を用いた線量計算システムも研究されています．

解説 従来の 3D-CRT で行われているような，治療計画装置に入力したものとは別個の測定データを用いた独立検証システムを上げることができます．これには，市販の専用ソフトウェアや施設独自の計算システムなどのバリエーションがあります．

IMRT における独立検証システムは，現在 Clarkson 法か Pencil Beam 法に基づいたアルゴリズムが主に使われているようです[1,2]．ESTRO Booklet No. 9 では，Pencil Beam アルゴリズムベースの独立検証システムの利用を勧めています[3]．彼らの提案する "MUV Software" EQUAL DOSE Ver. 2.0（図 129-1）は，http://www.equal-dose.com からフリーでダウンロードできます．

昨今その計算精度の高さに注目が置かれている Monte Carlo 法を用いた検証システムは，システム

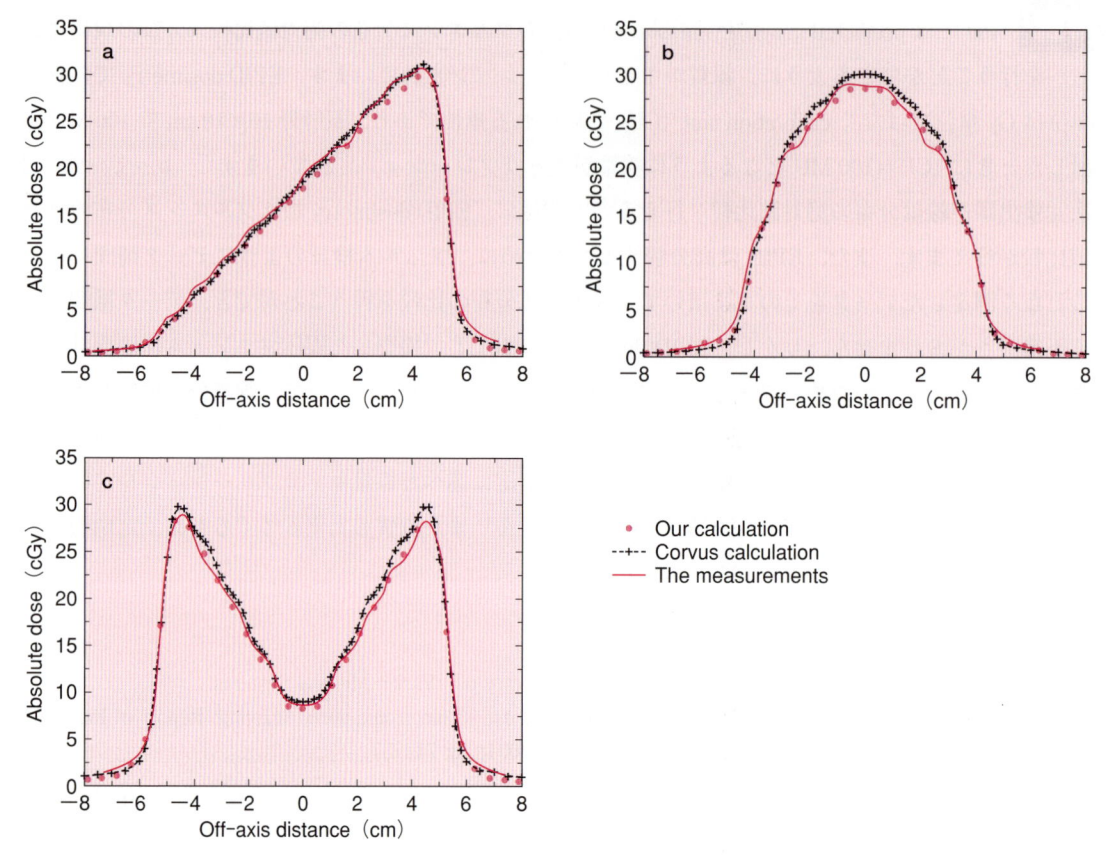

図 129-1 MUV Software 検証[2]

MLC を用いた 3 テストパターン：(a) 階段状，(b) ピラミッド型，(c) 逆ピラミッド型の強度ビームを solid water phantom に入射させたときの SSD＝95 cm，10 cm 深さにおける中央軸上における側方向の線量プロファイル（Varian Clinac 2100C/D，15 MV X-ray）.

表 129-1 様々な Monte Carlo 計算における，ICCR ベンチマークによる計算精度の結果比較[4]

計算時間は，照射野 10 cm×10 cm，6 MV X 線，計算精度テストは，1.5 cm×1.5 cm 18 MV X 線で実行した．計算条件は，Pentium Ⅳ 3GHz CPU のシングルタスクを基準としている．これらの結果はコンパイラやメモリサイズ，キャッシュサイズなどによって変化する．

Monte Carlo code	Time estimate (min)	% mean difference relative to ESG4/PRESTA/DOSXYZ
ESG4/PRESTA/DOSXYZ	43	0, benchmark calculation
VMC＋＋	0.9	±1
XVMC	1.1	±1
MCDOSE (modified ESG4/PRESTA)	1.6	±1
MCV (modified ESG4/PRESTA)	22	±1
DPM (modified DPM)	7.3	±1
MCNPX	60	Maximum difference of 8% at Al/lung interface (on average±1% agreement)
PEREGRINE	43	±1
GEANT4 (4.6.1)	193	±1 for homogeneous water and water/air interfaces

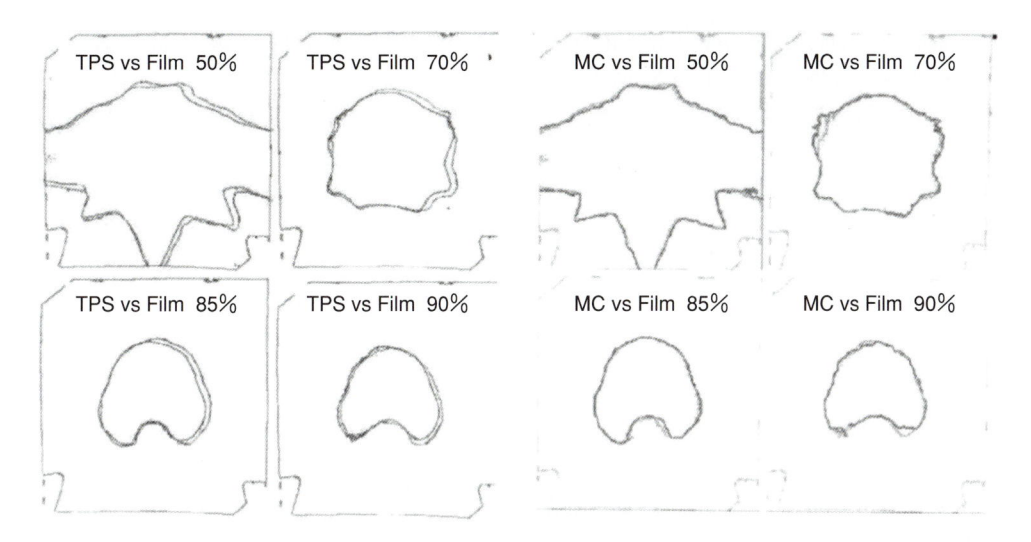

図 129-2 前立腺 IMRT におけるフィルムと治療計画装置（Eclipse），Monte Carlo 計算の分布比較[7]
左図は治療計画装置とフィルム，右側は Monte Carlo 計算とフィルムとの比較を示す．割合表示は等線量曲線の値である．固体ファントムの検証において Monte Carlo 法とフィルムは良好な一致を示している．

構築の自由度，線量計算精度，導入コストが安価である点から言えば，理想的な独立検証システムです[4-6]．ただし，Monte Carlo 法を用いた一般的な独立検証システムは現状まだ出回っていません．表 129-1 に示すように，高エネルギー X 線治療分野でよく使われる Monte Carlo コードにもそれぞれ特徴があり，バージョンによって相互作用の取り扱い方や断面積の値，またはそれらの計算法に違いがあります．IMRT についてフィルム測定と治療計画装置，フィルム測定と Monte Carlo 計算とを比較した論文（図 129-2）では，Monte Carlo 法はかなり高い精度で一致していることがわかります．Monte Carlo 法の計算精度は，治療計画装置で搭載されているアルゴリズムより上位の精度を有していると考えられるため，アルゴリズムの理論的に生じてしまう誤差を評価することが可能です．もっとも，Monte Carlo 法は確率論的手法によって解くアルゴリズムのため，解に必ず統計誤差を伴っていることに注意しなくてはいけません．

■参考文献

1) Gillis S, De Wagter C, Bohsung J, et al. An inter-centre quality assurance network for IMRT verification: preliminary results of the European QUASIMODO project. Radiother Oncol. 2005; 76: 340-53.
2) Yang Y, Xing L, Li JG, et al. Independent dosimetric calculation with inclusion of head scatter and MLC transmission for IMRT. Med Phys. 2003; 30: 2937-47.
3) Alber M, Broggi S, De Wagter C, et al. Guidelines for the verification of IMRT. Booklet No. 9. Brussels: ESTRO; 2008.
4) Chettya IJ, Curran B, Cygler JE, et al. Report of the AAPM Task Group No. 105. Issues associated with clinical implementation of Monte Carlo-based photon and electron external beam treatment planning. Med Phys. 2007; 34: 4818-53.
5) Nelson WR, Rogers DWO, Hirayama H. The EGS4 Code System. Stanford Linear Accelerator Report No. SLAC-265. Stanford, CA, 1985.
6) Kawrakow I, Rogers DWO. The EGSnrc code system: Monte Carlo simulation of electron and photon transport. National Research Council of Canada Report PIRS-701. Ottawa: NRCC; 2003.

7) Leal A, Sanchez-Doblado F, Arrans R, et al. Routine IMRT verification by means of an automated Monte Carlo simulation system. Int J Radiat Oncol Biol Phys. 2003; 56: 58-68.

(木藤哲史)

Q130 独立検証システムの利点や欠点は何ですか？

A 許容基準以内で一致したプランについて線量測定の労力を減らせることが利点としてあげられます．欠点は，IMRTに対応できるソフトウェアが必要になること，システム構築までの手間，アルゴリズムの計算精度，機器的な理由による誤差を説明することができないことなどがあげられます．

解説 独立検証システムを適切に構築した場合，許容基準以内で一致したプランについて線量測定の労力を減らせることが利点としてあげられます．もちろん許容基準を超えてしまった場合は測定を行い，確認する必要があります[1-3]．更にこのようなサブシステムを用いることで，計画者が治療計画装置の計算について理解を深め，異なった見地から検証を試みることが可能かもしれません[4,5]．

欠点は，従来の表計算ソフトを用いたシステムでIMRTに対応するのはかなり難しいので専用のソフトウェアが必要になってしまうことがあげられます．また，その独立検証システムについて治療計画装置と同様コミッショニングが必要になりますので，システム構築までの手間は避けられないでしょう．また，ソフトウェアに用いられるアルゴリズムのレベルによっては，計算精度の検証に至らないこともあることに注意が必要です．そして，独立検証システムでは，治療装置の機器的な理由による誤差を説明することができません[6]．

■参考文献
1) Gillis S, De Wagter C, Bohsung J, et al. An inter-centre quality assurance network for IMRT verification: preliminary results of the European QUASIMODO project. Radiother Oncol. 2005; 76: 340-53.
2) Georg D, Nyholm T, Olofsson J, et al. Clinical evaluation of monitor unit software and the application of action levels. Radiother Oncol. 2007; 85: 306-15.
3) Alber M, Broggi S, De Wagter C, et al. Guidelines for the verification of IMRT. Booklet No. 9. Brussels: ESTRO; 2008.
4) Yang Y, Xing L, Li JG, et al. Independent dosimetric calculation with inclusion of head scatter and MLC transmission for IMRT. Med Phys. 2003; 30: 2937-47.
5) Leal A, Sanchez-Doblado F, Arrans R, et al. Routine IMRT verification by means of an automated Monte Carlo simulation system. Int J Radiat Oncol Biol Phys. 2003; 56: 58-68.
6) 河内 徹, 遠山尚紀, 小島 徹, 他. 強度変調放射線治療の線量検証法. 医学物理. 2010; In press.

(木藤哲史)

Q131 独立検証システムの評価方法はどのようにすればよいですか？

A 3次元線量分布の比較評価が可能です．また，多数の症例より，一点線量を評価して統計的に得られたデータから許容水準を設定し，その許容水準との比較を行うという方法があります．

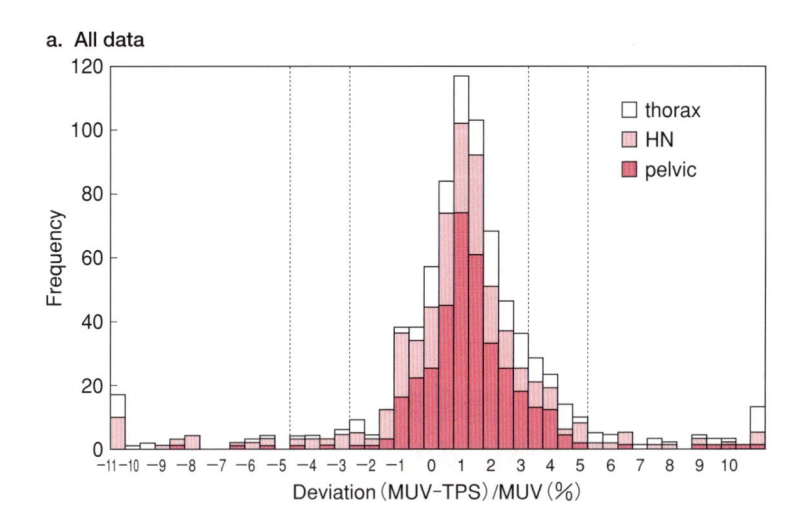

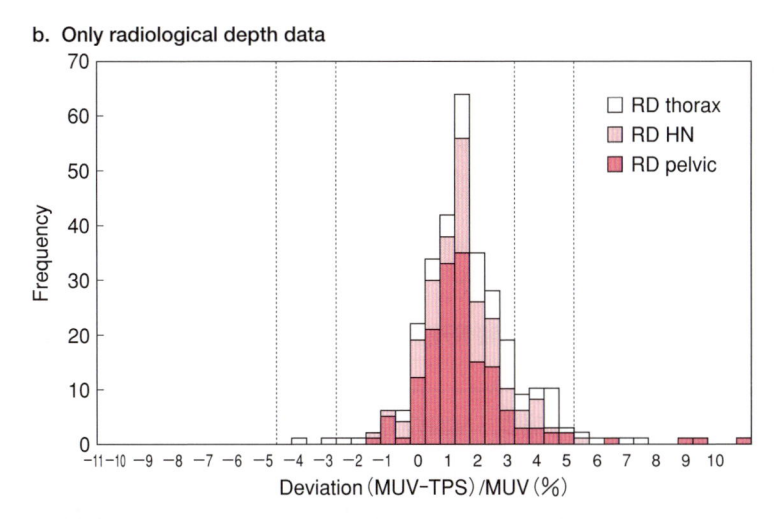

図131-1 多施設で行われたIMRTのMU独立検証システム（MUV）と治療計画装置との差異の頻度分布[1]

aは施設のそれぞれの方法によって検証されたもの全ての頻度分布であり，bはそのうち，固体ファントム使用時に生じる等価長の違いに対する補正を行った施設の解析例．この補正を用いた場合，前立腺では約98％のデータが±5％以内，頭頸部は約92％のデータが±3％以内，治療部位全て合わせたデータでは，約90％のデータが±4.5％以内で独立検証システムと電離箱測定値は一致した．

解説 独立検証システムには，線量検証を行う際の任意の点の線量，2Dまたは3Dの線量分布を得ることが可能なものがあります．2Dまたは3Dの線量分布が得られるシステムでは，治療計画装置の線量分布と直接比較を行うことができますので，DTAやγインデックスを用いて評価することが可能です．

ESTROに紹介されているフリーソフトによる独立検証システムを用いた比較研究[1]では，ある一点の線量を評価し，多数の症例から統計的に許容水準を設定するという報告があります．図131-1に，"MUV Software"と治療計画装置との相違を解析した多施設検証結果の頻度分布を示します．このような統計的な評価法にも照射の安全性を担保するという意味において意義があるかもしれません．もちろん，独立検証システムによって分布そのものの比較評価が行われるほうがより理想的であることは言うまでもありません．

■参考文献
1) Georg D, Nyholm T, Olofsson J, et al. Clinical evaluation of monitor unit software and the application of action levels. Radiother Oncol. 2007. 85: 306-15.

（木藤哲史）

Q132 線量検証内容を保証・管理するために記載すべき項目，保存形式や期間はどのようにすればよいですか？　また，品質保証の記録は誰が記載すべきでしょうか？

A 線量検証内容を保証・管理するために記載すべき項目は，施設のQAの方法に依存しますが，原則としてその線量検証を再現できるように測定機器や方法，結果，対応を記載する必要があります．保存形式は，電子文書が整理や統計解析において理想的ですが，閲覧の容易さから印刷文書保存にも利点があり，現在は印刷文書保存が主流です．記載，記録は医師，医学物理士，診療放射線技師がそれぞれ行った仕事において，それぞれ記載します．最終的なとりまとめは，専任の担当者（医学物理士や放射線治療品質管理士など）が行います．

解説 検証結果の保存や管理の方法は，施設のQA方針によって相違があるため，それぞれの施設の判断で設定する必要があります．各国のIMRT-QAガイドライン[1-3]に掲載されている値や方法が参考になりますが，これらのガイドラインでも具体的な記載項目についての言及はしていません．

そこで記載時に注意すべき内容を列記します．
・線量検証を実施した手順を記載すること
・記載者名を入れること，コメントなどにもコメント者の名前を入れること
・過去のデータを参照しやすいフォーマットであること
・入力データや出力データの羅列は管理や保存の面から考えて望ましくない

- 照射門数や照射角度など，検証時にキーとなるパラメータを優先的に記載すること
- 用いられた線量計や検出器，ファントム，治療計画装置，検証システム名などを記載すること
- 検証の結果生じた線量分布図などは，全容を把握できるような分布面と，さらに特に問題となりうる分布面について提示し，それとは別にγインデックスやDTAなどの線量分布を統計的に解釈できるものが記載されること
- 線量検証の際に生じた誤差，トラブルは既知，未解決に関わらず記載すること
- 通常のQAと照らし合わせ矛盾がないことを確認すること
- QAによって許容水準を超えた場合，どのように対処したかを記載すること

　参考に国立がん研究センター東病院におけるQAの記載シートを図132-1に掲載します．詳細値が示されていてももちろんかまいませんが，閲覧者（承認をする医師や患者，第三者機関）のためにわかりやすい代表値や項目，見やすいレイアウトなどを心がけることが大切です．難しい解析法や書式はまとめるまでに時間がかかり，さらに閲覧者が理解するまでの時間もかかってしまうということを考慮して作成するべきでしょう．

　ASTROのIMRT Documentation Working Groupが，IMRTの臨床記録に関する報告をしています．この報告では，電子医療記録インフラが充実してきたため，記録も紙媒体から電子媒体（pdf形式など）へと発展してきている現状があることを述べていますが，他施設とのデータ共有の容易さを考慮して紙媒体への記載を推奨しています．QAに関する記録もこれと同様に考え，基本的には紙媒体への記録を推奨します．一方で，患者またはQA情報をDICOMRTの規格[4]でRTDOSE, RTPLAN, RTSTRUCTURE, RTIMAGE, RTRECORDといった書式の電子情報として扱うことができますので，これらを閲覧・ディジタルデータベース化をするソフトウェアが開発されれば，更に一元的な管理が行えるようになります．なお紙媒体への記録は，これらの情報の全てをハードコピーするのではなく，そのうち重要な項目を優先順位やレイアウトを考えて記録することが望ましいでしょう．

　保存期間について明確に議論されたことはあまりないようですが，書面の性質から言って永久保存が望ましいでしょう．患者から数十年経った後に当時の放射線治療の管理体制を問われることも十分ありえるからです[5]．

　品質保証は，医学物理士，診療放射線技師，放射線治療医の三者が関わりあって，それらの合意の上で作成される文書になります．それゆえ，それぞれの実際に行った仕事の内容，その責任範囲を明確に記載することは必須といえます．それぞれの専門分野の判断基準が具体的に記載されているとなお望ましいでしょう．なによりも患者，あるいは第三者から要求されたときに直ちに書面として問題なく提示することが可能な様式であることが大切です[4,6]．

　実務上はIMRTのQAを専ら担当する者（医学物理士や品質管理士など）が記載を担うことになり，そうであるべきです．放射線治療医が主体的にこの書面を書くわけではなく，承認する立場であると解釈すべきです．ただし，測定の担当者（診療放射線技師，医学物理士）やプランの承認者（放射線治療医）はそれぞれの担当分野で追加記述を記載すべきです．

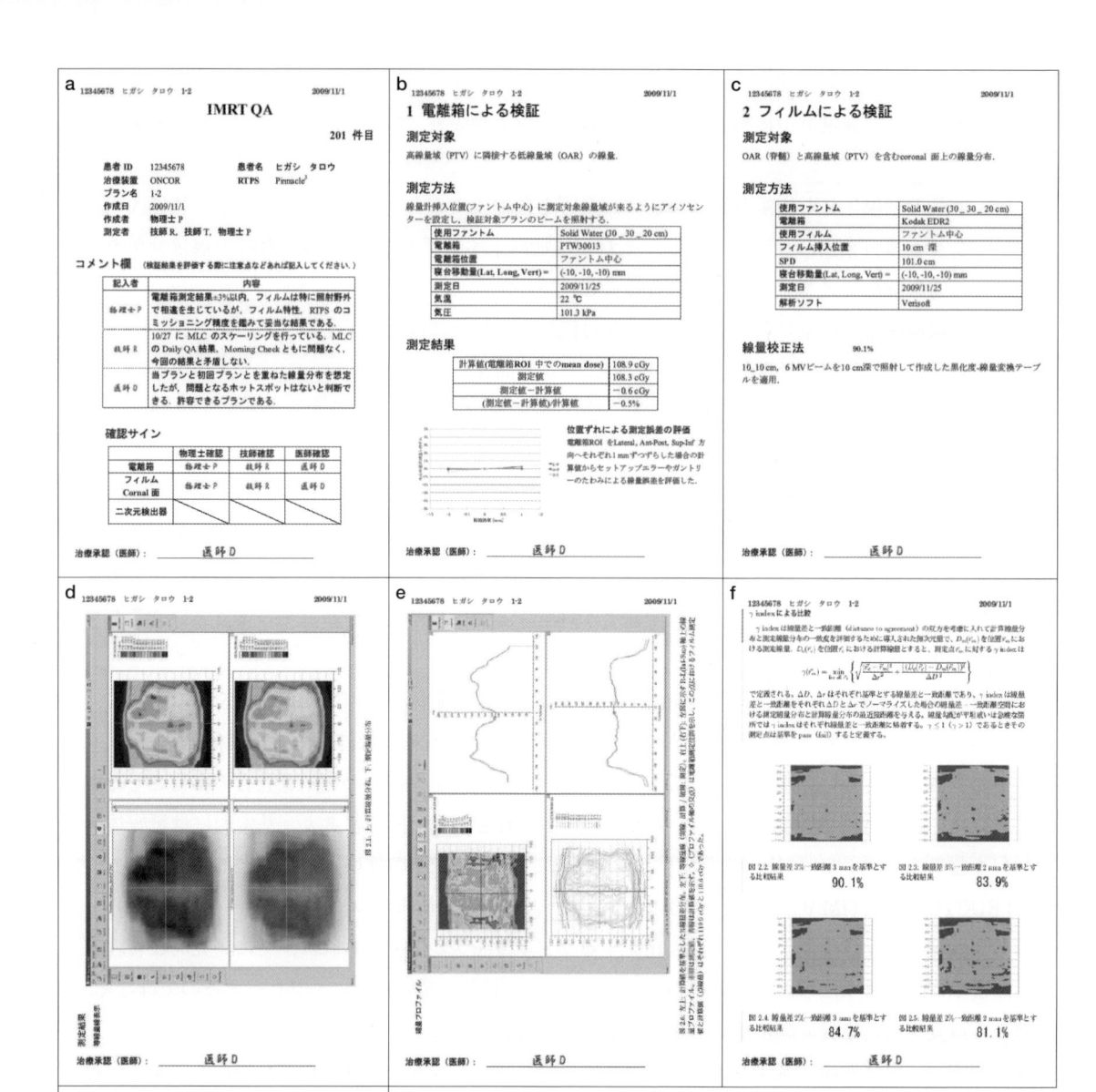

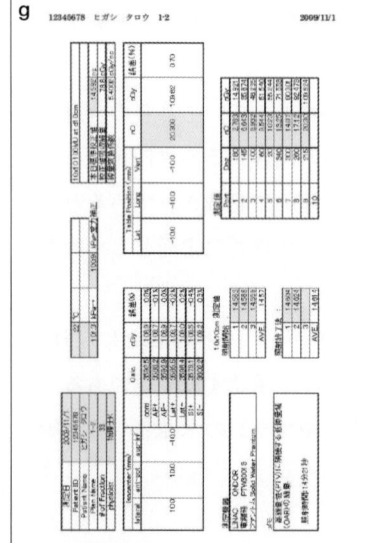

図 132-1 IMRT 患者 QA における検証記録シート
a：患者のサマリー情報と各担当のコメント
b：電離箱測定値の検証方法と結果
c：フィルム測定法
d：治療計画装置の線量分布とフィルム実測との比較
e：治療計画装置の線量分布とフィルム実測との DTA 解析
f：治療計画装置の線量分布とフィルム実測とのγインデックス解析
g：電離箱測定時の記入シート

■参考文献
1) Alber M, Broggi S, De Wagter C, et al. Guidelines for the verification of IMRT. Booklet No. 9. Brussels: ESTRO; 2008.
2) 日本放射線腫瘍学会．QA 委員会および IMRT における QA-QC 確立に向けての研究班．多分割コリメータによる強度変調放射線治療の機器的精度確保に関するガイドライン（Ver. 1）．2004.
3) Ezzell GA, Galvin JM, Low D, et al. Guidance document on delivery, treatment planning, and clinical implementation of IMRT: Report of the IMRT Subcommittee of the AAPM Radiation Therapy Committee. Med Phys. 2003; 30: 2089-115.
4) PS 3.3-2001 Digital Imaging and Communications in Medicine（DICOM）Part 3: Information Object Definitions. http://www.nema.org/
5) 日本放射線腫瘍学会．強度変調放射線治療（IMRT）ガイドライン．2008.
6) IMRT Documentation Working Group, Holmes T, Das R, Low D, et al. American Society of Radiation Oncology Recommendations for Documenting Intensity-Modulated Radiation Therapy Treatments. Int J Radiat Oncol Biol Phys. 2009; 74: 1311-8.

（木藤哲史）

Q133 線量検証の評価基準の設定概念を教えてください．

A 線量測定の不確かさを考慮した上で，放射線生物学ならびに臨床上許容される線量精度を達成できることが保証される評価基準を設定する必要があります[1]．また測定値の統計的変動を考慮するために，統計学的に tolerance level（許容レベル），action level（介入レベル）を算出し，評価基準に反映させることが重要です[2]．

解説 放射線治療で患者へ投与される線量は，絶対量ならびに空間的な不確かさを持っています[1,2,4]．治療プロセスの各段階での不確かさを低減させることは，最終的な放射線治療の不確かさである合成標準不確かさを低減させることになり，より精度の高い放射線治療の提供が可能となります．各段階の要素は統計的なゆらぎを持っています．それらの不確かさを除去するために必要な人的・経済的コストの最適化を図るには，ある程度の不確かさを許容せざるを得ません．しかしこの不確かさは，腫瘍制御および正常組織の合併症の程度に影響を与えるため，慎重な許容範囲の設定が要求されます．そのため，実際の腫瘍や正常組織の放射線に対する反応，線量を投与するための機器の精度，投与された線量を評価する計測学的精度といった，①臨床医学，②放射線生物学，③放射線物理工学の3つの観点から，放射線治療に求められる投与線量の正確さを考察し，医生物学・物理工学間のバランスが取れた評価基準を設定する必要があります．

Tolerance level（許容レベル）と action level（介入レベル）の設定[5]

第1の基準として，統計学的に許容できる最大のラインを許容レベルとします．これには，一般的

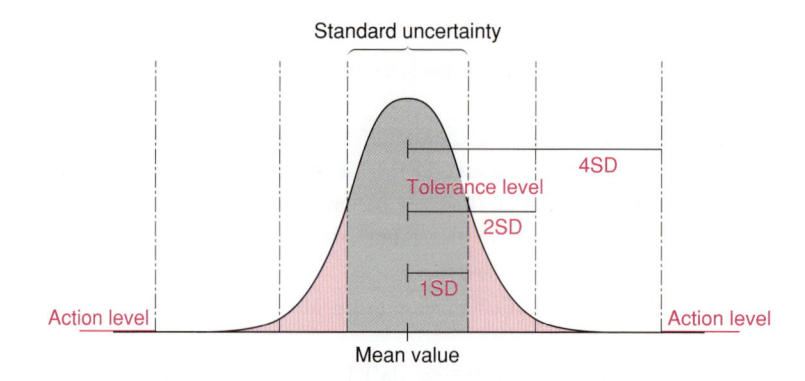

図 133-1 誤差分布，tolerance level（許容レベル），action level（介入レベル）の関係[6]

に偏差の平均値の正負方向に，それぞれ標準偏差の2倍の幅を持たせた範囲が選択されます．これは測定量の誤差分布が正規分布に従うという性質を持ち，平均値を中心に分布の両方向にそれぞれ標準偏差の2倍の幅を持たせた領域内に，データの95％が含まれるという統計学的な考えに由来しています．ただしここで注意しなければならないのは，この範囲内に，放射線治療で必要とされる投与線量精度が含まれている必要があるということです．

次に第2の基準として，超過することは統計学的にほとんど起こり得ないと考えられるラインを介入レベルとして設定します．これは許容レベルの2倍の値に設定される場合が多いです．つまり平均値を中心に分布の両方向に標準偏差の4倍の幅を持たせた領域となりますが，正規分布の特性としてこの領域内にほぼ100％のデータが含まれることが見込まれるため，この基準を超過するデータは非常に特殊なものと判断され，除外されるべき対象と判定されます．誤差分布，許容レベル，介入レベルの関係を図133-1に図示します．

■参考文献

1) International Commission on Radiation Units and Measurements. Errors in dosimetry. In: ICRU REPORT 24; Determination of Absorbed Dose in a Patient Irradiated by Beams of X or Gamma Rays in Radiotherapy Procedures. Washington: ICRU; 1976.
2) International Commission on Radiological Protection. Uncertainty in Radiotherapy. In: ICRP report 86; Prevention of accidental exposures to patients undergoing radiation therapy. Ann. ICRP. 2000; 30: 57-61.
3) 黒岡将彦．判定基準の設定と評価・管理の実際．In: 河内　徹，遠山尚紀，小島　徹，他．強度変調放射線治療の線量検証法．医学物理．2010; In press.
4) American Association of Physicists in Medicine. AAPM report 13; Physical aspects of quality assurance in radiation therapy. AAPM; 1994.
5) Thwaites DI, Mijnheer BJ, Mills JA. Quality assurance of external beam radiotherapy. In: Podgorsak EB, editor. Radiation Oncology Physics: A Handbook for Teachers and Students. Vienna: IAEA; 2005.
6) Thwaites DI, Mijnheer BJ, Mills JA. Quality assurance of external beam radiotherapy. In: Review of Radiation Oncology Physics; A Handbook for Teachers and Students. 12.3.2. Slide 4.（59/146）. Vienna: IAEA; 2005.

〈黒岡将彦〉

Q134 線量検証の評価基準はどのぐらいに設定することが推奨されますか？

A 推奨される IMRT 線量検証の評価基準を表 134-1 に示します．これは各門検証，全門検証の双方に適用される評価基準です．

表 134-1 IMRT 線量検証の評価基準

	Tolerance level （許容レベル）	Action level （介入レベル）
線量精度*	±3%	±5%
線量分布位置精度	2 mm 以内	3 mm 以内

*低線量領域については，評価点の測定線量と計算線量の差（線量差）も同時に評価し，それが高線量領域のものと同程度であることを確認すること．

線量精度と位置精度は，計算値と測定値の相対差および距離（DTA: distance to agreement）でそれぞれ評価します．相対差 δ [%] は，各評価点において，計算線量に対する線量差の割合で表わされ，次式で定義されます．

$$\delta = \frac{D_{meas} - D_{calc}}{D_{calc}} \times 100 \ [\%] \quad （式1）$$

ここで，D_{meas}，D_{calc} は，それぞれ線量評価点の測定線量，計算線量を指します．

解説　評価基準の設定とその根拠

Tolerance level（許容レベル）とは，測定線量の統計的変動を考慮しても十分な投与線量精度が達成されていると考えられる水準であり，線量検証の許容値とします[2]．Action level（介入レベル）とは，統計学的に考えて発生する確率が極めて低いため許容することのできない水準で[2]，この水準を超えた場合，直ちに原因を追及し，状況によっては IMRT だけでなく全ての臨床治療を中止する必要もあります．相対差が許容レベルと介入レベルの間にある場合，検証過程を再検討し，それでもなお相対差が許容レベルを超える場合は，品質管理担当者と放射線腫瘍医が協議の上，治療を施行するか，再計画などの対応を取るかを決定しなければいけません．相対差が許容値を超えた照射計画を施行する場合，その理由と対処方法について線量検証結果やカルテ等に記載しなければいけません．

先の評価基準の設定概念の項でも述べたように，IMRT 線量検証の評価基準設定にあたり，①臨床医学，②放射線生物学，③放射線物理工学の3つの観点から，放射線治療に求められる投与線量の正確さを考察する必要があります．これらの結果から医生物学と物理工学の両者のバランスが取れた評価基準を設定します．

表 134-2 から，通常治療に対する吸収線量の判定基準は 5～7%，線量分布の空間的位置精度は 5

表 134-2 線量検証の判定基準において考慮すべき因子

吸収線量の不確かさ（物理工学的因子）		放射線治療に求められる精度	
治療過程の合成標準不確かさ	5.9%[3]	臨床医学的観点	5〜10%[7]
多施設試験	5〜7%[4]	腫瘍放射線生物学的観点	6〜7%[8-10]
空間的不確かさ　（通常治療）	<10 mm[5]	空間的不確かさ	5 mm[11]
〃　　　　　　（IMRT）	3 mm[6]		

mm 程度が妥当な基準であると考えられます．

　IMRT のように特殊な線量計算手法，複雑な照射技術を用い，かつ高い精度での位置合わせが要求される治療に対しては，その治療技術と通常治療の相違点をよく理解した上で，判定基準を再検討する必要があります．通常治療に対する判定基準を，そのまま IMRT へ適用するのは，臨床的にも技術的にも正当な評価を妨げる恐れがあります．IMRT が従来の治療と異なる点は，標的とリスク臓器の境界の急峻な線量分布形状であり，標的への投与線量精度はこれまでの治療で求められるものと相違はありません．つまり IMRT 線量検証の判定基準を考える時，吸収線量精度は従来の治療と同様の 5% 程度の基準とし，線量分布の空間的位置精度を従来の治療よりも厳しい基準で評価しなければならないと考えるのが妥当でしょう[4]．

　臨床的所見および放射線生物学的な考察から，放射線治療における腫瘍投与線量は 5% 以内の精度が必要であるとされています[11,12]．このため，介入レベルは±5% を推奨します．許容レベルは，実際に患者へ投与される線量の不確かさ[3]を加味しても±5% の線量精度を達成できる基準を設定する必要があり，本ガイドラインでは±3% を許容レベルとして推奨します．

　線量分布に関する評価基準について考えると，放射線治療に求められる精度として与えられている空間的不確かさの 5 mm という値は，通常治療の線量分布についてのみ適応される値であり，これは標的とリスク臓器の境界で急峻な線量分布を示す IMRT では致命的な誤差になると考えられます．IMRT で標的とリスク臓器の境界の線量分布は，1 mm 位置が変位するだけで 5〜10% の線量変化が生じることもあり，治療の安全性を担保するためには測定可能な精度の上限で評価することが必要であると考えられます．そこで今回は ESTRO の QUASIMODO の結果[6]に従って，測定が可能と結論された空間的位置精度 2 mm を許容レベルとし，それに線量勾配が急峻な領域において 3〜5% の線量変化に相当する 1 mm を加えた，空間的位置精度 3 mm を介入レベルとして推奨します．

　ここで試算し，推奨された表 134-1 の基準は，Palta らの基準[13]や ESTRO の IMRT 線量検証ガイドライン[4]で推奨されるものと同等の値を示していますが，Palta ら，ESTRO の基準が投与指示線量（prescribed dose）に対する相対差である一方で，表 134-1 で示された基準は評価点計算線量に対する相対差であるという点で相違があるので注意してください．

低線量領域の評価方法について

　IMRT 治療計画の低線量領域はリスク臓器に該当する領域であり，標的領域に該当する高線量領域と同程度の線量投与精度が必要であると考えられます．しかし低線量領域は，高線量領域と比較して，治療計画装置の計算精度が劣る，線量測定の不確かさが大きい，というような物理・技術的な制限が

あることに加えて[6]，式1において基準となる線量D_{calc}の値が小さいため，相対差が過大に評価されてしまいます．このため相対差で低線量領域を評価しようとすると，相対差が持つ臨床的重要性を過大に評価することになり[14]，正当な評価が困難となる場合が出てきます．そのため低線量領域では，各評価点における相対差以外の尺度を用いて評価することも必要となります．ここでは，低線量領域の評価の際に，評価点の相対差と合わせて線量差も同時に評価し，記録として保存することを推奨します．相対差による評価では高線量領域と低線量領域の比較が困難であるため，両領域における線量差が同程度であるかを評価することは非常に有用な手段です．低線量領域の線量差が，線量検証用プランの処方線量の±3％程度に相当する線量であれば，式1で高線量領域を評価して許容レベルを満たすことを証明したのと同等の結果であると考えられるので，低線量領域の線量精度も高線量領域と同等の精度が担保されていると考えてよいでしょう．

統計解析による施設ごとの評価基準の設定

表134-1に示された評価基準は，各施設がIMRT開始初期の時点で参考にすべき基準です．各施設で使用する線量測定システム（線量計・電位計・ファントムなど），装置の品質管理基準やIMRTプランの測定点の選択基準が異なるため，測定に関わる不確定さも施設ごとに異なります．そのため一定の症例数を経験した施設は，それぞれ線量検証結果を統計的に解析し，各施設独自の評価基準を作成する必要があります．

施設独自の評価基準を作成するには，Q133（評価基準の設定概念）で述べられている許容レベルと介入レベルの設定方法を適用すればよいでしょう．IMRT線量検証の誤差分布は，おおよそ正規分布に従うため[15,16]，データ総数の95％が含まれる範囲（95％信頼区間）を算出するには，以下の式を用います．

$$\text{Lower level} = \text{mean} - 1.96\,\text{SD} \quad \cdots\cdots\cdots ①$$

$$\text{Upper level} = \text{mean} + 1.96\,\text{SD} \quad \cdots\cdots\cdots ②$$

ここで，lower levelは信頼区間の下限を，upper levelは範囲の上限を示す値であり，正規分布に従うと予測される母集団において，信頼区間内にその母集団の95％のデータが含まれることになります．この信頼区間内に毎回の線量検証結果が含まれるか否かを確認し，判定を行います．

Paltaも同様の評価基準の設定方法を推奨しており，以下の式によってデータの信頼限界を算出し，それを評価基準として用いることを推奨しています[13]．

$$\text{Confidence limit} = |\text{mean}| + 1.96\,\text{SD} \quad \cdots ③$$

処方線量基準の評価方法について

今回，IMRT線量検証の評価方法およびその基準は，式1に示すように各評価点の計算線量を基準値として規定しました．しかし使用する検証システム，ソフトウェアによっては，検証プランの処方線量を基準として評価を行うものがあります．この場合の評価式は以下のように表わされます[14]．

$$\delta = \frac{D_{\text{meas}} - D_{\text{calc}}}{D_{\text{prescribed}}} \times 100 \ [\%] \qquad (式2)$$

ここで，D_{meas}，D_{calc}，$D_{prescribed}$は，それぞれ線量評価点の測定線量，計算線量，処方線量を指します．

この評価方法の利点は，高線量領域と低線量領域の両方に同じ評価基準を設定できることです．処方線量を基準として評価を行う場合，全ての領域で同一の基準線量を用いるため，高線量領域と低線量領域でほぼ同等の評価基準で評価することが可能であり，検証結果を臨床的な観点から評価する場合にも理解しやすいでしょう．処方線量を基準とした場合，高線量領域においては，測定点線量と処方線量はほぼ同等の線量であるため，腫瘍投与線量の精度評価の信頼性が侵害されることはないと考えられます．

■参考文献

1) 黒岡将彦．判定基準の設定と評価・管理の実際．In: 河内　徹，遠山尚紀，小島　徹，他．強度変調放射線治療の線量検証法．医学物理．2010; In press.
2) Thwaites DI, Mijnheer BJ, Mills JA. Quality assurance of external beam radiotherapy. Radiation Oncology Physics; A Handbook for Teachers and Students. Vienna: IAEA; 2005. p. 407-50.
3) International Commission on Radiological Protection. Uncertainty in Radiotherapy. In: ICRP report 86; Prevention of accidental exposures to patients undergoing radiation therapy. Ann ICRP. 2000; 30: 57-61.
4) European Society for Therapeutic Radiology and Oncology. ESTRO booklet No. 9; Guideline for the verification of IMRT. Brussels: ESTRO; 2008.
5) American Association of Physicists in Medicine. AAPM report 13; Physical aspects of quality assurance in radiation therapy. New York: AAPM; 1994.
6) Gillis S, Wagter CD, Bohsung J, et al. An inter-center quality assurance network for IMRT verification: Results of the ESTRO QUASIMODO project. Radiother Oncol. 2005; 76: 340-53.
7) International Commission on Radiological Protection. Clinical detectability of difference in dose prescription and delivery. In: ICRP report 86; Prevention of accidental exposures to patients undergoing radiation therapy. Ann ICRP. 2000; 30: 20-2.
8) Brahme A, et al. Accuracy requirements and quality assurance of external beam therapy with photons and electrons. Acta Oncol. 1988; Suppl 1: 27.
9) Brahme A. Dosimetric precision requirements in radiation therapy. Acta Radiol Oncol. 1984; 23: 379-91.
10) Mijnheer BJ, Battermann JJ, Wambersie A. What degree of accuracy is required and can be achieved in photon and neutron therapy? Radiother Oncol. 1987; 8: 237-52.
11) Van Dyk J, Purdy JA. Clinical implementation of technology and the quality assurance process. In: The modern technology of radiation oncology. Madison: Medical Physics Publishing; 1999.
12) International Commission on Radiation Units and Measurements. Errors in Clinical Dosimetry. In: ICRU report 24; Determination of Absorbed Dose in a Patient Irradiated by Beams of X or Gamma Rays in Radiotherapy Procedures. Washington: ICRU; 1976. p. 45-50.
13) Palta JR, Kim S, Li JG, et al. Tolerance limits and action levels for planning and delivery of IMRT. Intensity-Modulated Radiation Therapy; The State Of The Art. American Association of Physicists in Medicine. Medical Physics Monograph No. 29. Madison: Medical Physics Publishing; 2003. p. 593-612.
14) Ezzell GA, Burmeister JW, Dogan N, et al. IMRT commissioning: Multiple institution planning and dosimetry comparisons, a report from AAPM Task Group 119. Med Phys. 2009; 36: 5359-73.
15) Tsai JS, Wazer DE, Ling MN, et al. Dosimetric verification of the dynamic intensity-modulated radiation therapy of 92 patients. Int J Radiat Oncol Biol Phys. 1998; 40: 1213-30.
16) Boehmer D, Bohsung J, Eichwurzel I, et al. Clinical and physical quality assurance for intensity modulated radiotherapy of prostate cancer. Radiother Oncol. 2004; 71: 319-25.

〈黒岡将彦〉

Q135 評価法によって評価基準の設定値をクリアできない場合がありますが，どうしたらよいのでしょうか？

A 評価法によっては，適切に評価できる領域と，評価できない領域があります．そのため，一つの評価法で線量検証を実施するのではなく，各評価法が不得意とする領域を補償し合うことができるように，複数の評価法を組み合わせて検証・評価を実施するべきです．

解説 IMRTの線量検証では，原則的に電離箱線量計による吸収線量評価と，フィルムなどを用いた二次元的線量分布評価を実施します．これは電離箱線量計のみでは限られたポイントの線量しか評価できないという制限を，フィルムによる評価を組み合わせることによって，評価対象を照射領域全体へ拡張させるという目的があります．一方，フィルムでは吸収線量評価に限界があり，相対線量評価に限定されてしまう制限を，電離箱線量計を用いた評価を組み合わせることで，その評価対象を吸収線量まで拡張させることができます．

このように単独の評価方法で，IMRT治療計画全体の線量的精度を保証することは不可能であり，複数の評価方法を同時に行い，相互の欠点を補償し合うことで，治療計画全体の精度を担保することが可能になります．

これは線量分布の評価方法にも言えることです．線量分布解析にはいくつもの評価方法がありますが，それぞれに長所と短所があります[1-3]．評価方法とその長所と短所を表135-1に示します．この短所によって情報が欠落した状態もしくは不適切な結果で線量的精度を評価するのは，品質管理上望ましくなく，他の評価方法を組み合わせることでこれを補償する必要があります．

表135-1 種々の評価方法とその長所・短所[2,3]

評価方法	長所	短所
電離箱線量計	・水吸収線量での評価が可能	・線量勾配の急峻な領域で測定誤差を生じやすい ・ポイントの評価であり，照射領域全体としての評価ができない
視覚的評価法	・解析が容易 ・全体の傾向が読み取れる	・定量性と客観性に欠ける ・ズレを見落とす可能性がある
Dose difference	・Hot/cold spotの検出に有効	・勾配が急峻な領域にて過大に評価 ・上記理由により，定量的な評価が困難
DTA	・勾配が強い領域にて検出器や照射野のずれなどを評価できる	・線量勾配が緩やかな領域において，偏差が過大に評価される
ガンマ解析法	・Dose differenceとDTAに判定基準を設定することが可能 ・線量勾配に関係なく共通の指標であるガンマ値で定量評価が可能	・Hot/cold spotなどは検出しにくい ・Dose differenceとDTAのどちらが支配的か，解釈が困難 ・位置情報を持たない

IMRTの品質管理者には，各評価方法の原理を理解し，解析結果がどこまで信用できる情報を示しているのかを判断する能力も求められます．

■参考文献
1) 小島　徹. 線量検証の実際. 日本放射線技術学会放射線治療分科会誌. 2009; 23: 24-34.
2) 岡本裕之. 2次元検出器を用いたIMRT検証―2次元検出器への移行期に考えるべきこと　Part 1―. 医学物理. 2009; 29 Suppl 1: 39-47.
3) 岡本裕之. 線量分布の解析. In: 河内　徹, 遠山尚紀, 小島　徹, 他. 強度変調放射線治療の線量検証法. 医学物理. 2010; In press.

（黒岡将彦）

Q136 検証結果がいつも同じ傾向（＋側，－側）にずれる場合，何か原因は考えられますか？

A IMRTビームに対する測定システムの応答特性などによって，測定値に過小評価もしくは過大評価の影響が出ることが原因の一つとして考えられます．また治療計画装置のコミッショニングが不十分であるために，測定値と計算値の差に系統的な傾向が発生していることも考えられます．

解説　線量検証は，測定を実施して許容レベルとして示された線量精度が達成できているかを確認するだけに目的を置いているわけではないことに注意してください．複数症例の統計解析の結果得られる誤差分布のピークや平均値が，ゼロから正負方向いずれかにシフトしている場合，治療計画装置のコミッショニング不良や，測定プロトコルの不備などの系統誤差を有していることが考えられるため，適切な処置を講じる必要があります（図136-1）．

IMRT線量検証の測定結果について，結果の誤差分布解析だけでなく，結果の変動を時系列で解析

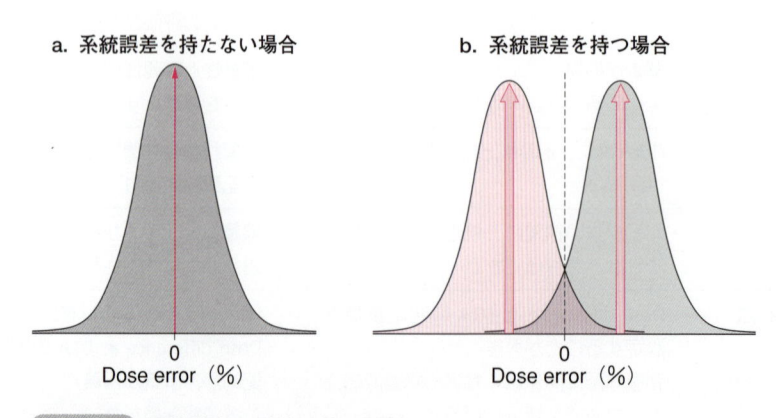

図 136-1　誤差分布と系統誤差の関係

および管理することは，前述のような系統誤差の発見に有効なだけでなく，通常の QA/QC プロトコルで見落とされていた治療システムの不具合を発見することができ，治療装置の調整時期の設定などにも有効です[1,2].

■参考文献
1) Breen SL, Moseley DJ, Zhang B, et al. Statistical process control for IMRT dosimetric verification. Med Phys. 2008; 35: 4417-25.
2) Gerard K, Grandhaye J-P, Marchesi V, et al. A comprehensive analysis of the IMRT dose delivery process using statistical process control（SPC）. Med Phys. 2009; 36: 1275-85.

（黒岡将彦）

Q137 線量が合わない原因は，何が考えられますか？

A 治療計画装置，リニアック，線量測定精度のいずれか，もしくはそれらのうちのいくつかの組み合わせによって，誤差が生じていることが考えられます．

解説 治療計画装置，リニアックのコミッショニングおよび QA/QC が十分に実施されているとすれば，測定線量と計算線量の偏差の原因は，治療計画装置・リニアック・測定上の問題の3つに大別することができ，それらは更に表 137-1 に示すように細分化することができます[1].

表 137-1　IMRT 線量検証における測定線量と計算線量の偏差の原因[1]

大項目	小項目
治療計画装置	①治療計画装置のアルゴリズム特性 ②計算線量の読み間違い ③不適切な測定ポイントの設定 ④検証プランの作成ミス
リニアック	①ビーム出力（cGy/DMU）の誤差（不適切なビーム校正） ②MLC 位置のズレ ③ガントリなど，リニアックの幾何学的誤差
測定上の問題	①測定シートへのパラメータの入力ミス ②測定ジオメトリの間違い（ファントム種類など） ③線量計・フィルム設置位置の誤差 ④寝台等による減弱の影響 ⑤測定線量の統計的変動

■参考文献
1) 黒岡将彦．判定基準の設定と評価・管理の実際．In: 河内　徹，遠山尚紀，小島　徹，他．強度変調放射線治療の線量検証法．医学物理．2010; In press.

（黒岡将彦）

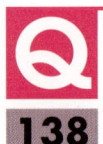

Q138 線量検証結果に誤差が生じた場合，どのように対処するのでしょうか？

A 計算線量と測定線量間の偏差が評価基準を超えていても即座にプラン非承認として再治療計画を実施するのは適切な処置ではありません．偏差を生じた原因を追究し，それに対する処置を講じることで，臨床上問題となる偏差を解消するのが最も合理的な方法です．

解説[1]　計算線量と測定線量間の偏差が評価基準を超える結果が出た場合，まず表137-1（前項）のいずれかの影響がないか確認します．これらの原因が全てクリアされても偏差が介入レベルを超える場合には，統計学的にもほぼ取り得ない値であり，放射線治療に求められる線量精度を大きく侵害する結果であるため，そのプランでの治療は避けるのが賢明でしょう．再検討後に許容レベルを超えるが介入レベルを下回るという結果の場合，統計学的にも取り得ない値ではなく，放射線治療に求められる線量精度は概ね達成できていると考えられるので，放射線腫瘍医と品質管理担当者（医学物理士・放射線治療品質管理士）が協議の上，その偏差が臨床的に許容できると判断されれば，実際の治療に移行しても問題はないと考えられます．

　品質管理担当者は結果に対して十分な検討と考察を行った上で，医師が納得して判断を下せるためのコンサルトを行う重大な責務があることを忘れてはいけません．

参考資料
①M. D. Anderson Cancer Center, University of Texas の例
　Dong らの報告によると，M. D. Anderson Cancer Center における IMRT 線量検証では，まず標的内での1点で測定を実施し，この結果が3.5%を超える場合，同じ標的内に更に2点の測定点を追加して，計3点の平均値が3%以内であればプラン承認としています[2]．
　ただしこれは751症例のIMRTプラン検証結果を統計解析して得られた結論であり，新規にIMRTを導入する施設が即座に取り入れてよい対処法ではありません．すでに多数の症例を経験した施設においては，施設の検証結果を統計解析し，上記例のような新たな対処法を設定することも可能です．
②施設調査結果
　この問題への対応には上記①の例と同様，他のIMRT施設のプロトコルを参考にすることは非常に有用です．これにはアメリカにおいて二次元検出器を使用してIMRT線量検証を実施している139

施設に対するアンケート調査結果[3]と，国内においては日本医学物理学会課題別研究班（強度変調放射線治療における吸収線量測定法の標準化に関する研究）の報告[1]に詳細に記されています．

これらの報告によれば，線量検証結果に評価基準を超える偏差を検出した場合には，まず表137-1に列挙されている，測定手技に誤りはなかったか，検証プラン作成時のミスはなかったか，リニアックの機械的誤差が発生していないかといった，ヒューマンエラーや装置の不具合について検証を実施するとしています．

■参考文献
1) 黒岡将彦. 判定基準の設定と評価・管理の実際. In: 河内　徹, 遠山尚紀, 小島　徹, 他. 強度変調放射線治療の線量検証法. 医学物理. 2010; In press.
2) Dong L, Antolak J, Salehpour M, et al. Patient-specific point dose measurement for IMRT monitor unit verification. Int J Radiat Oncol Biol Phys. 2003; 56: 867-77.
3) Nelms BE, Simon JA. A survey on IMRT QA analysis. J Appl Clin Med Phys. 2007; 8: 76-90.

（黒岡将彦）

Q139　IMRT治療開始時の線量検証において注意することを教えてください．

A 線量検証は，そのプランを総合的に評価しているか，いずれの方法を用いても，あるいは検証者が代わっても同様の結果が得られるかが重要です．絶対線量の線量検証では，評価点の線量が高線量域であるか，測定誤差の少ない評価点か，相対線量分布の検証では，評価断面の選択はプランを代表しているか，全てのMLCを評価できているか，線量ノーマライズの位置や線量値は適切か，計画された情報と検証時あるいは治療時の照射条件は同一か等について注意が必要です．

解説　一般的には線量検証は，線量計を用いた絶対線量測定と全体の線量を相対的に把握する線量分布測定の組み合わせで評価される場合が多いと考えられます．この際に評価した点や断面がプラン全体を代表する点や断面といえるかがポイントとなります．外部照射においては，アイソセンタは投与線量の基準点として用いられ，概ね高線量域を代表する点として用いられますが，IMRTでは必ずしもアイソセンタが高線量域とは限らない場合があります．特に全門を重ねた場合に評価点が高線量域であっても，各門に分けた場合には門毎に線量分布が大きく変化し，極めて低線量領域であったりする場合に注意が必要です．多くの場合，治療計画装置で計算された線量と測定で求められた線量が同一点で線量誤差が評価されます．評価した位置，断面が低い線量であった場合に同じ線量差（Gy）であっても誤差（％）で比較すると割合が大きく見積もられる可能性があります．

線量分布測定ではaxial断面は解剖的に臓器位置と線量分布形状と照らし合せやすい利点を持ちますが，axial断面を構成するMLC配置は断面と一致する左右方向の2枚分のリーフによる線量分布を

検証しているに過ぎません．全てのMLCの配置で構成された線量分布を確認するにはcoronal, sagital断面で評価することが重要です．

　線量検証を行う場合，治療計画，線量検証，治療時の照射条件を同一にすることが重要です．特に線量率，MU値，ガントリー角度等の条件を変えるとMLCへの負荷が変化し，正しい評価が行えない可能性があります．たとえばフィルム感度が低すぎたり，高すぎて線量分布が適正濃度域から外れる場合に，MU値を変更することは避けて，他の感度が低いフィルム系（ガフクロミックフィルム）あるいは高い感度のフィルム（XV2）に変更したり，照射条件を同じで2重，3重曝射により感度アップを図ることで臨床と同一条件で評価する方法を検討してください．また検証時間や治療時間の短縮化のために線量率を上昇させるのは計画装置で作成されたフルエンスが変化する可能性があり，MLCの位置精度の低下を招く可能性があるため禁忌事項です．

　検証項目については，導入後すぐに簡略化したり，検証項目を減らすのではなく，部位ごとに20〜30例程度は患者の個人差を想定し同一の方法を繰り返すことを推奨します．また他の施設と同じシステムを使用しているからという理由で，同様に簡略化するのではなく，施設ごとに技量や経験等の組み合わせによって精度が異なるため初期経験の積み重ねが重要です．

〈矢野慎輔〉

Q140 事前にリハーサルをしようと思いますが，どの程度必要でしょうか？

A IMRTの臨床を開始するに当たっては，事前に数回のリハーサルを行うことが推奨されます．理由としては，CT検査から治療開始までの時間短縮化，不確定要素を減らし線量精度の向上，最善のプランを採用する，検証器具や固定具等の不足物品の確認，スタッフの連携や責任分担の確認等が挙げられます．

解説　通常の臨床IMRTでは計画CT撮影後，約1週間から2週間以内に治療が実施されるのが一般的であり，特に進行の早い頭頸部領域では短期間が望まれる場合があります．一方，IMRTの治療は治療計画および治療実施において多くの複雑な工程を要します．各項目において治療計画時のROI入力，計算誤差，治療装置の出力変動，MLCの位置精度等が存在し，事前に計画された予定線量，位置が再現されているかを線量検証により確認する必要があります．もちろんそれらを検証する線量測定にも多くの測定誤差要因が潜んでいます．臨床へのIMRT導入は，いきなり初回患者を迎えるのではなく，事前に計画が可能かどうか，過去患者において従来行われてきた外部照射以上の線量目的が達成されたかどうかを比較し最善プランを作成することに慣れることから始める必要があります．部位ごとにノウハウが異なり，数プランを比較し，個人差もあるため数症例を事前体験することで，計画に要する時間短縮し，不安要素を取り除き最善のプランが実施できる準備をします．

線量精度の確認はファントムの写し込み作業をする前に，検証用ファントムを撮影し計画装置に取り込み，ROI入力や座標設定等の準備が必要です．その後，疑似プランをファントムに移し込み治療装置で位置を再現し計算された値，分布と実測値を比較評価します．この時点で評価点あるいは評価断面の選択，最適な線量計種類，ファントムの種類・形状を決めて，位置誤差や線量精度を向上させるために取込時CTスライス厚み，計算マトリックス，解析解像度，検証位置との関係を確認しておく必要があります．これらの準備を通して自施設の評価基準を定めスムーズに一連が実施できることに慣れることが肝心です．繰り返しの回数に関する最終判断は各施設の責任で判断することであり，安全な治療が実施できるまで繰り返される必要があります．また開始後も不安要素が残る場合や新規の部位を開始する場合は他部位の経験のある施設においても，並行してリハーサルを再度行うことが望まれます．リハーサルは臨床に必要な知識・技術を習得し，事前に計画・検証の問題点について確認する意味を持ちます．

〈矢野慎輔〉

Q141 参考となる書籍，ガイドライン，研修機関があれば教えてください．

A IMRTを実施するに当たって参考となる国内外のレポート，ガイドライン，タスクグループについて解説の欄で紹介します．主に公的なガイドラインや書籍を中心に記載していますが，その他学会や研究会等からも多くの情報が発信されており，常に新しい情報を更新することをお勧めします．また研修機関としては公的なものはありませんが，関連した大学単位で開催されるワークショップ・研修会等の過去に開催された情報を紹介します．

解説　<品質管理の包括的なレポート>
- 外部放射線治療装置の保守管理プログラム（日本放射線腫瘍学会，編．2001）
- 外部放射線治療におけるQAシステムガイドライン（日本放射線腫瘍学会，編．2000）
- 外部放射線治療における保守管理マニュアル（放射線医療技術叢書22）（日本放射線技術学会，編．2006）
- AAPM Report No. 46（Comprehensive QA for Radiation Oncology: TG-40, 1994）
- European Guidelines for Quality Assurance in Radiotherapy ESTRO, Booklet. 9

<IMRT，RS等についての品質管理に関するレポート>
- Quality assurance of medical accelerators: Task Group 142 report（Med Phys. 2009; 36: 4198-212）

<治療計画・治療計画CTの品質管理に関するレポート>
- AAPM Report No. 62（Quality assurance for clinical radiotherapy treatment planning: TG-53, 1998）
- AAPM Report No. 83（Quality assurance for computed-tomography simulators and the computed-

tomography simulators and the computed-tomography-simulation process: TG-66, 2003)

＜標準測定法に関するレポート＞
・外部放射線治療における吸収線量の標準測定法 01（日本医学物理学会，編．2003）
・AAPM Report No. 67（TG-51 protocol for clinical reference dosimetry of high-energy photon and electron beam: TG-51, 1999）
・Absorbed Dose Determination in External Beam Radiotherapy: Technical Report Series 398（Vienna: IAEA; 2000）

＜MLC に関する技術的レポート＞
・AAPM Report No. 72（BACIC APPLICATIONS OF MULTILEAF COLLIMATORS: TG-50, 2001）

＜IMRT に関する総合的なレポート＞
・AAPM Report No. 82（Guidance document on delivery, treatment planning, and clinical implementation of IMRT: 2003）
・INTENSITY-MODULATED RADIOTHERAPY: CURRENT STATUS AND ISSUES OF INTEREST（Int J Radiat Oncol Biol Phys. 2001; 51: 880-914）
・A PRACTICAL GUIDE TO INTENSITY-MODULATED RADIATION THERAPY（Medical Physics Publishing; 2003）

＜国内における IMRT に関するガイドライン等＞
・多分割コリメータによる強度変調放射線治療の機器的精度確保に関するガイドライン（Ver. 1）（日本放射線腫瘍学会 QA 委員会，編．JASTRO. 2004; 16: 192-203）
・IMRT ガイドライン 2008（日本放射線腫瘍学会，日本医学放射線学会，高精度外部放射線治療研究会，編．2008 年 4 月）

＜IMRT に関連する研修会・講習会＞
・放射線治療品質管理士講習会（主催: 放射線治療品質管理士認定機構，年数回）
・放射線治療分科会セミナー（主催: 日本放射線技術学会放射線治療分科会，年数回）
・京大病院高精度放射線治療ワークショップ: 強度変調放射線治療の臨床的/物理的原理と実習（主催: 京都大学，年間 2, 3 回開催/過去 13 回開催）

〈矢野慎輔〉

Q 142⇢152

位置照合

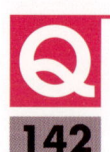

Q142 IMRTの位置照合には，どのようなモダリティが使用できますか？

A リニアックグラフィ，on board imaging system（OBI），超音波やcone beam CT（CBCT）など多彩なモダリティを使用することが可能です．各モダリティの利点と欠点をよく理解し，照合を実施する部位に適切なモダリティを使用することが重要です．

解説

放射線治療における位置照合の目的は，治療計画の段階で決定された標的とリニアックの幾何学的アイソセンタの位置関係が毎回の治療で再現されていることを保証し，それによって患者体内での標的およびリスク臓器に対する三次元線量分布の適切な空間位置を確保することにあります．

一般的には治療計画装置上で決定されたアイソセンタ位置を基準として位置照合を実施しますが，標的の位置は呼吸や蠕動などの生理的因子や患者のポジショニング誤差などの影響で，1回の治療時間内（intra-fraction）および毎回の治療ごと（inter-fraction）において基準位置から変位します．これらの誤差を位置照合によって検出して補正することが求められますが，標的位置の変位に関与する因子および程度は治療部位によって異なるため，各部位の特徴に合わせたモダリティの使用，照合方法が必要となります．

また位置照合装置によって得られる誤差量は，患者由来および機械由来の2つの誤差を含みます[1]．つまり本来の標的位置のズレに加えて，位置照合装置の機械的誤差が含まれていることに注意が必要です．機械的誤差で代表的なものとしては，画像アイソセンタと機械的アイソセンタの不一致や装置の実座標とデジタル表示値の一致精度などがあります．位置照合装置の機械的精度が十分に担保されていなければ，位置照合結果の信頼性が失われてしまうため，いずれのモダリティを使用するにしても，位置照合装置のQA/QCはリニアックのQA/QCと同等の重要性を持つことを認識しなければなりません[1]．

表142-1にアイソセンタ位置の変位に関わる因子，表142-2にIMRTで使用する代表的なモダリティの一覧を示します．また表142-2には，各モダリティのintra-fractional errorおよびinter-fractional errorを減少させる可能性を追記してあります．

表142-1 アイソセンタ位置の変位に関わる因子[2,3]

Intra-fractional error（1回の治療時間内の誤差）
- 呼吸性移動
- 心血管拍動
- 蠕動

Inter-fractional error（毎回の治療ごとに異なる誤差）
- 患者位置合わせ誤差
- リニアック幾何学的設定誤差
- 腫瘍サイズ・形状の変化
- 臓器内容物の容量

表 142-2 位置照合に使用する代表的なモダリティとそれぞれの特徴[4]

	Inter-fractional error	Intra-fractional error
リニアックグラフィ・EPID	○（骨構造のみ）[*1]	×
ステレオ式X線イメージ	○（骨構造のみ）[*1]	○[*2]
超音波	○（超音波で描出できる部位のみ）	×
kV CBCT	○（軟部組織も描出可）	×
MV CBCT	○（軟部組織も描出可）	×

[*1]体内留置マーカーや体表面赤外線反射マーカーなどとの併用により，腫瘍位置の同定も可能．
[*2]体内留置マーカーの併用が必要．

■参考文献
1) 遠山尚紀．位置照合・治療の実際（CBCTの活用方法）．日本放射線技術学会放射線治療分科会誌．2009; 23: 35-43.
2) International Commission on Radiation Units and Measurements. ICRU Report 62; Prescribing, Recording and Reporting Photon Beam Therapy（Supplement to ICRU Report 50）. Washington: ICRU; 1999.
3) Goiten M. Motion Management. In: Goiten M, editor. Radiation Oncology: A Physicist's-Eye View. New York: Springer; 2008.
4) Verellen D. Image Guided Patient Setup. In: Bortfelt T, editor. Image-guided IMRT. New York: Springer; 2005.

（黒岡将彦）

Q143 系統誤差（systematic error）と偶然誤差（random error）について教えてください．

A 系統誤差（systematic error）は，測定値に同じ傾向を持って誤差を生じている場合であり，真値から外れている誤差を表し，偶然誤差（random error）は，真値に対してばらつく誤差を言います．

解説 系統誤差（systematic error）は真の値から「かたより（bias）」を与える原因によって生じる誤差を意味します．「かたより」は，測定値の母平均から真の値を引いた値であり，「正確さ」が求められ，よりかたよりの小さいものが求められます[1]．系統誤差は，放射線治療においては，何回かの治療における位置偏位や変動の平均値として求められます．偶然誤差（random error）は，毎回の測定値のばらつきとなって現れる誤差を意味します．「ばらつき（dispersion）」は，毎回の測定値の大きさが異なることであり，「精密さ」が求められ，よりばらつきの小さいものが求められます．偶然誤差は，放射線治療においては，何回かの治療における，位置偏差の変動のばらつき（標準偏差）として求められます（図143-1）．

どの部位の照射においても，これら2つの誤差は存在しますが，共通の目的として系統誤差は可能な限り縮小しなければなりません．系統誤差が発生するということは，標的部位が照射野内を外れることを意味します．そのため，特に高精度放射線治療においては画像誘導放射線治療（image guided radiation therapy: IGRT）が積極的に用いられます．EPID，kVCT，CBCTや超音波などを用いた照合は積極的に系統誤差を縮小することにつながります．系統誤差と偶然誤差はセットアップ誤差と臓器移動による誤差（organ motion error）によって生じると考えられますが，特に偶然誤差の原因としては，患者の精神的または肉体的状態，固定具や固定法の違い，セットアップに費やす時間，技師の技量などが考えられます．これらが原因となりばらつき（偏差）が発生するので，固定具が同様であっても偶然誤差の評価結果を施設間で共用してはいけません．

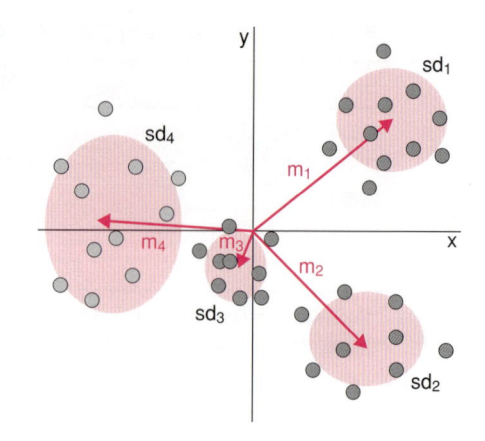

図 143-1 4症例（m_1-m_4）におけるセットアップ誤差の系統誤差と偶然誤差の概略図[2]

原点から各症例（m_1-m_4）に伸びている矢印の先端が，各測定値の平均値位置（かたより）を示す．楕円は，平均値を心とした位置の偏差（ばらつき，sd_1-sd_4）を示す．

　系統誤差と偶然誤差の2つを用いて，統計的処理を行いsetup marginやinternal margin（IM）をマージンとしてとして求めることができます[2-5]．ここでは，その計算方法は省略しますが，詳細は「体幹部定位放射線治療ガイドラインの詳細と照射マニュアル」を参考にしてください[5]．

■ 参考文献
1) Marcel van Herk. Errors and margins in radiotherapy. Semin Radiat Oncol. 2004; 14: 52-64.
2) Stroom JC, Heijmen BJM. Geometric uncertainties, radiotherapy planning margins, and the ICRU-62 report. Radiother Oncol. 2002; 64: 75-83.
3) Stroom JC, de Boer HCJ, Huizenga H, et al. Inclusion of geometric uncertainties in radiotherapy planning by means of coverage probability. Int J Radiat Oncol Biol Phys. 1999; 43: 905-19.
4) van Herk M, Remeijer P, Rasch C, et al. The probability of correct target dosage: dose-population histograms for deriving treatment margins in radiotherapy. Int J Radiat Oncol Biol Phys. 2000; 47: 1121-35.
5) 大西　洋，平岡眞寛，監修，詳説体幹部定位放射線治療．東京: 中外医学社; 2006.

〈奥村雅彦〉

Q144 画像位置照合はどの程度の頻度で行えばよいですか？

A 治療開始後，数回までは毎回位置照合を行って系統的なセットアップ誤差（systematic setup error）とランダムに発生するセットアップ誤差（random setup error）を見積もり，その後は照合結果から系統的な変化をモニタリングできるような照合回数を設定します．

解説

IMRTに限らず画像位置照合をどのくらいの頻度で行うかは，照射する部位はもちろんですが，施設ごとのセットアップ方法（off-line法やon-line法）[1]や治療計画時に設定したマージンに依存します．基本的には，設定したマージンに対して，それ以下のばらつきに抑えられるように撮影頻度を決定する必要があります．図144-1にHongら[2]が解析した頭頸部IMRT患者10例の日々のセットアップの不確かさの例を示します．明らかに初回セットアップの時点で治療計画CT時との相違（系統誤差）が見られ，かつ日々の偶然誤差が生じていることがわかります．このことから，初回時の位置照合1回だけでは偶然誤差の影響が大きく，修正すべき系統誤差を見積もることが難しいということが言えます[3]．そのため，初回（または治療前）には撮影後に仮の修正を行い，その後数回（最低でも3回以上）は位置照合を繰り返し，安定した系統誤差を算出する必要があります．

その後の定期的な画像位置照合は，主に系統誤差に傾向がないかを観察するのが目的となります．前出の図144-1中の実線で示されるように，偶然誤差は治療回数であまり変化が見られませんが，系統誤差は治療回数が増えるにつれ少しずつ傾向をもって変化することがあります．この変化が系統誤差なのか偶然誤差なのかを判断するためには，偶然誤差を予め知る必要がありますが，これは初回から数回までの位置照合結果を統計解析することである程度見積もることができる可能性があります．

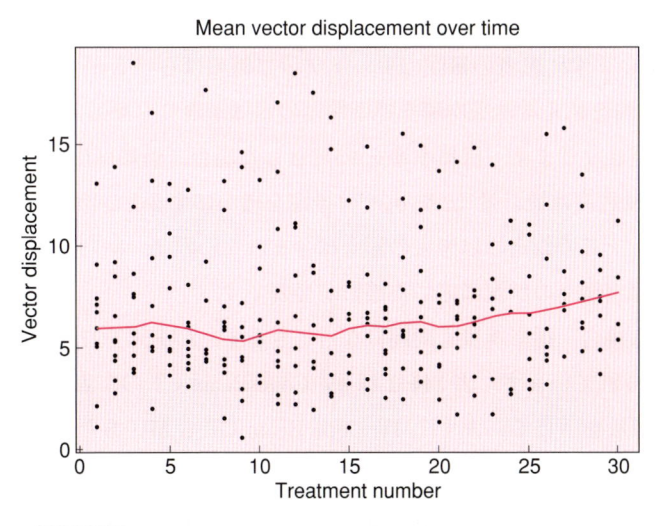

図144-1 頭頸部IMRT 10例の照射回数とセットアップ誤差（ベクトル平均値）との関係[2]
点は個々の解析値で，実線は10例の平均値を示す．

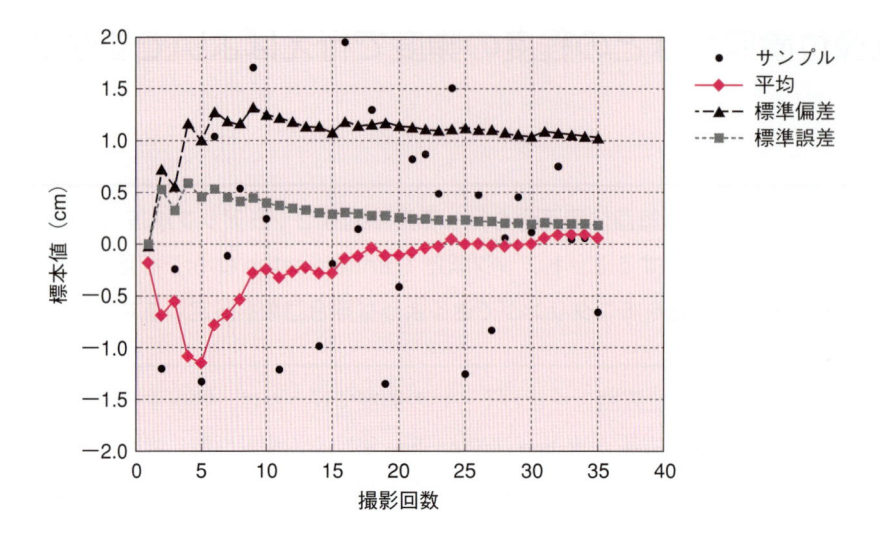

図 144-2 平均 0, 標準偏差 1 の正規乱数を用いた 35 回分の理論シミュレーション

また，定期的な位置照合時に突発的な誤差が観測された場合は，次治療時に再撮影して確認する必要があります．Gordon ら[4]によれば，前立腺 IMRT において計画時のセットアップマージンを 5 mm に設定した場合，実際には PTV の DVH 評価で 3 mm 程度のセットアップ時のばらつきを許容できるという報告があります．

　治療期間中の位置照合の総回数が多いほど，その患者の系統誤差や偶然誤差の見積もり精度が上がるのは言うまでもありませんが，ルーチンワークとして考えると週 2〜3 回程度，治療全体で 10〜15 回程度が妥当と思われます．図 144-2 は，平均 0, 標準偏差 1 の正規乱数を用いた 35 回分の理論シミュレーション結果です．ある患者一人の変位量についての統計量を平均値 μ や標準偏差 σ_{SD} とするとき，σ_{SD} は撮影回数の大小に関わらずその期待値は変わりませんが，回数が少ないと値がばらついてしまいます．μ の推定精度（確かさ）を表現する場合は σ_{SD} ではなく，標本平均の標準偏差（標準誤差）$\sigma_{SE}=\sigma_{SD}/\sqrt{n}$ を用います．患者の毎回のセットアップ時のばらつきがガウス分布に従うと仮定すると，撮影回数が 10 回を超えると平均値や標準偏差の値はかなり収束し，σ_{SE} もほぼ確実に母標準偏差 1.0 の 1/2 以下の値となります．信頼水準を 95％ とした場合，信頼区間の幅は $1.96\times\sigma_{SE}<\sigma_{SD}$ となり，撮影回数 10〜15 回程度は統計量（μ や σ_{SD}）の推定を確かにするという意味で，妥当な頻度であると思われます．ただし，この仮定には患者の傾向は含まれないので，傾向を観察する頻度に対してこの論理は成立せず，患者個々の状況に応じた撮影が必要です．

　頻繁な撮影が必要な場合，撮影線量も問題になってきます．AAPM TG75[5]では，位置照合撮影の線量への対処法が述べられています．表 144-1 は kV-Cone Beam CT の，表 144-2 には MV-Portal Image の撮影に必要な線量を示しています．MV-Cone Beam CT も MU あたりの撮影線量は MV-Portal Image と同程度だろうと述べられています．正確な線量評価をするためには，これらの値を治療線量の一部として計上するといった対応を検討することも，今後は必要になってくるかもしれません．

表 144-1 kV-CBCT（Elekta XVI）撮影時における，1回あたりの撮影線量[5]

Parameter	Head	Chest
Mean dose at center（mGy）	29	16
Mean skin dose（mGy）	30	23
Effective dose（mSv）	3.0	8.1
Conversion factor（mSv/mGy cm^2）	6.0×10^{-5}	16.0×10^{-5}

表 144-2 6 MV X-ray を用いた MV-Portal 画像撮影時（照射野：18 cm×15.6 cm，SSD＝88 cm）における，MU あたりの実効線量[5]

Port View	Gender	Effective Dose E（mSV/MU）
AP pelvis	Male	0.34
	Female	0.52
Lat pelvis	Male	0.32
	Female	0.7
AP chest	Male	1.74
	Female	1.8
Lat chest	Male	2.56
	Female	2.23
Lat neck	N. A.	0.12

■参考文献

1) Lips IM, van der Heide UA, Kotte AN, et al. Effect of translational and rotational errors on complex dose distributions with off-line and on-line position verification. Int J Radiat Oncol Biol Phys. 2009; 74: 1600-8.
2) Hong TS, Tomé WA, Chappell RJ, et al. The impact of daily setup variations on head-and-neck intensity-modulated radiation therapy. Int J Radiat Oncol Biol Phys. 2005; 61: 779-88.
3) 遠山尚紀．位置照合・治療の実際（CBCT の活用法）．第 57 回放射線治療分科会（軽井沢）シンポジウム「ゼロから始める IMRT」．2008.
4) Gordon JJ, Crimaldi J, Hagan M, et al. Evaluation of clinical margins via simulation of patient setup errors in prostate IMRT treatment plans. Med Phys. 2007; 34: 202-14.
5) Murohy MJ, Balter J, Balter S, et al. The management of imaging dose during image-guided radiotherapy: Report of the AAPM Task Group 75. Med Phys. 2007; 34: 4041-63.

〈木藤哲史〉

Q145 前立腺に対する放射線治療において位置誤差の原因にはどのようなものがありますか？

A 前立腺特有の位置誤差の原因の代表的なものとして，①直腸内の便・ガス，②膀胱内の尿量，③筋肉の緊張などが挙げられます．これらは前立腺の体内での移動（internal organ motion）の原因であり，これ以外にも位置誤差要因として，セットアップ誤差と機械的誤差があります．

解説 ①，②は，治療計画時と治療時の前処置を一定にすることでその変動を少なくします．

①については一般的に排便・排ガス後に治療が行われます．施設によっては，下剤や，ガスを抑える薬剤を処方することでこの影響の低減が図られています．

②については，a: 排尿後一定時間経過後（場合によっては一定量の飲水後）の蓄尿状態で治療する方法と，b: 排尿直後に治療する方法があります．aの場合，治療期間の終盤になるにつれて患者が蓄尿を我慢できなくなる場合があり，対処が必要になる場合があります．bの場合は，比較的患者に負担は少ない方法ですが，膀胱容量が小さいので，治療計画作成上，膀胱の線量許容値を満たすことが困難な場合が生じたり，膀胱に高線量が付与される領域が相対的に大きくなります．場合によっては，S状結腸や，小腸が標的近傍に落ち込むことにより，思わぬ高線量を照射することがあるので，十分な注意が必要です．

③に関しては，肛門挙筋の収縮による前立腺の移動があると報告されています[1]．この肛門挙筋の収縮は，照射中の下痢，頻便感，ガス貯留等により生じると考えられます．よって，患者には，可能な限り筋収縮を除いた，リラックスした状態で寝台上に横になってもらうよう指示が必要です．

■参考文献
1) 萬利乃寛, 他. 前立腺癌照射時の肛門挙筋収縮が及ぼす前立腺位置移動に関する検討. 日放腫会誌. 2005; 17 Suppl 1: 147.

（遠山尚紀）

Q146 前立腺に対する放射線治療の位置照合は，骨照合のみで大丈夫でしょうか？

A 患者位置固定および治療計画作成におけるPTVマージンが骨による位置照合を実施するために適切に設定されていれば，骨照合を行うことに問題はありません．しかし，前立腺は骨構造と独立して位置変動しますので，治療計画に利用したCTと同様の骨と前立腺の位置関係が保たれていることを定期的に確認することで，より精度の高い位置照合を実施することができます．

解説 前立腺癌に対する放射線治療を実施するにあたり，骨構造を基準として位置照合を実施するために必要な各施設で求めた setup margin（SM），internal margin（IM）を CTV に付加し，治療計画を実施しているのであれば，骨照合を行うことに大きな問題はありません．しかし，前立腺は，直腸ガスや，膀胱容量の影響で，骨とは独立して位置変動することが知られていますので，治療中，骨と前立腺との位置関係が，計画上のそれと同程度であることを担保するために CT などを用いた定期的な位置確認が必要になります．

また，標的を基準として位置照合を行う場合と比較して，骨構造を基準とする場合には，治療計画用 CT を撮影する際に，特に注意が必要となります．これは，治療計画用 CT 上の標的が治療期間中を反映した平均的な位置に存在することを前提に治療計画が立案されることに由来します．前立腺に対する放射線治療の場合，一度の治療計画用 CT 撮影で，前立腺の位置が，直腸，膀胱などの影響で大きく変位した画像を用いて治療計画を行った場合，実際の治療時において骨照合ではその変位に気付かず，系統的に変位した位置で治療を実施することになるからです．よって，治療計画 CT 撮影時には，直腸・膀胱の状態が，治療期間中を反映した画像になっているか，注意深く評価することが必要になります．その判断材料として診断用に撮像された CT，MRI 画像が参考になります．場合によっては，複数回の治療計画用 CT 撮影も有効だと考えられます．

しかし，骨照合と標的照合では，約 5 mm の PTV マージンの違いがあります[1]ので，CT，US などを用いた標的照合が可能であれば，それに適した PTV マージン設定による治療計画，位置照合を実施することが推奨されます．近年の効率的に位置照合が可能な高精度放射線治療装置を適切に利用することにより，従来と比較し，精度の高い位置照合が実施しやすくなっています．

また，位置照合の結果は，患者毎にその位置誤差を記録・管理し，定期的な PTV マージンの妥当性の検証に利用することが求められます．

■参考文献
1) 遠山尚紀. 位置照合・治療の実際（CBCT の活用方法）. 日本放射線技術学会放射線治療分科会誌. 2009; 23: 35-43.

（遠山尚紀）

Q147 前立腺 IMRT において，過去に報告されている位置誤差のデータの利用は可能ですか？

A 前立腺の位置誤差に関する情報は多数報告されていますが，その値は報告者によって異なります．そのため各施設の治療プロトコルでの位置誤差のデータを蓄積し，それを解析することで，施設ごとのマージンの設定方法を決定しなければいけません．

解説 放射線治療における標的臓器の位置誤差に関する報告は，Langen と Jones によってその詳細

表 147-1 前立腺位置誤差に関する報告の総覧[1]

報告者	症例数	プロトコル等	誤差 (mm)	最大誤差 (mm)
Ten Haken	50	Rectum: 30-50 cm^3	62% >5	20
Schild	18	Rectum: 60 vs 180 cm^3	17% >5	17
	11	Bladder: 60 vs 180 cm^3	9% >5	8
Balter	10	Radio-opaque maker	95% Confidence limit	
		Bladder: Full volume	AP; 4.5	7.5
		Weekly portal image, Relative to	LR; 1.7	2
		a reference portal image	SI; 3.7	5
Van Herk	11	Bladder: Full volume	AP; SD=2.7	
		Compare between 2 CT	LR; SD=0.9	
			SI; SD=1.7	
Roeske	10	Bladder: Full volume	AP; mean=−0.4, SD=3.9	5.3 (mean)
		Weekly CT, Relative to initial CT	LR; mean=−0.6, SD=0.7	
			SI; mean=−0.2, SD=3.2	6.3 (mean)
Crook	55	Gold seed	Posterior; mean=5.6, SD=4.1	
		Bladder: Full volume	Inferior; mean=5.9, SD=4.5	
Beard	30	Bladder: Empty	AP; 40% >5	Post; 13
		2 CT	Inferior; 7% >5	Inf; 8
Althof	9	6 times X-ray image	AP; SD=1.5	7
		Relative to initial X-ray image	LR; SD=0.8	3
			SI; SD=1.7	4
Rudat	28	Rectum: Empty	AP; SD=3.7	13
		Bladder: Empty	LR; SD=1.9	7
Melian	13	Prone position	AP; mean=−0.7, SD=4.0	
		4 CT, Relative to initial CT	LR; mean=0.3, SD=1.2	
			SI; mean=0.4, SD=3.1	
Roach	10	Bladder: Full volume	Anterior; 25%, Posterior; 27% >5	14
		Biweekly CT	LR; 0% >5	4.5
		Relative to initial CT	Superior; 20%, Inferior; 3% >5	8
Vigneault	11	Radio-opaque maker	AP; mean=0.5, SD=3.5	10.8
		Relative to initial portal image	LR; mean=0.3, SD=1.9	8.8
			SI; mean=0.7, SD=3.6	9.9
Tinger	8	Bladder: Full volume	AP; mean=0.5, SD=2.6	
		Weekly CT, Relative to initial CT	LR; mean=0.0, SD=0.9	
			SI; mean=1.5, SD=3.9	
Antolak	17	Bladder: Full volume	AP; SD=3.6	
		4 CT, Relative to initial CT	LR; SD=0.7	
			SI; SD=3.6	
Dawson	6	Bladder: Full volume		AP; 7.1
		Weekly CT, Relative to initial CT		SI; 9.3
Stroom	15	Supine position	AP; SD=2.8	
		4 CT (planning CT+3 CT)	LR; SD=2.8	
			SI; SD=2.1	
Stroom	15	Prone position	AP; SD=2.1	
		4 CT (planning CT+3 CT)	SI; SD=1.7	
Zelefsky	50	4 CT (planning CT+3 CT)	AP; mean=−1.2, SD=2.9	
		Relative to planning CT	LR; mean=−0.6, SD=0.8	
			SI; mean=−0.5, SD=3.3	

位置照合

がまとめられており，前立腺に関しては表 147-1 のように集約されています[1]．また Byrne らも前立腺の位置誤差について総論を報告しています[2]．これらによると，治療前処置のプロトコルや膀胱・直腸容量によっても異なりますが，背腹方向（AP）と頭尾方向（SI）では大きい場合は 1 cm 以上の誤差が生じることもあります．膀胱・直腸容量の影響を受けにくいと考えられる左右方向（LR）の誤差は小さいという報告が一般的です．

　前立腺の位置誤差は，骨盤部のセットアップのバラつきと体内での前立腺の臓器位置移動（organ motion）が合成されたものであると考えることができます．前立腺の臓器位置移動の因子には，呼吸・腸管蠕動，膀胱および直腸容積などが挙げられます．このうち呼吸と腸管蠕動は intra-fractional error（治療中に発生する位置誤差）に，膀胱および直腸容量は inter-fractional error（治療ごとに位置が異なるという誤差）に影響を与えます．表 147-1 に見られるように，前立腺の位置誤差は報告者によって大きく異なることから，使用する固定具，患者体位，治療前処置によって異なる傾向を示すことが示唆されます．そのため，前立腺に対する画一的なマージン設定は不可能であり，各施設の前処置・固定方法・セットアップ方法に基づいた位置誤差に関するデータを蓄積し，それらを解析することによって，施設の状況に適したマージンの設定方法を検討しなければいけません[3-6]．

■参考文献

1) Langen KM, Jones DTL. Organ motion and its management. Int J Radiat Oncol Biol Phys. 2001; 50: 265-78.
2) Byrne TE. A review of prostate motion with considerations for the treatment of prostate cancer. Med Dosim. 2005; 30: 155-61.
3) Stroom JC, Heijmen BJM. Geometric uncertainties, radiotherapy planning margins, and the ICRU-62 report. Radiother Oncol. 2002; 64: 75-83.
4) Stroom JC, de Boer HCJ, Huizenga H, et al. Inclusion of geometric uncertainties in radiotherapy planning by means of coverage probability. Int J Radiat Oncol Biol Phys. 1999; 43: 905-19.
5) van Herk M, Remeijer P, Rasch C, et al. The probability of correct target dosage: dose-population histograms for deriving treatment margins in radiotherapy. Int J Radiat Oncol Biol Phys. 2000; 47: 1121-35.
6) Kupelian P, Meyer JL. Prostate cancer: Image guidance and adaptive therapy. In: Meyer JL, editor. IMRT, IGRT, SBRT-Advances in the treatment planning and delivery of radiotherapy. Basel: Karger; 2007.

（黒岡将彦）

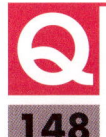

Q148 頭頸部の放射線治療において，位置誤差の原因にはどのようなものがありますか？

A 患者の体重減少による体型変化や術者間の位置合わせ作業における相違，同術者での固定の再現性がありますが，もっとも大きな要因は体型変化であると予想されます．

解説 頭頸部はプラスチック製の熱可塑性樹脂による固定具（シェル）を用いることにより，体幹部に比して固定しやすい部位です．しかし，頭頸部の放射線治療では，化学療法併用による体調不良や手術後の消耗により患者の体重減少（あるいは増加）をきたすことがよくあります．それに伴い，体格自体が痩せてくることで固定具をぴったりフィットさせることが次第にできなくなり，位置誤差を生じてしまいます．体型変化の詳細はQ151を参照ください．

その他としては，位置合わせ作業における術者間の相違（interobserver error），あるいは同術者での固定の再現性（intraobserver error）なども位置誤差の原因となります（表148-1，表148-2）．術者間の相違は2σで約±1mm程度みられ，同術者でも稀に2mmの解析誤差を生じることがあることがわかります．

頭頸部には様々な可動関節が存在し，かつ照射体積が大きくなりがちな部位であるため，位置誤差解析そのものが難しい場合があります．仮に6軸（位置x，y，zのtranslationと，rolling，yawing，pittingのrotation）を補正できるシステムがあったとしても，体型変化に由来した部分的な領域の変位，例えば頸部周囲のやせ衰えによる下顎骨部の上がり方や肩部の位置の変化，脊椎の反り具合，胸

表 148-1 ダイヤルゲージで計測した既知の寝台移動量と MV-Cone Beam CT（Megavoltage Cone Beam CT）画像照合における，術者間（N=8）のセットアップ誤差（国立がんセンター東病院調べ）

	左右方向 (mm)	頭尾方向 (mm)	背腹方向 (mm)
平均	−1.59	−0.54	0.00
標準偏差	0.53	0.52	0.52

頭頸部ファントムを治療計画CTにて撮影し，基準位置に対してレーザーポインタで位置合わせする．その後寝台をダイヤルゲージで既知量移動させ，MV-Cone Beam CTで位置合わせした結果の移動量とダイヤルゲージの指示値を比較．MV-Cone Beam CTは，Siemens社製ONCOR搭載MVision，FOV 274 mm，マトリクスサイズ256×256，撮影線量3 MUの条件で撮影．

表 148-2 ダイヤルゲージで計測した既知の寝台移動量と MV-Cone Beam CT（Megavoltage Cone Beam CT）画像照合における，各術者（N=8）のsetup再現性（国立がん研究センター東病院調べ）

解析者	1回目位置合わせ			2回目位置合わせ			2回目−1回目		
	左右 (mm)	頭尾 (mm)	背腹 (mm)	左右 (mm)	頭尾 (mm)	背腹 (mm)	左右 (mm)	頭尾 (mm)	背腹 (mm)
A	−1	−1	1	−1	−1	2	0	0	1
B	−2	−1	1	−2	0	1	0	1	0
C	−2	0	1	−2	−1	1	0	−1	0
D	−1	0	0	−2	−1	0	−1	−1	0
E	−2	0	0	−2	−1	1	0	−1	1
F	−2	−1	1	−2	−1	0	0	0	−1
G	−1	−1	1	−1	−1	0	0	0	−1
H	0	0	1	−2	−1	2	−2	−1	1

部の体厚の変化等に対して同時に補正することは困難です[1]．そのため，位置誤差を評価する上では，基準とする骨解剖そのものの変化も考慮に入れる必要があると考えられます．

■参考文献
1) van Kranen S, van Beek S, Rasch C, et al. Setup uncertainties of anatomical sub-regions in head-and-neck cancer patients after offline CBCT guidance. Int J Radiat Oncol Biol Phys. 2009; 73: 1566-73.

（木藤哲史）

Q149 位置照合を実施する際，どのようなメルクマールを基準にすればよいですか？

A 頭頸部の場合，EPIDやリニアックグラフィなどを用いた照合では基本的には骨構造をメルクマールとします．しかし，頭蓋部，下顎部，頸部などの可動域は一定でなく同一方向に誤差が生じるとは限らないため，ズレの修正には，CTVやリスク臓器の位置と線量分布の関係を把握して検討します．

解説 頭頸部領域IMRTは，主に悪性神経膠腫や咽頭腫瘍に用いられます．基準画像に対して，照合画像におけるメルクマールは，照合装置の違いによって大きく変わってきます．最新の装置では，3次元CT画像とCBCTを用いた位置照合方法であり，これらの組み合わせによって骨構造，腫瘍をメルクマール，または画像を3次元構築することで，3次元またはそれ以上の次元において照合が可能となります．一般的な位置照合においては，DRRを基準画像として，イメージングプレート，EPIDやkV X線-フラットパネルなどを用いて2方向撮影された2D画像との比較となります．この画像比較による位置照合では，骨構造がメルクマールとなりますが，骨構造の数点をメルクマールとして目視で照合するほかに，モニター上で照合画像の骨をトレースしライン同士を重ね合わせて照合する方法もあります．骨構造を基準に照合を行う場合においても，そのメルクマールとなる位置が何を意味するかを認識することが重要です．例えば，上咽頭の場合は，正面画像で確認できる眼窩周辺，鼻中隔，軸椎，上・下顎，側面画像の頸椎，中頭蓋底，口腔内の歯，上・下顎などは，腫瘍，脊髄，耳下腺などCTVやリスク臓器の周辺にある骨であることを考慮に入れて照合することが大事です．また，頭頸部腫瘍は化学療法との併用が行われることが多く，照射期間中に体重減少が見られます[1]．頭頸部領域の固定精度においてもその影響は大きく，照射中の固定精度に影響を与えるだけでなく，CTVや所属リンパ節の位置の変位となります[2]．このような場合には，骨をメルクマールとするのは危険であり，体重減少による固定精度の低下が確認された場合には，再度CT撮影を行いその変化を確認する必要があります．体重減少，体型変化に伴う位置の偏位に関する詳細については，Q151を参照してください．

■参考文献
1) Barker JL Jr, Garden AS, Ang KK, et al. Quantification of volumetric and geometric changes occurring during fractionated radiotherapy for head-and-neck cancer using an integrated CT/linear accelerator system. Int J Radiat Oncol Biol Phys. 2004; 59: 960-70.
2) 川守田龍, 山田和成, 中島俊文, 他. 頭頸部 IMRT における経時的な頭頸部領域体積の変化と線量分布への影響. 日放腫会誌. 2006; 18: 199-207.

〈奥村雅彦〉

Q150 頭頸部 IMRT を実施するにあたり，過去に報告されている位置誤差のデータの利用は可能ですか？

A 頭頸部用固定具を使用した場合の位置誤差に関する定量的評価の報告はありますが，参考値としてとらえ，各施設での検証を行ってください．

解説 頭頸部 IMRT に限らないことですが，固定具の種類，固定方法，固定具作成に関わるスタッフ，計画用 CT 撮影や毎回のセットアップにかかる時間などで，固定精度は異なってきます．Suzuki ら[1]は，頭頸部 IMRT において PTV マージンの設定値（PTV-margin）は 5 mm, 決定臓器マージン（PRV-margin）の設定値は 3 mm とし，その値の妥当性を証明するため，頭頸部腫瘍 22 症例に関して遡及的（retrospective）な解析を行っています．骨構造のランドマークは脳底部，上・下顎や頸椎とし inter-fractional set-up と intra-fractional organ motion の誤差の解析を報告しています．それぞれの部位により，また A-P, L-R, C-C 方向によって誤差の分布は異なっています（例えば下顎では，L-R 方向では－3.0 から 4.0 mm, C-C 方向では－4.0 から 3.8 mm に分布している）．また，Prisciandaro ら[2]の報告では，固定具の種類によって，また部位によって有意差があることを報告しています．また，Suzuki らの報告[1]より誤差は大きいものとなっており，これらの理由から，頭頸部 IMRT における標準的な位置誤差の値を出すのは困難であると思われます．Q143 でも述べたように同じ固定具を使用しても施設間によって異なるため，文献などによる PTV マージンの値は参考程度に止めておくべきであると考えます．

■参考文献
1) Suzuki M, Nishimura Y, Nakamatsu K, et al. Analysis of interfractional set-up errors and intrafractional organ motion during IMRT for head and neck tumors to define an appropriate planning target vlume (PTV)—and planning organs at risk volume (PRV)—margins. Radiother Oncol. 2006; 78: 283-90.
2) Prisciandaro JI, Frechette CM, Herman MG, et al. A methodology to determine margins by EPID measurements of patient setup variation and motion as applied to immobilization devices. Med Phys. 2004; 31: 2978-88.

〈奥村雅彦〉

Q151 体輪郭（体型）の変化が位置精度に与える影響を教えてください．

A 頭頸部 IMRT において体型変化は位置精度に大きく影響を与え，固定位置の平行変位のみならず回転変位，体位そのものも変位し線量分布に影響を与えますので，日々の患者の体型変化をこまめにチェックする必要があります．

解説 頭頸部の位置誤差の具体的な数値は，個々の症例や固定具の種類や作成のしかた，更には治療時のセットアップの方法に大いに依存するため，施設ごとに評価されるものと考えられます[1]．頭頸部の場合，画像照合下での setup は骨解剖を元に行われ，その周囲の筋肉や脂肪，腫瘍や所属リンパ節などの生理的な位置変化（intrafractional error）は基本的に乏しいため，セットアップ誤差の理由の大半は体型の変化（interfractional error）によるものです．つまり日々のセットアップ誤差が体輪郭の変化を説明しています．Zhang ら[2]は 14 例の頭頸部セットアップの不確かさを頸椎 2 番と頸椎 6 番について調査し，van Kranen ら[3]は 38 例の頭頸部セットアップの不確かさを細かな部位ごとに示しており，それぞれ大いに参考になる情報を提供しています．表 151-1 にそれぞれの位置におけるセットアップ誤差の解析値を示します．また，頭頸部患者のセットアップ誤差の解析結果（図 151-1）をみる

表 151-1 Offline correction 法による各部位の部分的セットアップ誤差[2]

	M (mm)			Σ (mm)			σ (mm)		
	LR	CC	AP	LR	CC	AP	LR	CC	AP
Mandible	0.1	1.9	−1.9	1.2	2.2	1.7	1.3	1.8	1.8
Larynx	0.4	0.0	−0.8	1.4	3.4	1.5	1.5	2.5	1.8
Jugular notch	1.0	0.5	1.1	2.0	1.8	1.9	2.0	1.9	1.9
Occiput bone	−0.5	−0.1	−1.6	2.2	1.7	1.5	2.1	1.8	1.4
C1-C3	−0.4	−0.1	−1.5	1.5	1.1	1.3	1.5	1.4	1.5
C3-C5	−0.3	0.0	−1.0	1.6	1.2	1.4	1.7	1.6	1.8
C5-C7	−0.1	−0.4	−0.6	1.8	1.6	1.9	1.9	2.0	2.0
Caudal C7	0.3	−0.3	0.8	2.7	1.9	2.1	2.3	2.1	1.9
	M (°)			Σ (°)			σ (°)		
	LR	CC	AP	LR	CC	AP	LR	CC	AP
Mandible	−0.5	0.1	−0.1	1.5	1.3	1.2	1.6	1.3	1.3
Larynx	0.3	−0.1	−0.7	1.7	1.6	1.4	2.2	2.3	1.8
Jugular notch	−0.7	0.4	−0.1	2.2	0.9	0.8	1.9	1.0	0.9
Occiput bone	0.0	−0.1	0.0	1.1	0.9	1.2	1.1	1.1	0.9
C1-C3	0.5	0.4	0.0	1.3	1.1	1.1	1.3	1.1	1.0
C3-C5	0.4	0.5	−0.4	1.2	1.4	1.4	1.1	1.3	1.0
C5-C7	0.8	0.3	−0.5	1.4	1.0	1.2	1.3	1.0	1.0
Caudal C7	0.7	0.3	−0.4	1.2	1.1	−0.4	1.1	1.0	0.8

M: グループ平均誤差，Σ: 系統誤差（systematic error），σ: 偶然誤差（random error）

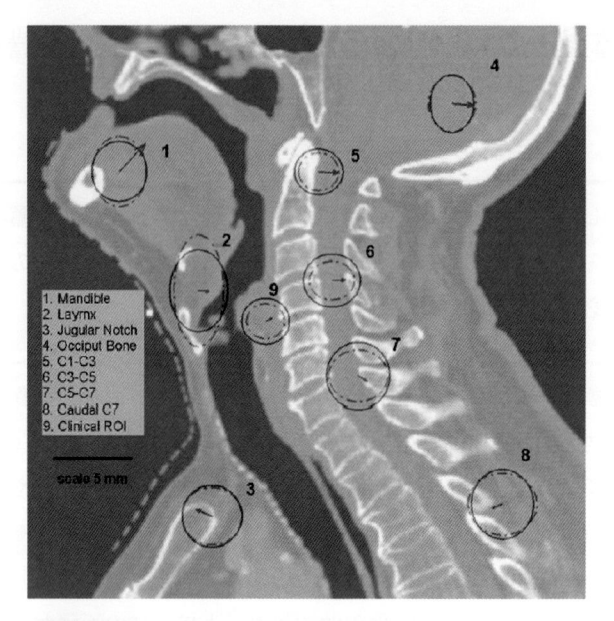

図 151-1 矢状断面における ROI の error map[3]
グループ平均の誤差は矢印のベクトルで示し，系統誤差と偶然誤差（1 SD）をそれぞれ，点線，実線の楕円で示した．誤差は画像に対して5倍の大きさで表示している．

と，ランドマークとする場所ごとに独立した位置誤差を生じていることがわかります．さらに van Herk ら[4]は，$m=2.5\Sigma+0.7\sigma$ を用いた場合，5 mm の固定マージンは場所によっては十分でないということも言及しており，部位ごとに PTV マージンを可変的に設定することの重要性を読み取ることができます．また，肺や前立腺の治療計画のような人の生理的変動に対処するだけの internal margin（IM）設定とは違い，体型変化にも対応するためのマージン設定を考える必要性を示唆しています．

むろん，患者の体型変化に対する根本的な修正は CT 再撮影と再治療計画であることは言うまでもありません．照射回数が十分に残っているならば可能な限り再計画するべきでしょう．

■参考文献

1) Boda-Heggemann J, Walter C, Rahn A, et al. Repositioning accuracy of two different mask systems-3d revisited: comparison using true 3D/3D matching with cone-beam CT. Int J Radiat Oncol Biol Phys. 2006; 66: 1568-75.
2) Zhang L, Garden AS, Lo J, et al. Multiple regions-of-interest analysis of setup uncertainties for head-and-neck cancer radiotherapy. Int J Radiat Oncol Biol Phys. 2006; 64: 1559-69.
3) van Kranen S, van Beek S, Rasch C, et al. Setup uncertainties of anatomical sub-regions in head-and-neck cancer patients after offline CBCT guidance. Int J Radiat Oncol Biol Phys. 2009; 73: 1566-73.
4) van Herk M, Remeijer P, Rasch C, et al. The probability of correct target dosage: Dose-population histogram for deriving treatment margins in radiotherapy. Int J Radiat Oncol Biol Phys. 2000; 47: 1121-35.

〈木藤哲史〉

Q152 前立腺・頭頸部以外の部位へのIMRTを実施する際の位置照合は，どのようにすればよいですか？

A 対象となる部位，腫瘍の位置変動（臓器位置移動）の特徴に合ったモダリティと位置照合プロトコルに従って，標的位置の照合を行う必要があります．

解説 放射線治療における位置誤差は，①治療機のアイソセンタに対する患者体輪郭，骨格のズレ，②臓器位置移動の2つに分類され，位置照合では，この2つの因子による位置誤差を検出し，治療標的位置を保証できるようなプロトコルを作成しなければいけません．表142-2（Q142参照）にあるように，モダリティによって位置誤差を検出できる対象も異なるため，治療対象部位の位置変動の特徴に合ったモダリティを選択する必要があります．

照射部位によって，患者体表面マークや骨格と標的の位置相関関係や，呼吸，拍動，蠕動などの生理的因子が標的位置変動に与える影響の度合いが異なります．そのため，治療開始に先立って，照射部位の標的位置変動の特徴について十分に検討した上で，セットアップ，位置照合のためのプロトコルを作成しなければいけません．

〈黒岡将彦〉

索引

あ行

アーチファクト	135
スレッド―	61
アモルファスシリコン半導体	9
暗電流	19
位置誤差	209, 212
位置照合	206, 211
位置照合装置	5, 200
QA/QC	115
位置精度	56
MLC の―	29, 39
静的―	32
動的―	32
医学物理士	3
医療用直線加速器	60
咽頭収縮筋	133
エネルギースペクトル	104
オーバーシュート現象	17, 18

か行

ガントリ角度	141
ガンマ解析	174
ガンマヒストグラム	174
介入レベル	185, 187, 194
各門検証	155, 165
患者位置精度	117
患者模擬プラン	94
キャリッジ位置精度	36
幾何学的品質管理	56
吸収線量評価	191
吸収補正	129
吸収率	130
許容値	125
許容レベル	185, 187, 192, 194
金属マーカー	109
グリッドサイズ	144
空間分解能	52
偶然誤差	201, 203
系統誤差	192, 201, 203
検証用ファントム	109
減弱係数	56

コミッショニング
コミッショニング	62, 80, 81, 87, 92, 94
コリメータ透過率	99
コントロールポイント	48
呼吸性移動	118
固体ファントム	157, 160, 161
固定具	128, 131
頭頸部用―	212
合格率	174
骨照合	207

さ行

サイバーナイフ	71, 77
患者ごとの QA	76
QA/QC	74
再構成間隔	103
再構成スライス厚	103
最大リーフ速度	88
最適化	146
最適化パラメータ	145
シェル材	130
自動露出機構	111
実効スライス厚	104
出力安定性	14
出力係数	96
出力の方向依存性	173
照射時間	97
人員配置	2
スレッドアーチファクト	61
セグメント	126
セットアップマージン	136, 207
静的位置精度	32
設定スライス厚	104
絶対位置	28
絶対線量	167, 172, 195
線質変換係数	58, 77
線量検証	154, 166, 195
検証内容の保証・管理	182
評価点―	154, 162
線量校正	64, 77
線量指標	147
線量制約	145
線量分布計算線量	159

線量分布検証	154, 165
線量モニタシステム再現性	14
線量率	64
全門検証	155, 165
前立腺	206
相対位置	28
相対差	187
相対線量	167, 191
相対電子濃度	157
臓器位置移動	209, 215
造影 CT	106

た行

ダミー輪郭（ダミー ROI）	139
多次元検出器	170
体積平均線量	158
体動	118
体輪郭	213
第四世代アルゴリズム	143, 151
治療開始時期	123
治療計画の評価	147
治療情報	125
直腸	206
椎体トラッキング	72
低 MU 値	5, 13, 14
低線量領域	188
適正な照射人数	2
電離箱線量計	163
電離箱素子	170
トラッキングシステム	72
頭蓋トラッキング	72
頭頸部	209
頭頸部用固定具	212
動的位置精度	32
特性曲線	168
独立検証システム	177, 180, 181

な行

2 次元線量用測定機器	9
ノーマライズ	166
ノンコプラナー	141
ノンコプラナビーム	71
ノンヘリカルスキャン	104

は行

バイナリマルチリーフコリメータ	61
半影	96
半導体素子	170
ビームアライメント	62
ビームソフトニング	58
ビームハードニング	58, 103
ビームホールドオフ	19, 89
皮膚線量	138
評価基準	94, 185, 187, 191, 194
評価点計算線量	158
評価点線量検証	154, 162
標準測定法	164
標的照合	207
品質管理	65
幾何学的—	56
品質管理委員会	10
品質担保	10
品質保証の記録	182
ファイルシーケンス	126
フィルムレス	8
フルエンス検証	175
フルエンス分布	176
プロファイル対称性	14
不確かさ	185
不均質補正	135
物理的特性確認項目	12
物理的補償フィルタ	51, 53, 56
加工精度	55
分解能	171
分割照射	52
ヘリカルスキャン	104
ヘリカルピッチ	69
平坦化フィルタ	61
ボーラス効果	138
補助具	128, 131
放射線治療品質管理士	3
膀胱	206

ま行

マーカトラッキング	72
水等価性	157
モニタ線量計	13

ら行・わ行

ラジオグラフィックフィルム	168
ラジオクロミックフィルム	69, 170
リスク分類	133
リハーサル	122, 196
量子フィルタ	111
レーザーアライメント	62, 103
漏洩線量	87
ワーキンググループ	10

A

abutting field 効果	29, 30
action level	185, 187
auto exposure control	111

B

beam-on time	89
Beamlet	67

C

composite	68
confidence limit	94, 189
control time delay	17
CT 値-相対電子濃度変換テーブル	103, 112, 114, 135, 148, 157
CT 値の変動	113
CT 装置	103
QA/QC	102
CTDI	117

D

DLP	117
DMLC 方式	12, 141, 156
DMLC 出力比試験	37
double focus	33, 84
DynaLog ファイル	126

E・F

EBT2	7
EPID dosimetry	175, 176
4DCT	119

I

inter-fractional error	200, 209
interleaf transmission	21, 83, 85
internal margin	207
internal organ motion	118
intra-fractional error	200, 209
intraleaf transmission	21, 85
ITV	119

K・L

kV-Cone beam CT	118
leaf end transmission	21, 22, 85, 96
leaf off-set	33, 34, 96

M

midleaf transmission	83
MLC	5, 12
位置精度	29, 39
線量透過率	92, 99
透過線量	25
MLC バンク	35
MLC キャリッジ	35
MLC コントローラ	17
MLC transmission	20, 92, 96
Modulation Factor	66
Monte Carlo 法	142, 149, 177
multi row detector CT（MDCT）	104
MU 値	97
低—	5, 13, 14
MV-Cone beam CT（MV-CT）	66, 69, 118

N・O

narrow pitch	104
OAR	133
optimized ROI	139
organ motion	119, 209

P

pass rate	174
pitch factor	107
Portal Dosimetry	175, 176
PTV マージン	136, 207

Q

QA プログラム	66
QA ワークシート	124

R

random setup error	203
RapidArc®	40, 42, 43, 45, 47, 50
rotational IMRT	40, 42
rounded end leaf	33
rounded leaf end transmission	83

RTOG atlas	134
RTQA2	7

S

single focus	33, 84
SMLC 方式	12, 141, 156
Superposition 法	142, 149

T

synchrony	72
systematic setup error	203
tolerance level	185, 187
tomotherapy	60
tongue and groove 効果	26, 90

$TPR_{20,10}$	64

U・V

unspecified tissue	139
VMAT	40, 42, 43, 45, 47, 50

詳説 強度変調放射線治療
―物理・技術的ガイドラインの詳細― ©

発　行	2010年11月15日	初版1刷
	2012年 1 月10日	初版2刷

監修者　遠山尚紀
　　　　幡野和男

発行者　株式会社　中外医学社
　　　　代表取締役　青木　滋

〒162-0805　東京都新宿区矢来町62
電　話　03-3268-2701(代)
振替口座　00190-1-98814番

印刷・製本/三報社印刷(株)　　〈TO・HU〉
ISBN 978-4-498-06520-8　　Printed in Japan

JCOPY　＜(社)出版者著作権管理機構 委託出版物＞

本書の無断複写は著作権法上での例外を除き禁じられています．複写される場合は，そのつど事前に，(社)出版者著作権管理機構（電話 03-3513-6969, FAX 03-3513-6979, e-mail: info@jcopy.or.jp)の許諾を得てください．